# 中國近現代頤養文獻彙刊·導引攝生專輯

第十冊

劉曉蕾 主編

國術源流考
國術與健康
太極劍



廣陵書社

# 國術源流考

褚民誼 編著

正中書局 民國二十五年五月初版

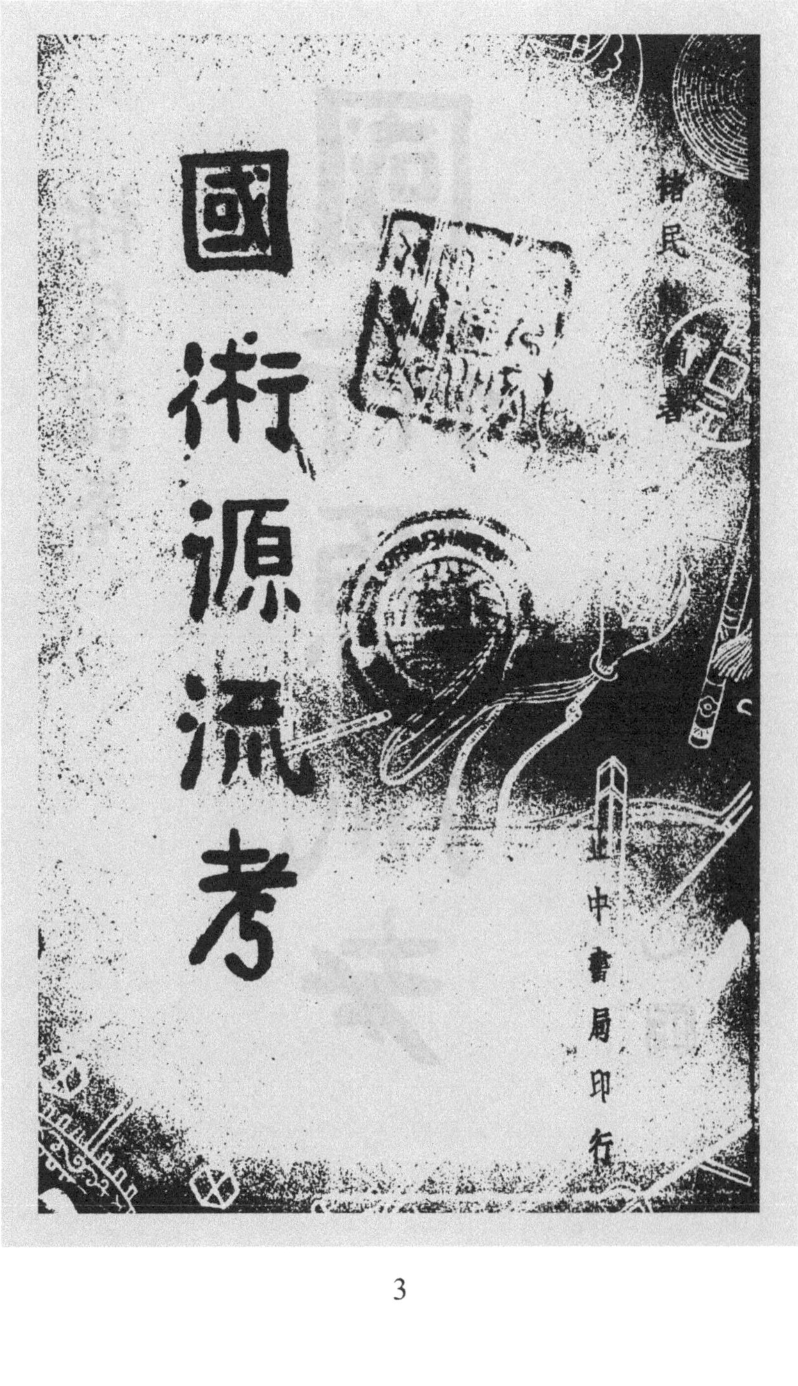
國術源流考
褚民
署
正中書局印行

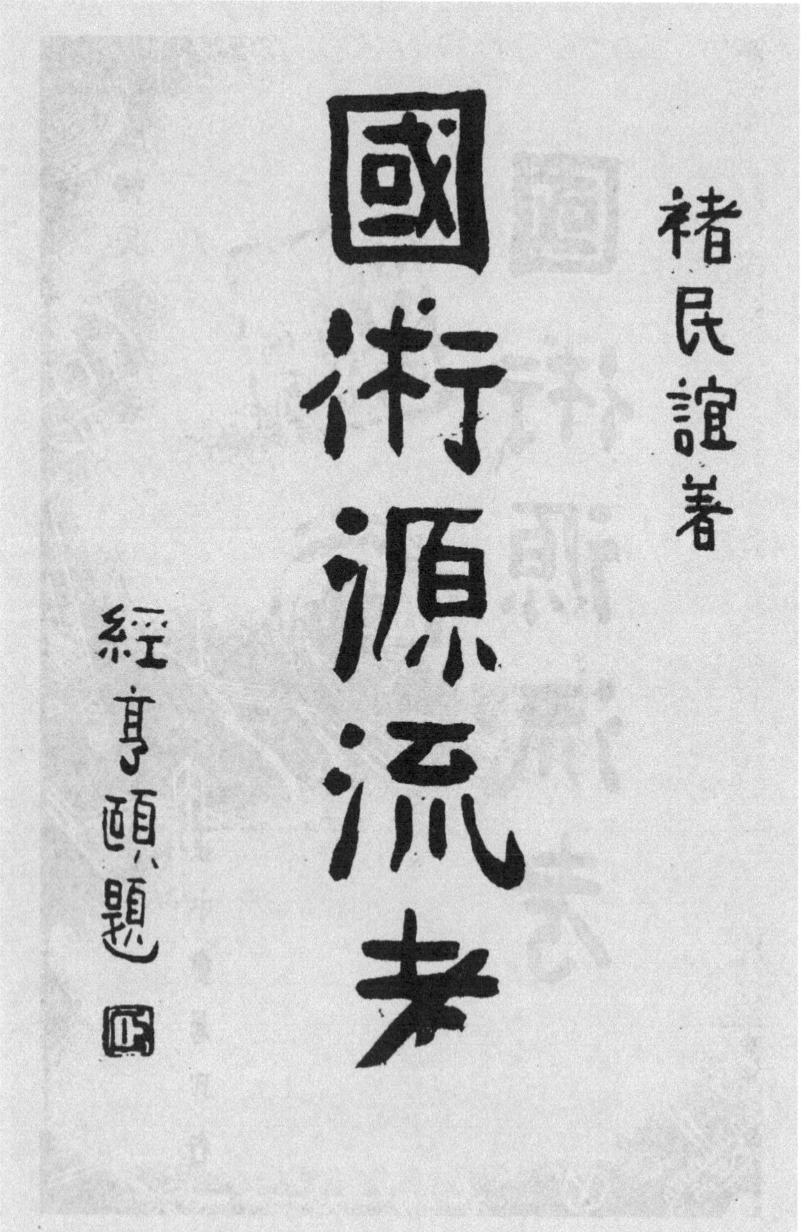

# 國術源流考

褚民誼著

經亨頤題

# 序

宇宙萬彙皆由適應外界，因而形成，因而滋生。小其範圍以動物言，由單細胞而複細胞，形成機關，滋生肢體，莫不爲對外界之適應。更小其範圍以人類言，形成機關而得完富之心腦，滋生肢體，而得利便之手足，亦由適應外界，用以禦天然之風雨水火，異類之豺狼虎豹，同類之蠻夷仇敵等等。宇宙之變化無窮，欲適應外界之變化，亦當與爲無窮。且一適應之具成，欲爲相當時間之保持，亦必需要不斷之注意，庶能保持完固，而得相當之存在。如上文所稱外界有需吾人之所禦，或則有需心腦之智，或則有需手足之能。心腦又必需有運用之法，手足需有動作之宜，而後智與能日出而又日進。又必當培養心腦手足所寄之全體，而後運用與動作，皆有增進之可能。古今之哲人皆能通乎宇宙極經濟之原理，即借運用與動作，培養全體，復恃全體獲得培養之效果，增進其運用與動作，以其運用與動作，應付外界一切之所當禦。智與力本相互爲因果，爲不可分離之道術。吾友褚民誼先生憫夫我國「自唐以來，文武殊途，士大夫侈言右文之治，」遂重視心腦之運用，輕視手足之動作。實則因不研求手足之動作，而培養全體之功用不完，遂并心腦之健全，而亦有損，智慮從而膚陋苟且，其羣亦不自覺。先生自少既注重心腦運用之智育外，并注重手足動作之體育。對於手足動作之體育，復不肯隨俗而熱，從事繁費之運動，爲形式之偏尙，必求合乎經濟與周到之原則。故如提倡毽子風箏等，即從經濟之原則出發。改太極拳爲太極操等，即從周到之原則着想。庶幾便易手足之動作，以之培養全體，從而增進心腦之運用；更令心腦手足因增進其動作與運用，而有特具之殊能，足禦外界一切所當禦。於是先生所慮「炎黃之冑，甘爲臣僕，而不知恥，」亦可以免。乃淺見之新式士大夫，於足球游泳等外來之運動，震於強國所風尙，已承認爲體育。而於毽子風箏等，則鄙爲童稚紈袴之玩物，甚以爲於此國難時期爲之，有若遭喪爲雜戲，大背禮教。卽於太極拳等，亦視同江湖賣藝，縱標明爲國術，終覺大雅所不談。嗚呼噫嘻，不惟此強身之術也，卽強國之事，今日外界之仇敵，禦之非能徒恃手足之勞。又非如僅禦豺狼虎豹，應用國術中之刀劍弓矢，擴張爲十手十足，卽能從事。今禦仇敵，當具機械工業，飛機重炮，擴張爲千手千足，始能爲役。而士大夫亦且鄙機械工業，飛機重炮，爲形下之器，物質之末，以爲強國不恃物質，淡漠置之。何況強身，僅區區個人之私，烏足措意。殊不知全國各個人動作之不健全，卽各個人之智慮運用，亦不健全。各個人之智慮運用，大都不健全，雖欲策其重視機械工業，飛機重炮，亦不可能。吾人之輕視形下之器，物質之末，安知不卽爲智慮短淺之表顯耶？故先生終憂之，今又有國術源流考之作，使知我之古人，並不叓視手足之動作。而望因手足之能，促進其心腦之智，而機械工業，飛機重炮之計畫有人，將自人人手足之健全始。適應今日之外界，亦可望其無憾也。故余卽附此意於其源流考之端，以貢獻於讀者。民國二十有五年二月吳敬恆序

# 目次

# 緒言

上古人類，循天演公例，競求生存。其始有漁獵射擊之事，與禽獸爭；繼之而有甲兵軍旅，與人羣爭；要之惟力而已，初無所謂術也。

傳記所載，神農以石爲兵，蚩尤爍金爲兵，（太白陰紅）禹之時以銅爲兵。（越記）所謂兵者，戈矛刀劍等物之總名，皆所以補力之所不及者；要亦未聞有何種運用之法，傳之於人。

自漢以來，編定軍隊，代各不同，而其以技術著稱者，不出騎射二種。

在昔漢魏間，嘗有劍客之名。前漢書藝文志兵伎巧十三家百九十九篇，內有劍道三十八篇，手搏六篇，蹴鞠二十五篇，當爲專記技擊之術。顧其書散佚不傳，僅有存目，後人無從探索。此外諸史，方伎一門，惟載醫卜占候等事，鮮言武術者。私人文集，雖間有紀述，而簡略無據，難資徵信。小說野史，更不足言。而擅其術者，又深門戶之見，其精一技專一能者，往往祕而不宣，以自矜異。傳習者，向惟口授密傳，絕少撰著，故欲求一有統系之記載，藉資考證，其事實難。我國武術不振，馴至民族積弱，至近日乃不免於舍己從人，此實其最大原因。茲爲略明此事源委計，先將有關拳勇一類者，分爲三期舉敘：黃帝至周秦爲一期；漢魏至隋唐爲一期；宋元至明清爲一期，聊爲後來研究者，發凡起例而已。

又武術宜分拳勇及兵仗兩門。茲所述者，先爲拳勇，近時目之爲國術，謂此術爲我國所固有也。茲編義從通俗，故亦襲用其名。

# 第一章　黃帝至周秦時有關拳術之考證

上古尙力，未聞有術，前已言之。惟諸書所載，間有足爲後代拳術導源者，姑引證之。

## 一　黃帝時治身長久之道

養生家（道家）多託始於黃帝，莊子在宥篇云：「黃帝問治身長久之道於廣成子，答以無視無聽，抱神以靜，形將自正，必靜必淸。無勞汝形，無搖汝精，乃可以長生。目無所見，心無所知，汝將守形，形乃長生。」

按養生家以主靜爲宗，與拳勇似不相涉。顧後世言內功者，皆爲靜以制動之說，與養生家言，固不謀而合。近代太極拳術，均言出自武當張三丰。三丰明代道流，世所傳導引諸術，多以其人爲宗主也。

## 二　周時養生法

莊子刻意篇曰「吹呴呼吸，吐故納新，熊經鳥申，爲壽而已矣。」

按此實爲後世拳勇家治內功者必行之方法。世傳華陀五禽戲，及近日最流行之八段錦，皆導源於此。意周時此法已盛行，莊子特略舉之耳。

## 三　周時執技角力投壺捶丸拳勇諸端

禮記王制：「凡執技論力，適四方，贏股肱，決射御。」

陳澔注：「射御之技，四方惟所之，但論力之優劣而已。所以擐甲衣而出其股肱者，欲以決勝負而示勇武也。」按出股肱之力以決勝負，豈非後世拳搏練力之所自歟。

又月令：「天子乃命將帥講武，習射御角力。」

按角力，角力之優劣也。古時天子講武，角力與射事併重，後之角觝，導源如此，

又少儀：「侍射則爲矢，侍投則擁矢。勝則洗而以請，客亦如之，不角不擢馬。」

（角兕觥也馬籌馬也。）

按此投壺禮也爲古主賓燕飲時，相與娛樂之事，似無關拳勇。而晉傅元投壺賦云：「投壺者，所以矯惰而正心也。」固未可純以游戲目之，且其事足以活動身手，練習目力，正與射御同。

丸經集敍：「捶丸，古戰國之遺策也。粵若稽古莊子之書，昔者楚莊王偃兵宋都，得市南勇士熊宜僚者，工於丸，士衆稱之，以當五百人，乘以劍而不動，捶九丸於手，一軍停戰而觀之，莊王免於敵而霸。降世尙習，蓋聞而知之，未造其理也。至宋徽宗金章宗皆愛捶丸，盛以錦囊，擊以綵棒，碾玉綴頂，飾金緣邊，深求古人之遺製，而益致其精也。且夫飽食終日，無所用心，不有博奕者乎，爲之猶賢乎已，而聖人稱之。方今天下隆平，邊陲寧謐，將帥宴安於櫜弓服矢之際，士卒嬉遊於放牛歸馬之餘，向非彈石習閑，何以臨機而制敵。至於芳春永晝，長夏留陰，秋朗氣清，冬晴雪霽，高飈微動，纖雲未驚，半酣乍醒，飫飽含餔，於斯愧坐軼掌，其不肌膚固會，而筋骸束焉者幾希矣。宜乎視土燥濕，堅坌而安基，擇地平峻，凹凸以制勝。拽肘運杖，擊杓收窩，體無低昂，意無急躁，手持欲固，意運欲和，誠足以收其放心，養其血脈，而怡懌乎神情者矣。不以勇勝，不以力爭，斯可以正己而求諸身者也。由是觀之，亦衛生之微奧，而訓將練兵之一技也。宜乎君子不器，而與衆樂之。考古今制作之詳，索籌算多少之計，述爲丸經二卷，增註簡諒，好事者從而詠歌之，因書以爲敍。」

按捶丸，亦爲古游戲之一。丸經推其極謂能怡神衛生，至於訓將練兵，此與今之治國術者何殊。

詩小雅巧言章：「無拳無勇，職爲亂階。」

按原詩雖指讒人而作，亦足見當時社會視拳勇爲能有權威，而可勝人之工具矣。

周莊王三十一年，齊用管仲行軌里連鄉之法，而舉其有拳勇股肱之力者。

國語：「管仲相齊，制國爲二十一鄉。五月之朝，鄉長復事，君親問焉。曰：於子之鄉，有拳勇股肱之力，筋骨秀出於衆者，有則以告，有而不以告，謂之蔽才，其罪五。」又七法篇論爲兵之數曰：「存乎服習，而服習無敵。」居玄齡注謂：「存，謂專立意存之。服，謂便習武藝。」於以見春秋時，齊重拳勇，或已有甚繁複之技術流傳人間。荀子有「齊人隆技擊」之語，前漢書刑法志有「齊愍以技擊強」之說，足資印證。而戰國游俠輩出，國術或更昌明。惜秦燔以後，無專書可稽耳。

### 四　秦時角觝

班史刑法志：「春秋之後，滅弱吞小，並爲戰國，稍增講武之禮，以爲戲樂，用相夸視。（視讀曰示）而秦更曰角抵，先王之禮，沒於淫樂中矣。」

按述異記：「軒轅之初立也，蚩尤氏兄弟七十二人，銅頭鐵額。」秦漢間說，蚩尤氏鬢如劍戟，頭有角，與軒轅鬭，以角抵人。又冀州有樂名蚩氏，其民兩兩三三，頭戴牛角而相抵。」其說殊誕。據月令角力之文，爲古代講武之事，秦雖變爲戲樂，已開後世摔角撲搏之漸。

## 第二章　漢魏至隋唐有關拳術之考證

漢書光武紀注云：「高祖命郡國選能引關蹶張，（弩以足踏曰蹶張）材力武猛者爲輕車騎士，」可爲漢初提倡武術之證。此外漢時有關拳勇考證之事，固已甚多。

## 一　漢時角觝與手搏

漢書武帝本紀：「元封三年春，作角觝戲，三百里內皆來觀。」又元封六年夏，京師民觀角觝於上林平樂觀。

按武漢時角觝，應係承秦舊制。而遠道來觀，影響社會不淺，吾意當時人習之者必衆。

又甘延壽傳：「少以良家子善騎射，爲羽林，投石拔距，絕於等倫，嘗超踰羽林亭樓，由是遷爲郎，試弁爲期門。」

按延壽能投石拔距，超踰亭樓，當係武術最精之士。孟康注云：「弁，手搏也。」尤爲有拳勇之證。

又哀帝紀贊：「孝哀雅性不好聲色，時覽卞射武戲。」

按蘇林注：「手搏爲卞，角力爲武戲。」

## 二　漢時導引說

後漢書華陀傳：「人體欲得勞動，但不當使極耳。動則穀氣得消，血脈流通，病不得生，譬猶戶樞不朽是也。是以古之仙者，爲導引之事，熊頸鴟顧，引輓腰體，動諸關節，以求難老。吾有一術，名曰五禽之戲，一曰虎，二曰鹿，三曰熊，四曰猨，五曰鳥，亦以除疾，以利蹄足，以當導引。」

按華陀五禽戲法，與莊子所云熊經鳥申略同，前已舉及。世亦有謂華陀爲拳術之始祖者。

## 三　漢時之騎射

漢書本紀：「宣帝本始二年，選郡國吏三百石伉健習騎射者，皆從軍。」

按宣帝以後，武帝元延元年秋七月，哀帝建平四年冬，平帝元始二年秋，後漢安帝永初五年秋七月己巳，建光元年十一月癸卯，順帝漢安元年十一月癸卯，桓帝延熹九年秋七月，靈帝中平元年三月，皆有類似之詔令，以啓後代武科武學之漸。雖國家所取，重在騎射，而社會風氣之變遷，由此可以考見。

## 四　魏時之國術

魏文帝曹丕典論：「嘗與平虜將軍劉勳，奮威將軍鄧展等共飲。宿聞展善有手臂，曉五兵，又稱其能空手入白刃。余與論劍良久，謂將軍法非也，余嘗好之。又得善術，因求與對。時酒酣耳熱，方食竿蔗，便以爲杖，下殿數交，三中其臂，左右大笑。展意不平，求更爲之，余言吾法急屬難相中面，故齊臂耳。展言願服一交，余知其欲突以取中也，因僞深進，展果尋前，余卻腳鄛，正截其顙，坐中驚視。」

按原文雖係論劍，而善有手臂，空手入白刃，及僞進卻腳等語，皆與拳術合。魏文帝於劍法外，當更精拳術。

魏志：「任城威王彰字子文，少善射御，膂力過人，手格猛獸，不避險阻。」

按任城王能手格猛獸，非精於拳搏莫辦也。

茅子曰：「陳思王豪於文者也，而其自敘手搏，旨哉津津乎。今之介弁，反恥而不言，嗟哉末之難矣。知點畫而後可以八法，知據鞍而後可以教馳驟，拳之謂也。」

按孫盛異同雜語：「魏太祖嘗私入中常侍張讓室，讓覺之，乃舞手戟於庭，踰垣而出，才武絕人，莫之能害。」是魏武已擅武技，其子弟皆善技擊，當係家傳，於以見國術至魏，較漢時進步多矣。

## 五　晉時選舉之制勇武之人及相撲之戲

晉書成帝本紀：「咸和八年，令諸郡舉力人能舉千五百斤以上者。」

按千五百斤，似言之過當，然當時國家重視武士可知。練力則又拳術之一端也。

晉書：周處未弱冠，膂力絕人，好馳騁田獵，嘗投水搏蛟。劉曜，勇武過人，鐵厚一寸，射而洞之，於是號爲神射。符生手格猛獸，走及奔馬，擊刺騎射，冠絶一時。

按所舉諸人，皆足明當時勇士力技兼長，非久經鍛練莫辦。

王隱晉書：「潁川、宣城二郡班宣相會，累欲作樂，襄城人首責功曹劉子篤曰：卿郡人不如潁川人相撲。」

據此當時相撲爲戲，已成風尙。

## 六　南北朝時勇武之人

宋書劉康祖傳：「每犯法，爲郡縣所錄，輒越屋踰牆，莫之能禽。」

南齊書王敬則傳：「善拍張（手搏捽胡之戲）補刀戟左右。景和使敬則跳刀，高與白虎幢等，如此五六接，無不中。」

陳書陳靈洗傳：「少以勇力聞，步行日二百里，便騎善游。」

又黃法𣰰傳：「少勁捷有膽力，步行日三百里，距躍三丈。」

又周文育傳：「年十二，能反覆游水數里，跳高六丈。」

南史「晉安王子懋，能反手背彎五斛弓。」

北魏傳永傳：「有氣幹，拳勇過人，能手執鞍橋，倒立馳騁。」

又楊大眼傳：「跳走如飛，以繩三丈許繫髻而走，繩直如矢，馬馳不及。」

北齊書綦連猛傳：「能以弓四張疊而挽之過度。」

北史隋權武傳：「嘗倒投於井，未及泉，復躍而出，其拳捷如此。」

又沈光傳：「初建禪定寺，其中幡竿高十餘丈，適遇繩絕，非人力所及，諸僧患之。光見而謂諸僧曰：可持繩來，當相爲上繩。諸僧驚喜，因取而與之，光以口銜索，拍竿而上，直至龍頭，繫繩畢，手足皆放，透空而下，以掌拓地，倒行十餘步。觀者駭悅，莫不嗟異，時人號肉飛仙。」

按右列數例，足證六朝時人武藝精進。陳靈洗善游，周文育能反覆游水數里，亦今日游泳之先河。

## 七　六朝時之角觝

北魏道武帝，詔修角觝百戲。

楊衒洛陽伽藍記曰：「禪虛寺在大夏門御道西，前有閱武場，終歲甲士習戰，千乘萬騎，常在於此。羽林馬僧相善角觝戲，擲戟與百尺樹齊等；虎賁張車渠擲刀出樓一丈；帝亦觀戲在樓，恆令二人對爲角戲。」

隋書：「大業六年丁丑，角觝大戲於端門街。天下奇技異藝畢集，終月而罷，帝數微服往觀。」

按此時角觝，雖仍襲戲樂之舊，一則行於甲士習戰之場，一則與他藝並列，非復往昔簡單。隋文帝又嘗募善撲者，更見其時拳勇發展。

## 八　外家拳發源於少林寺之說

世傳天竺僧達摩汎海至金陵，與梁武帝語不契，渡江止嵩山少林寺。因苦徒衆終日無所運動，恐生惰怠，教以五拳十八式。五拳者，龍拳練神，虎拳練骨，豹拳練力，蛇拳練氣，鶴拳練精。其前後左右，共十八手。朝天直舉者二手，排山運掌者四手，黑虎伸腰者四手，雁翼舒展者一手，揖肘鈎胸者一手，挽弓開膈者一手，金鈎露爪者一手。而腿力跌蕩，則獨用足，其法有四，所謂十八羅漢是也。於是世稱少林拳法，而以達摩爲其祖。

按神僧傳，達摩至金陵，與梁武帝語，知機不契，遂去梁。折蘆潛回洛陽，止嵩山少林寺。終日面壁而坐，九年示化，未言其傳有拳術也。又舊唐書僧神秀傳：「昔後魏末有僧達摩者，本天竺王子，以護國出家。入南海，得禪宗妙法，云自釋迦相傳有衣鉢爲記，世相付授。達摩齎衣鉢，航海而來，至梁詣武帝。帝問以有爲之事，達摩不悦，乃之魏。隱於嵩山少林寺，遇毒而卒。又達摩傳慧可，慧可嘗斷臂以求其法。慧可傳璨，璨傳道信，道信傳弘忍。」弘忍神秀之師也。其後神秀同學僧慧能至韶州廣果寺傳道，世遂有南北宗之分。於禪理外，未問他有傳授。但據魏書釋老志，少林寺實建於後魏太和十九年，隋大業間，曾以寺僧拒流寇。唐時少林寺僧徒曇宗等佐太宗平王世充，有功者十三人。是少林寺僧傳習武術，似非無據。又五拳之說，與華陀五禽導引之術相合，似亦僧徒修行者所應有。所可疑者，是否傳自達摩耳。世又有謂少林拳傳自宋太祖者，則更無稽。自有少林拳法，手搏始由無軌範而成爲有軌範之技術。其後展轉推衍，增爲七十二手，繼增爲百七餘手，而更分門別戶，無可究詰矣。

## 九　唐時之角觝

新唐書宦者列傳：「劉克明亦亡所來，得幸敬宗。敬宗善擊球，於是陶元皓靳遂良趙士則李公定石定寬以球工得見便殿。內籍宣徽殿，或教坊，然皆出神策隸卒或里閭惡少年，帝與狎息殿中，爲戲樂，四方聞之，爭以蹻勇進於帝。嘗閱角觝三殿，有斷臂流血廷中。」

按球雖游戲，亦習武之一道。陶元皓等多隸神策，則當時兵營已常習之。四方聞風，爭以蹻勇進，足見社會習武者，實繁有徒。角觝行於三殿，斷臂流血，其嗜武更勝於昔時矣。

玉堂閑話：「僖宗光啓年中，左神策四軍使王卞出鎮振武，置宴樂，戲既畢，乃
命角觝。」

按樂戲既畢，始命角觝，是當時軍中已不盡視此爲游戲。此角觝進化之跡，亦拳藝進化之證也。

五代史李存賢傳：「存賢少有材力，善角觝。初莊宗在藩邸，每宴，私與王郁角
觝鬭勝。郁頻不勝，莊宗自矜其能，謂存賢曰：與爾一博，如勝，賞爾一郡。卽時角
觝，存賢勝。

按此角觝之戲至唐末，不特爲帝王所樂觀，且爲帝王所自習，併與其臣下較勝負，其盛可知。

五代王定保摭言：「周緘角觝賦云，前衝後敵，無非有力之人，左攫右拿，盡是
用拳之輩。」

按此，足證角觝爲拳術之通稱，其演進之跡，可於歷代事實見之。

## 一〇　唐代武舉之制

冊府元龜：「唐高宗顯慶二年，詔有武勇奇才，可精加採訪奏聞。」又中宗嗣聖十九年（武后長安二年）始行武舉。

按武后時武科取士之制，有長垛馬射，步射平射筒射；又有馬槍，翹關負重之選。關長丈七尺，徑三寸半，凡十舉後，手持關距出處無過一尺。負重者，負米五斛，行二十步，皆爲中第，其法較前代進步。以後睿宗元宗憲宗各代，雖有損益，仍踵行之。知唐代社會習拳術者，必勝於前代。觀漢晉至唐末事跡，武術日進。由簡而繁。少林一出，且創拳搏之軌範，可謂國術進化時期。

# 第三章　宋元至明清有關拳術之考證

國術在宋之初，已見昌明。當宋之末，外力侵入，國無寧日，社會習武，少事實可考。明清以來，國術之源流派別，漸見著述，可稱極盛時期矣。

## 一　宋代之武學

宋神宗熙寧五年，設武學於武成王廟，選文武官知兵者爲教授，定考試選舉之格，春秋各一試，步射以一石三斗，馬射以八斗，矢五發中的，或習武技，副之策略，弓馬不及，學業卓然，並爲優等。

按宋承唐制，不廢武舉，惟設武學，則始自神宗。春秋兩試，於射擊外，兼及武技，拳藝當在其中，非前代武科所有也。

## 二　宋代之角觝

宋楊萬里詩：「廣場妙戲鬭程材，纔得天顏一笑開，角觝罷時還罷宴，卷班出殿戴花回。」

按此，宋之角觝，仍承前代舊制，相繼而爲社會習武者所重。

## 三　宋代之導引

洪邁夷堅志：「徽宗政和七年，李似矩效方士熊經鳥申之術，嘗以夜半起坐，嘘吸按摩，行所謂八段錦者。

晁公武郡齋讀書志云：「八叚錦一卷，不題撰人，吐故納新之術也。」

按八段錦，已較五禽之說爲精，而具拳術之變態。傳之迄今，分爲兩種。一種有八式，多作騎馬勢。旨在鍛練筋力，相傳始自岳飛，則無可考。一種分三套，共二十四式，多直立行之，有吞氣，想氣，貫指尖等法。又有趺坐行之者，或稱文八段，亦名十二段錦。其中所謂「左右鳴天鼓」「想火燒臍輪」「背後摩精門」等法，頗合導引法內功之學，殆由此流衍者歟。

## 四 三十二勢長拳始自宋太祖之說

戚繼光紀效新書：「古今拳家，宋太祖有三十二勢長拳。」

按戚說，想亦由傳聞而來，不見宋史，未足盡信。惟據宋史太祖本紀：「學騎射，輒出人上。嘗試惡馬，不施銜勒。馬逸上城斜道，額觸門楣墜地，人以爲首必碎。太祖徐起，更追馬騰上，無所傷。又嘗與韓令坤博士室中雀鬭戶外，因競起掩雀，而室隨壞。」其勇猛趫捷如此。謂其擅拳術則可，謂三十二勢長拳由其發明，固別無可考也。

## 五　內家拳起於宋之張三丰說

黃梨洲南雷文集謂：內家起於宋之張三丰。

按張三丰爲武當道士，故內家亦稱武當派，與少林外家，同爲國術兩大宗派。據明史張三丰遼東懿州人，名全一，一名君寶，三丰其號也。以其不飭邊幅，又號張邋遢。嘗游武當諸岩壑，語人曰：此山異日必大興。時五龍南岩紫霄俱燬於兵，三丰與其徒去荊榛，辟瓦礫，創草廬居之，已而舍去。太祖故聞其名，洪武二十四年，遣使覓之，不得。是三丰又爲明人，則武當派始於宋，或始於明，亦無從確定矣。梨洲謂三丰：「夜夢神人，授之拳法。」明史謂三丰：「寒暑惟一衲一蓑，所啖升斗輒盡，或數日一食，或數月不食。」又謂：「居寶雞之金臺觀，一日自言當死，留頌而逝。縣人共棺殮之，及葬，聞棺內有聲，啓視則復活。」均屬神話，皆難置信。惟內家傳自武當山而脫胎於少林，創之者未必卽張三丰，亦猶外家傳自少林寺，創之者未必卽爲達摩，此或可信也。

## 六　金元時之角力

金史世祖宗室列傳：「昂本名奔睹，景祖弟孛黑之孫，斜斡之子。幼時侍太祖，太祖令數人兩兩角力。時昂年十五，太祖顧曰，汝能此乎？對曰，有命敢不勉，遂連仆數人。」

元史塔塔統阿傳：「阿子力渾迷失有臂力，嘗獵於野，與衆相失，遇三人，欲奪其衣，力渾搏之盡仆，遂縛以還。帝召還選力士與角，無與敵者。」

按前舉兩例，以明金元角力似卽今日蒙古摔角之先河，而非我國手搏舊制。金元與我風尚不同，國術在當時，或不如前代之盛。

## 七　明代之武科及武學

明太祖洪武元年，定武科取士法，先以謀略，次以武藝。惠帝建文四年正月，設京師武學。

按明之武科，略如宋制。建文以後各朝，均有損益，所謂武藝，或不止騎射。

八　明代角力

太倉州志：「歐千斤洪武初爲京師列校時，番獻善搏，誇技絕，衆推歐勝之，改授太倉衛百戶。」

明史江彬傳：「每團練大內間以角觝戲，帝戎服臨之。」

按右二則，足見手搏角觝，在明代已爲軍中常習之技。相傳明陳元贇東渡日本，授其國以柔術。今按其術，卽中國之摔角法。是則彼邦所詡之大和魂武士道，其源流實肇自中土矣。

九　明淸間國術文字之摘錄

明戚繼光紀效新書拳經捷要篇：「拳似無預於大戰之技，然活動手足，慣勤肢體，此爲初學入藝之門也，故存於後，以備一家。學拳要身法活便，手法便利，腳法輕固，進退得宜，腿可飛騰，而其妙也，顚起倒插；而其猛也，披劈橫拳；而其快也，活捉朝天；而其柔也，知當斜閃。攻擇其拳之善者三十二勢，勢勢相承，遇敵制勝，變化無窮，微妙莫測，窈焉冥焉，人不得而窺者，謂之神。俗云，拳打不知，是迅雷不及掩耳，所謂不招不架，只是一下，犯了招架，就是十下，博記廣學，多算而勝。古今拳家，宋太祖有三十二勢長拳，又有六步拳，猴拳，囮拳，名勢各有所稱，而實大同小異。至今之溫家七十二行拳，三十六合鎖，二十四棄探馬，八閃番十二短，亦善之善者也。呂紅八下雖剛，未及綿張短打；山東李半天之腿，鷹爪王之拏，千跌張之跌，張伯敬之打，少林寺之棍，與青田棍法相兼。楊氏槍法，與巴子拳棍，皆今之有名者。雖各有所取，然傳有上而無下，有下而無上，就可取勝於人，此不過偏於一隅。若以各家拳法，兼而習之，正如常山蛇陣，擊首則尾應，擊尾則首應，擊其身而首尾相應，此所謂上下周全，無有不勝。大抵拳、棍、刀、鎗、鈒、鈀、劍、戟、弓、矢、鈎、鐮、挨牌之類，莫不先由拳法，活動身手。其拳也，爲武藝之源，今繪之以勢，註之以訣，以啓後學。既得藝，必試敵，切不可以勝負爲愧爲奇，當思何以勝之，何以敗之，勉而久試。怯敵還是藝淺，善戰必定藝精。古云藝高人膽大，信不誣矣。」

明末黃宗羲王征南墓志銘：「少林以拳勇名天下，然主以搏人，人亦得乘之。有所謂內家者，以靜制動，犯者應手即仆，故別少林爲外家，蓋起於張三丰。三丰爲武當丹士。徽宗召之，道梗不得進。夜夢元帝授之拳法，厥明，以單丁殺賊百餘。三丰之術，百餘年以後，傳於陝西，而王宗爲最著。溫州陳同從王宗受之，以此教其鄉人，由是傳於溫州。嘉靖間，張松溪爲最著。張松溪之徒三四人，而四明葉繼美近泉爲之魁，由是流傳於四明。得近泉之傳者，爲吳崑山，周雲泉，單思南，陳貞石，孫繼槎，皆有授受。崑山傳李天目，徐岱岳。天目傳余時仲，吳七郎，陳宏茂。雲泉傳盧紹岐。貞石傳董夫輿，夏枝溪。繼槎傳柴元明，姚石門，僧耳，僧尾。而思南之傳，則爲王征南。」

清初黃百家內家拳法：「自外家至少林，其術精矣。張三丰既精於少林，復從而翻之，是名內家。得其一二者，已足勝少林，王征南先學於單思南，而獨得其全。」

按戚氏之書，論拳之目的，法式，種類，名家，明晰透遠，爲前代所無，而技擊遂稱於世。黃梨洲謂張三丰夢受拳法，雖近於誕，而歷述三丰以後，支派甚詳，俾世人能知其源流。黃百家之說，足證內家脫胎於外家，夢神授拳之非實。又言練步者十八，總攝於六路十段錦之中，更足證明導引與拳術之關係。

明唐順之峨嵋道人拳歌：「浮屠善幻多知能，少林拳法世希有。道人更自出新奇，乃是深山白猨授。是日茆堂秋氣高，霜薄風微靜枯柳。忽然豎髮一頓足，崖石迸裂驚沙走。去來星女擲靈梭，夭矯天魔翻翠袖，翛忽含沙鬼戲人，鬔鬆磨牙費捕獸，形人自詫我無形，或將跟絓示之肘。險中呈巧衆盡驚，拙裏藏機人莫究。漢京尋橦未趫捷，海市眩人空抖擻。翻身直指日車停，縮首斜鑽鋮眼透，百折連腰盡無骨，一撒通身皆是手。猶言技癢試賈勇，低蹲更作獅子吼。興闌顧影卻自惜，肯使天機俱洩漏。餘奇未盡已收場，鼻息無聲神氣守。道人變化固不測，跳上蒲團如木偶。

按原詩白猿授拳之說，雖不足信，而峨嵋道人不拘拘少林拳法，推陳出新，自係事實。於以見明代國術流傳於蜀中之支派矣。

## 一〇 明代拳術之紀實

寧波府志：「邊澄聞少林寺僧以搏名天下，托身執炊役者三年，遂妙悟搏法。一日辭主僧歸，主僧念其勞，欲教之，對曰，澄已粗得其略，試之，果出諸學者右。又正德間，倭寇來貢，有善鎗者，聞澄名，求一角，太守張津許之。倭十輩各執鎗向澄，澄舉扒一麾，鎗皆落。後者復鎗圍之，澄一作聲，直超其圍，抽扒擬二倭而弗殺，以示巧。守嘆曰，亦足爲國家重賞之。時江彬率邊兵數萬，從駕南巡，將迴鑾，彬謂南兵不如北兵之勇，欲留鎮守。南司馬喬宇堅埶不可，謂南兵亦自足用。請會南北兵校藝，於是檄取澄及金華縣張二人應募至京，宇乃與彬集演武場試之。北兵舉雙刀，捷如弄丸。澄梃擊之，兩刀齊折，北兵氣沮，守遂罷鎮守。」

按此，明代曾以武術優劣定兵士強弱。

陸桴亭文集第六卷石敬岩傳言：「沈萃禎備兵太倉時，招致東南技勇，練兵教士。敬岩應聘而來，同時來者，有曹蘭亭趙英及少林僧洪紀洪信之屬。

按此明代以拳術教練兵士，可見國術之盛矣。

## 一一　清代武舉之制

大清會典：「順治二年題准武科二場試馬步箭，再試開弓，舞刀，掇石，以驗技勇。」

按自漢至清，選拔武士之制，代有變遷；社會習武之風，自亦隨時而異。武科雖不必試驗拳術，而與試之人，不知拳術者，固甚少也。清代於武科外，又置善撲營於京師，以後并募教師，授京兵以技勇。清代之重國術，或更勝於明代。

## 第四章　國術之分派

拳術至明清，名稱派別，始著於世。最初據黃宗羲之王征南墓志銘，有內家外家之分。其後又有二說焉：一謂長江一帶，架式小而勢緊促之拳術爲南拳，亦名南派；魯豫一帶，架式大而勢宏敞之拳術爲北拳，亦名北派；此就地域而分者也。一謂太極八卦等主柔及近於導引而用內功之拳術爲南派；長拳短打而主剛之拳術爲北派；此就性質而分者也。顧習柔性拳者，非盡南人，而習剛性拳者亦非盡北人。王宗固北人，而以太極拳傳至溫州，可資證明。故分地域，不若分性質之較爲妥善也。稱柔之南派拳，以太極拳爲主，又有八卦、形意等門。稱剛之北派拳最著者，有彈腿、查拳、少林、八番、長拳、迷縱、二郎、短打、地蹚門、批卦等。今就明清及近代著述，於兩派各門師承可考者，略一言之。

## 一　南派

**太極拳**　自陝西王宗傳武當之術於溫州陳州同，及河南蔣發後，陳之一支，展轉傳至明末之王征南。征南傳黃百家。百家將征南所傳之拳法六路與十段錦歌訣，作注行世，是爲南方太極拳。蔣發一支，傳河南懷慶府陳家溝陳長興。人以其立常中止，又稱「牌位先生」。有二子，曰耿信、紀信。與之受長興之術者，尚有河北永年縣楊福魁字露蟬，及李伯魁。惟楊以勤勉，盡得其祕。露蟬有子三人，長名錡，早亡；次名鈺，字班侯；三名鑑，字健侯，亦稱鏡湖；皆享盛名。鏡湖有三子，曰兆熊、兆元、兆清，惟兆清能傳家學。露蟬曾充北平旗營教習，其弟子著聲者，有萬春、凌山、吳全佑三人。後三人復師事班侯，北平太極拳於是有楊氏一派。吳全佑字公甫，弟子著者爲吳鑑泉先生。予及王君志羣、徐君致一，吳君圖南諸人，皆嘗從之學。徐君著有太極拳淺說，吳君著有科學化的國術太極拳，足資初學。予亦別創太極操，數年來傳習漸廣。予又據太極拳推手之原理，剏製一種器械，名之以太極球及太極棍，以代推手之用，習此者頗以爲便。又淸道咸間，廣平武禹讓從懷慶府趙保鎭陳淸平習此術，學成，傳之亦畬。亦畬作五字訣，傳郝爲眞，爲眞授河北完縣孫福全字祿堂，著有太極拳學，於是北平又有孫氏一派。此外尙有所謂內家拳者，同屬武當派。或言與太極拳相合，或以其練法歌訣，證明各異，聚訟紛紜，莫衷一是。其中又有所謂張全一穴道之術，共三十六手，曰輭麻穴九，曰昏眩穴九，曰輕穴重穴各九，其能點按致死者，僅腦後、氣門、耳根穴、氣俞穴、（腦後脊骨第三節）當門穴、（當胸心口）命門穴、（腰脊骨由下數上第七節）肺海、（頭頸後脊背第七節）氣海穴、（小腹而旁）臍門穴、（肚臍）等九穴。而其點按，則有兩指點、一指點、斫點、拍點、掌印點、膝蓋擋點、手拐點等法。後復推衍爲一百零八手，以合人身百零八穴。并於點按手外，創立擒拿術，其手法爲二十五度，其訣有五，曰印、擒、側、緊、切。惟其淵源流派，多難憑信，故不另列，

**八卦拳亦名八卦掌**　孫祿堂八卦掌學凡例謂「遊身八卦連環掌，內藏十八蹚羅漢拳，兼有七十二截腿，七十二暗腳。至於點穴劍術各樣兵器，均於拳內含藏。」此拳始自何時何人，無可考。有董海川者，精斯術，其弟子有程廷華、李存義、尹福、馬維祺、魏吉、宋永祥、宋長榮、劉鳳春、梁振普、張占魁、史六、

王立德、尹福授、馬桂等。李存義，授尙雲祥、李文豹、趙雲龍、郝恩光、郭永祿、黃柏年、李海亭、耀亭兄弟等。張占魁，授王俊臣、韓金鏞等。程廷華，授孫祿堂、張玉魁、韓奇英、馮俊義、閻齡峯、周祥、李漢章、李文彪、秦成等。程之八卦拳，著名北方。曾設眼鏡肆於天津，故凡言八卦拳者，無不知有眼鏡程也。其子曰有龍，能傳其學。其弟子最知名者，有孫祿堂，著有八卦拳學一書。

**形意拳** 似與太極拳同源，相傳始於岳飛，無可考證。淸初有蒲東諸馮人姬際可，以此術授曹繼武。曹授姬壽及洛陽馬學禮。咸豐間，祁縣戴龍邦陵邦兄弟從馬氏學，得其術，深州李能聞其名往從，九年技成，於是形意拳著稱於河北。李授河北劉其蘭、郭雲深、宋世榮；山西車毅齊；江蘇白西園。劉奇蘭授李存義、耿繼善、趙振標、周明泰、張占魁。郭雲深授李魁元，許占鰲、劉勇奇。李魁元授孫祿堂。祿堂著有形意拳學一書。李存義授尙雲祥，郝恩元、李雲山等。雲山之子劍秋著有形意拳初步。

## 二　北派

**彈腿又名潭腿**　戚氏拳經所謂山東李半天之腿，或即此術。有十路及十二路之分。十路一派，常稱彈腿，相傳發源於西域，盛行魯豫一帶。凡囘教習拳者，多歸此門，前數十年上海馬永貞稱爲此派健者。十二路一派，常稱潭腿，自河北霍元甲來滬，設精武會南人習之者頗衆。

**查拳又名叉拳**　相傳與十路彈腿同源，又與戚氏拳經所謂溫家七十二行拳之用意頗相合。前上海中華武術會之教師楊奉貞何世昌等，皆專授查拳者也。

**少林拳**　若此拳發源於後魏嵩山少林寺之說果確，則可爲國術先河。然明以前，其名未著。寧波府志：正德間，邊澄聞少林寺僧以搏名天下，住寺執炊役以求之。嘉靖間戚繼光拳經，有少林棍法等語。萬曆間，程冲斗曾著有少林棍法闡宗一書。陸桴亭文集石敬岩傳，有崇貞間，少林寺僧洪紀洪信應沈萃禎之募，至太倉以技勇教練兵士云云。明末黃宗羲南雷文集之王征南墓志銘，有少林以拳勇名天下一語。清初，黃百家內家拳法，有自外家至少林，其術精矣之言。王漁洋讀聊齋李超始末識後，有拳勇之技，少林爲外家之說。是少林拳，明末清初，始爲人所稱。今世得少林之傳者，據保陽馬子貞言，河北南宮孟家橋有孟六，曾傳授保陽平敬一，至粵中少林則傳自蔡九儀。少林十戒之約，始於晚明圓性禪師諸說，多係傳聞，無確證可考。

**八番** 此術與番子門相通，當卽紀效新書拳經之八閃番，今之擅此者，有河北陳子正。

**長拳** 戚氏拳經謂：「宋太祖有三十二勢長拳，」故又有太祖門之稱，然不足徵信。山東日照梁德魁爲此門近世傳家。

**迷蹤門** 據傳爲河北霍元甲家傳之學，至元甲已相傳七世矣。

**二郎門** 聞上海前精武會趙振羣所習者，即此門。

**短打** 明代擅此者，有金華綿張，已見前述之戚氏拳經，及寧波府志。清時江南一帶專此術者，相傳有許雲南，楊某「未詳」曹凱，譚國泰四家。近世有朱慶餘，其師爲南通張氏及湖南李氏。朱之孫鴻壽著有拳藝初步，及拳藝指南。

**地躂門** 戚氏拳經所謂千跌張之跌，即此術也。近代北方地躂多用長拳架式，南方多用短打架式。而醉八仙實爲此門要品。今以專家名者，有河北張景福。

**批掛八極門** 源流無可考，爲北派中較柔之拳術。

此外道咸以來，相傳南方以技擊蜚聲大江南北者，有三人焉。一爲湖北夏口之李鏡源，又號長鬚李，從陝西菸商高某及三原某寺僧學，後結廬於嵩山，既精技擊，復習儒書釋典，著有《塵技禪機》一書，而湮沒未傳。一爲湖南麻陽之滕黑子，從漢中人曹玉廷學，能集南北之大成。一爲黔屬黎平之胡某，從少林派而兼習內家之一貫學；後變師法，專力一指之術。其弟子最著者，有楊獨眼馬北雄。楊傳其學於黔湘之武岡辰沅一帶；馬則游於川之荆夔忩渝間，以飛腿著稱。顧皆傳說之辭，無從證實耳。

按以上所列，皆近代喜拳勇者所習聞。川湘間，流派尚多，談者津津。茲編不及備載，知漏列者多矣。

# 第五章 器械

稗史類編：「兵始於炎帝，鑄金爲刄，自蚩尤始。」禮記：「軍旅斧鉞，先王所以飾怒也。」易經「聖人弦木爲弧，剡木爲矢。」此古代器械之始。然當時運用之法，無可考證。後以拳勇進化，用器之法日精，種類因之亦增。今之國術，有主要兵仗，及雜技暗器。兵仗數稱十八有三説焉：一説謂爲刀、槍、劍、戟、钂、棍、釵、鈀、鞭、鐧、鎚、斧、鉤、鐮、抓、拐、弓箭、籐牌等；一説謂爲弓、弩、槍、刀、劍、矛、盾、斧、鉞、戟、鞭、鐗、（即鐧）鐋、殳、叉、巴頭、綿繩、套索、白打、（即拳術）等；一説則分九長九短，長者爲槍、戟、棍、鉞、叉、钂、鉤、槊、環，短者爲刀、劍、拐、斧、鞭、鐧、錘、棒、杵。而戚繼光拳經所舉兵器，又不足十分之數。蓋所傳不盡一致也。世俗相傳，咸曰十八般武藝，故舉器以實之，實則以力殺人之具，皆可任意爲之，初不限於成數，茲分三類，略舉如左，資談助而已。

## 一　主要各器本身分類

（一）刀　有單刀、雙刀、大刀、撲刀、斬馬刀等。

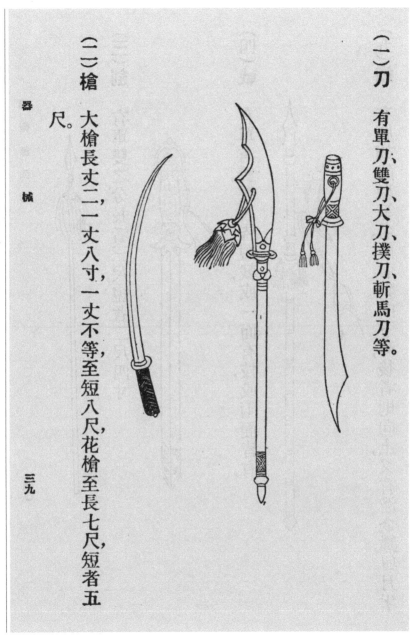

（二）槍　大槍長丈二，一丈八寸，一丈不等，至短八尺，花槍至長七尺，短者五尺。

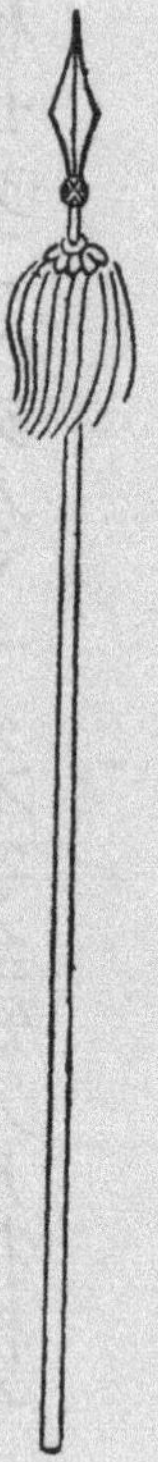

(三)劍 有單雙之分，長者三尺，短者二尺四寸。

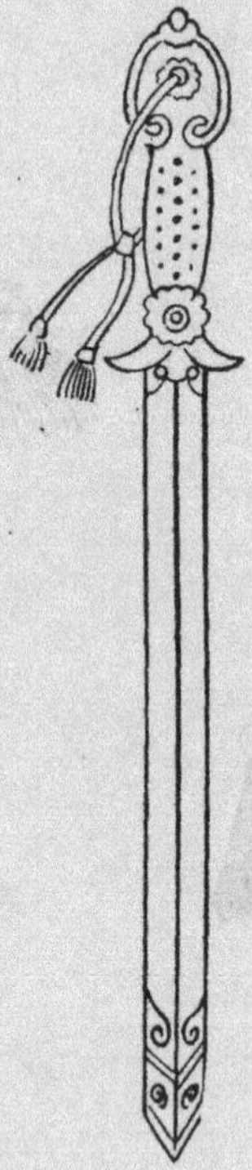

(四)戟 有單有雙，雙者皆短戟，或一面有技，或兩面皆有，

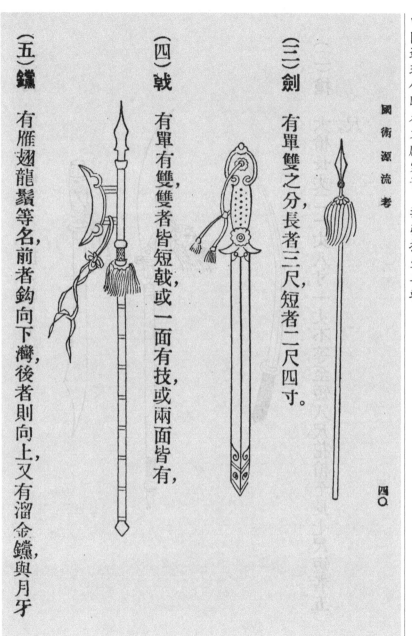

(五)鏜 有雁翅龍鬚等名，前者鈎向下灣，後者則向上，又有溜金鏜，與月牙

鏟之月牙相似，惟下不爲鏟而爲鑽。

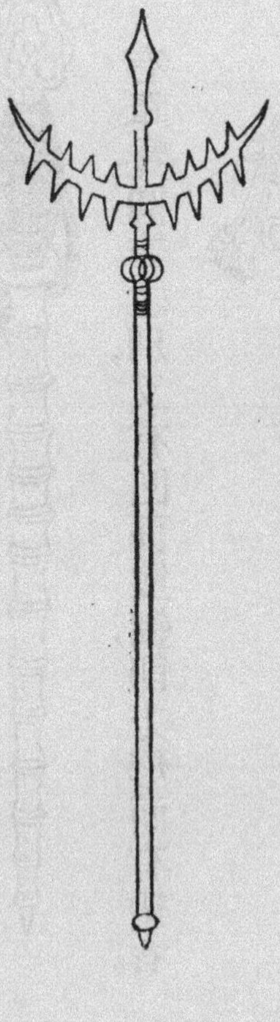

## （六）棍

長者六尺，齊眉棍祇四尺餘。

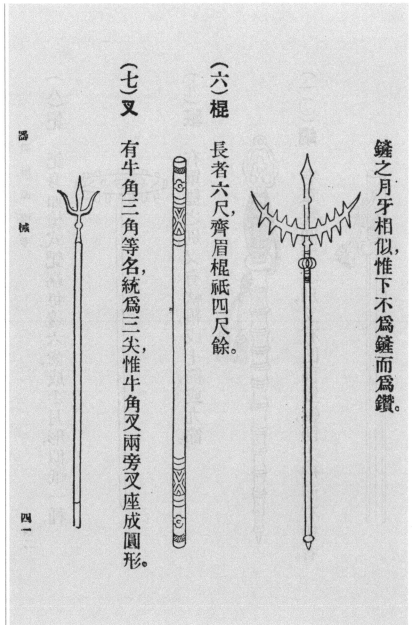

## （七）叉

有牛角三角等名，統爲三尖，惟牛角叉兩旁叉座成圓形。

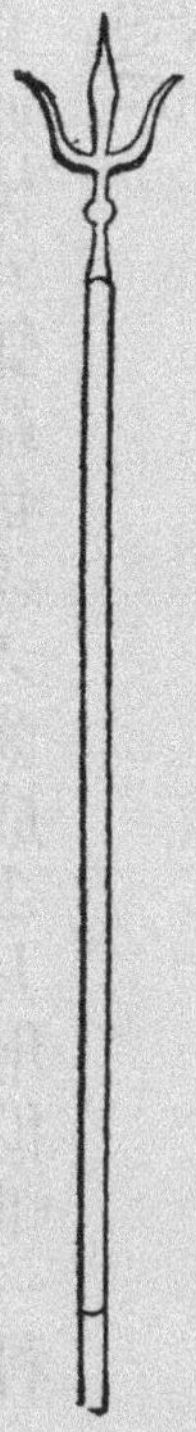

(八)鈀　鈀身如榆式，鈀端每邊六齒，成半月形，似祇一種，

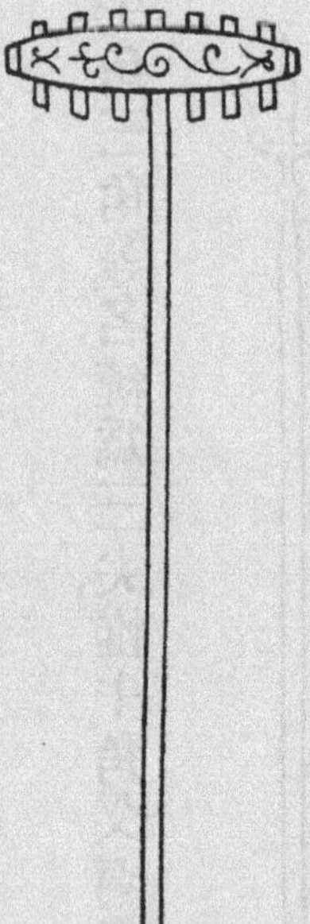

(九)鞭　有單雙之別，又有軟鞭，或七節，或九節。

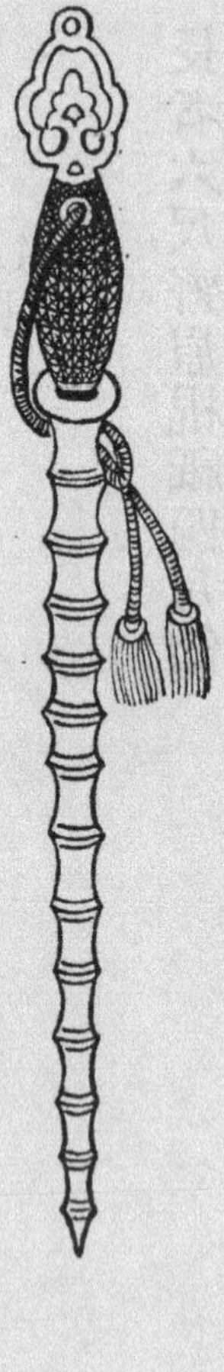

(一〇)鐗　有單雙圓方之別，又有凹面雙鐗，卽方形而有槽者。

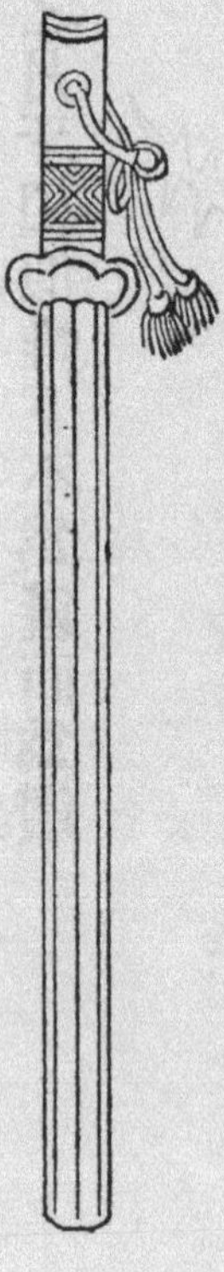

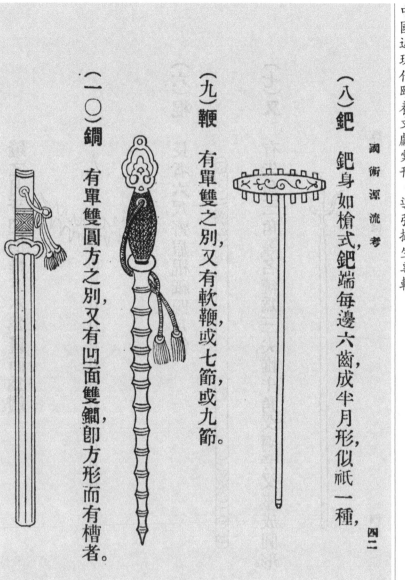

（一一）鎚　於普通者外，有一種練子鎚其數方，每重一斤十二兩，形如小冬瓜，熟銅製練長二尺五寸。

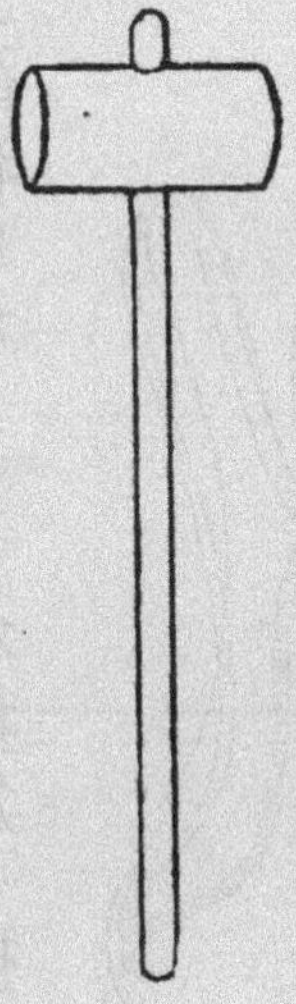

（一二）斧　卽古之鉞，古時通用高二尺有奇，有鈇鑕，劉，等名。又有大鉞小鉞之別。

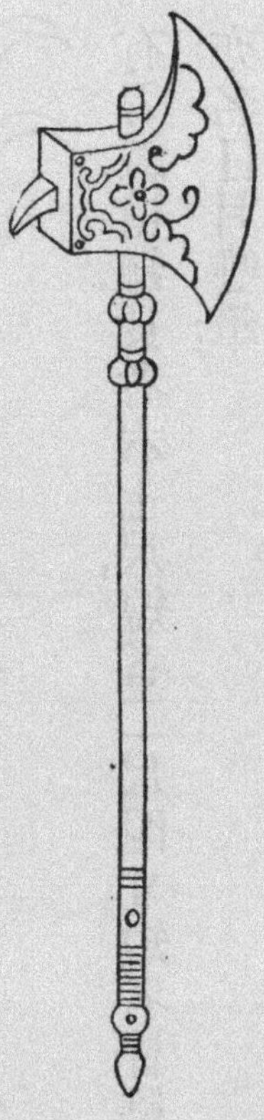

（一三）鈎　有虎頭鹿角兩種。

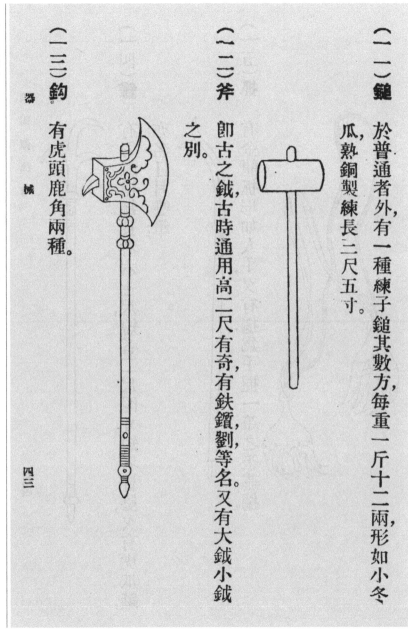

（一四）鐮　有刀鐮，槍鐮，長者六七尺，短者二尺四寸，短者皆雙，又有虎爪鐽，亦名日月雙筆。

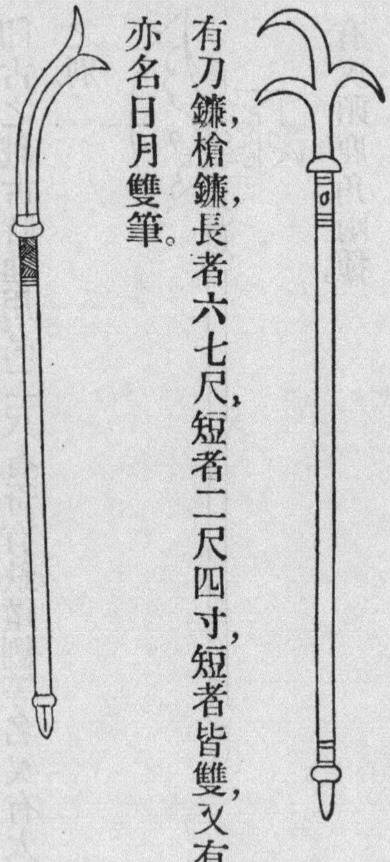

（一五）抓　有金龍抓，形如人手，又有撾，爲手握一筆之筆燕撾。

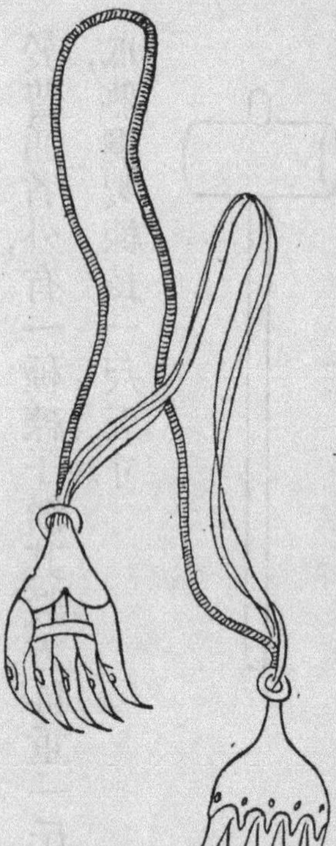

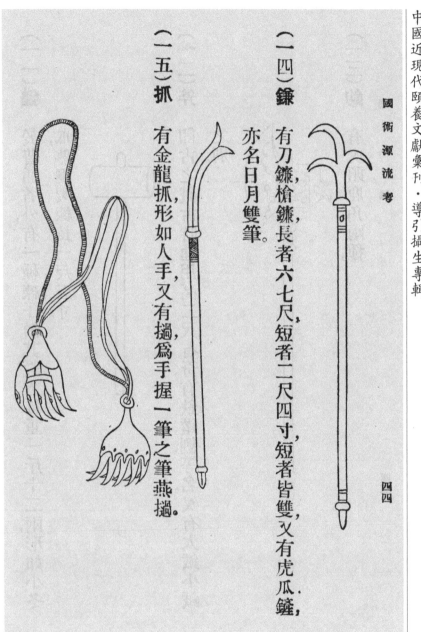

**（一六）拐**　有羊角李公，蘇勒等名，羊角拐長四尺，有橫杙，一端向敵。李公拐爲雙短拐，兩手所執者乃橫杙也。蘇勒拐亦名鐮鈎拐，狀如單刀，刀柄爲一槍尖，橫杙之下，有鐮鈎，

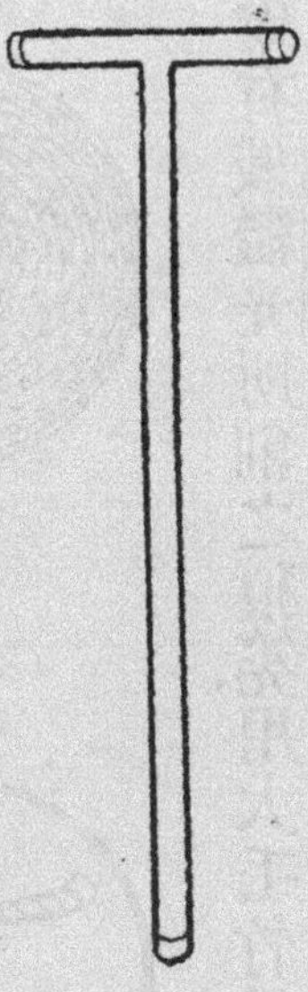

**（一七）弓箭**　弓與彈弓相同，惟兩端稍長，絃用牛筋，矢以樺木製者爲最普通。

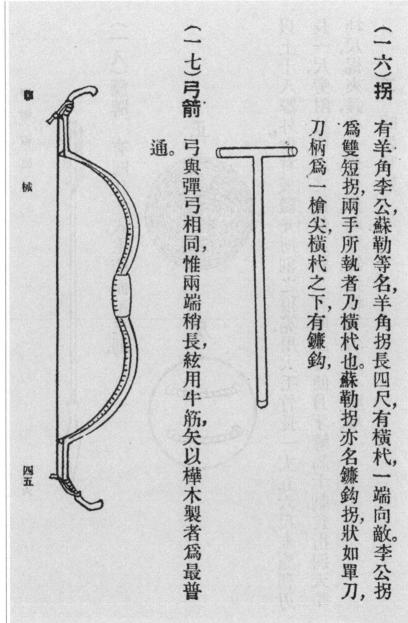

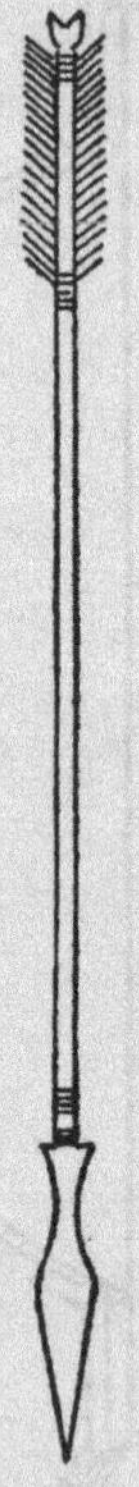

（一八）籐牌　有圓長二式，主衞而不主刺。

正

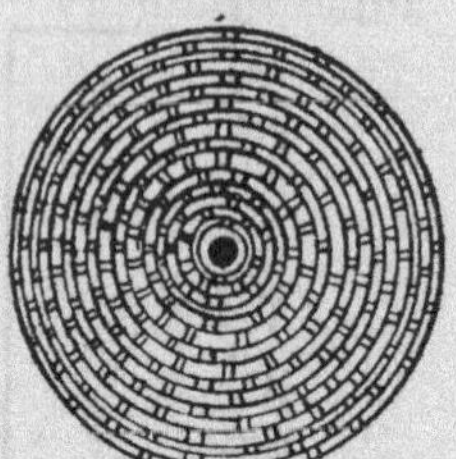

反

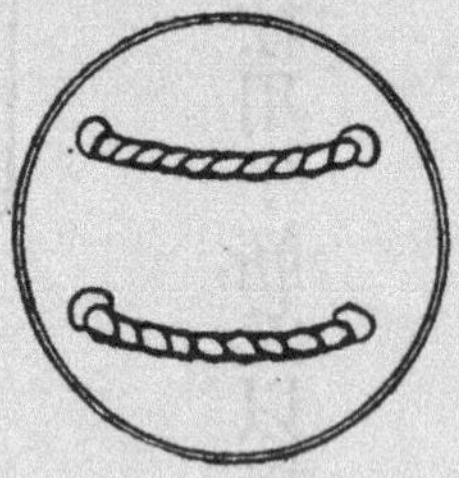

以上十八器外，尚有戚繼光所創之狼筅，用大毛竹長一丈五六尺，末施利刃長一尺，旁附枝節，以之拒敵。其餘又有所謂方便月牙鏟，馬干刺，食指週天筆，鋏尺，棍夾錘，杆子鞭，棱鏢，刺狼錘，連棒等名，多不勝舉。

## 二　暗器種類

**(一)彈弓** 用法略如弓，惟易矢爲彈丸，彈弓普通以竹胎製之，外爲牛筋，彈則有泥製及鐵製之別，又有鐵背弓，其形略短。

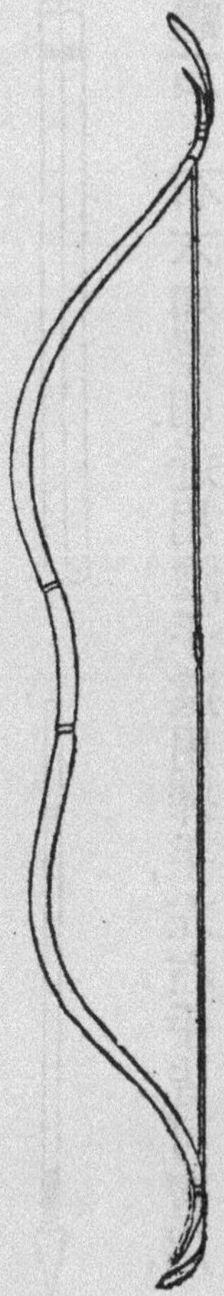

**(二)飛鏢** 式樣甚多，輕重亦多不一，普通鏢長三寸六分，重六兩，鏢端三角形，十二支爲一槽。

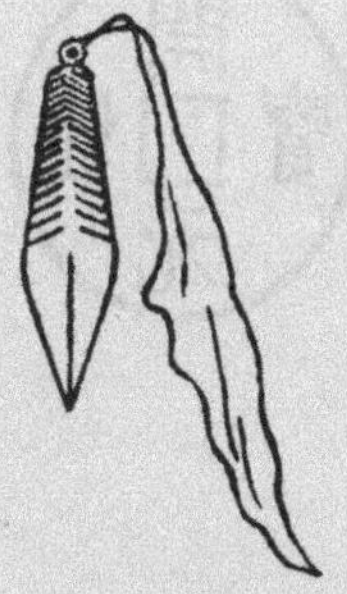

**(三)羅漢錢** 以有孔銅錢磨其邊使銳，用大食兩指夾其輪於二十四步內

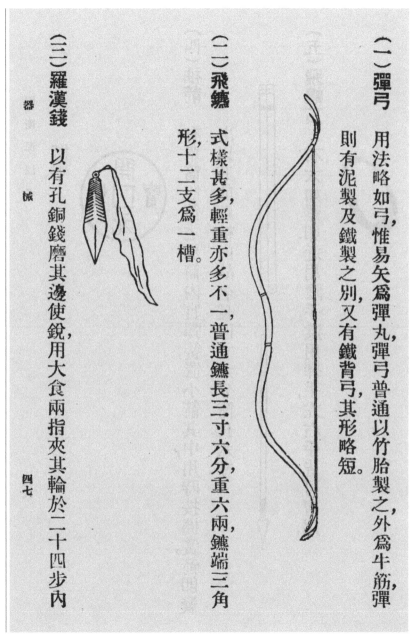

擲擊。

（四）**袖箭**　有單筒雙筒之別，筒內實彈簧，置小箭其中，用時按機簧，箭卽發出，以其能藏袖內故名，長四寸六分，筒長六寸。

（五）**飛蝗石**　石大如雞卵，近用陰手，遠用摔手，左右手皆可習用，

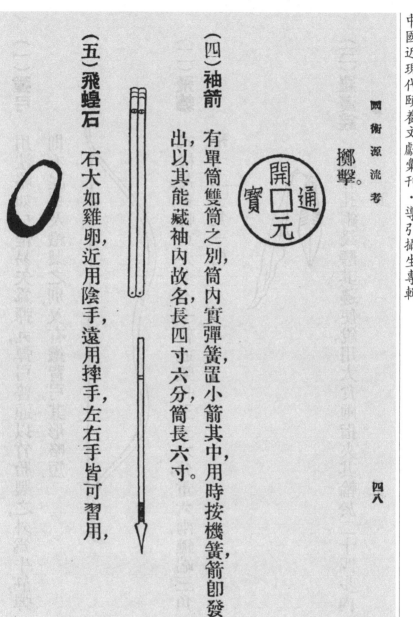

（六）摔手箭　長七寸二分，端有箭鏃，後接藤桿，以大食兩指提其後端，自懷中摔出。

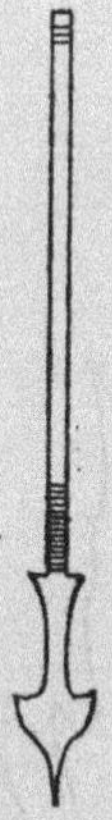

（七）袖弩　狀如弩而小，內實小鉄丸十餘枚，藏袖中，用時開撥機括，連珠而出。

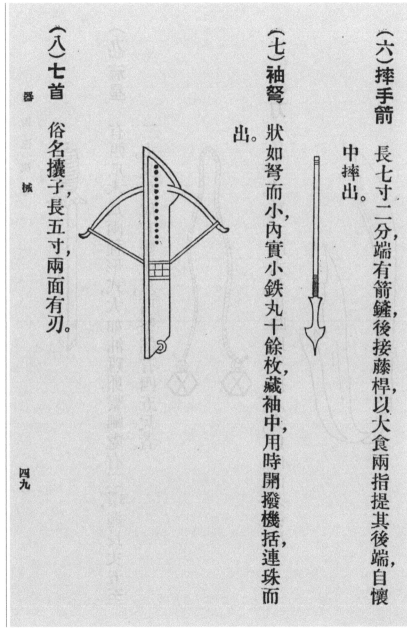

（八）七首　俗名攮子，長五寸，兩面有刃。

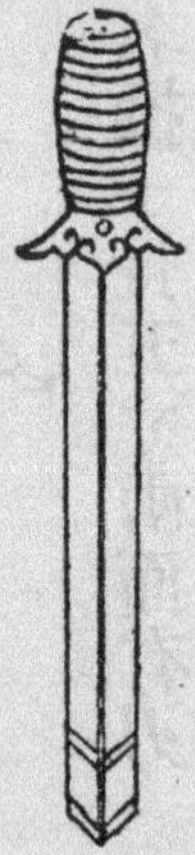

（九）流星　有西瓜木瓜兩種形式，大如油雞卵，繫繩處有一環，繩長丈五至二丈，此外尚有雙流星，所繫繩有四五尺者。

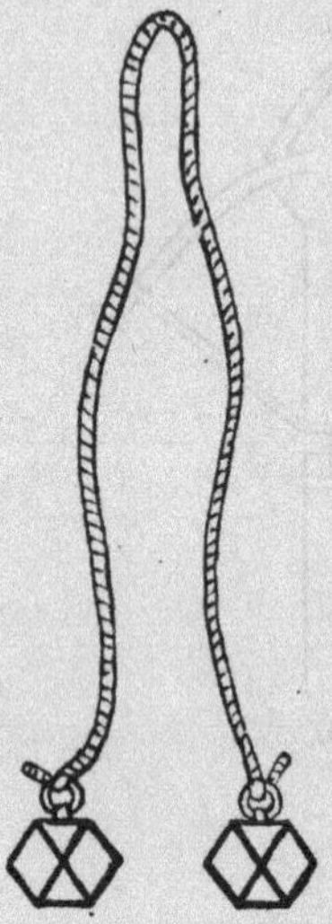

（一〇）飛刀　長七寸，重三兩六分，用時以手捏刀尖，自內向外發出。

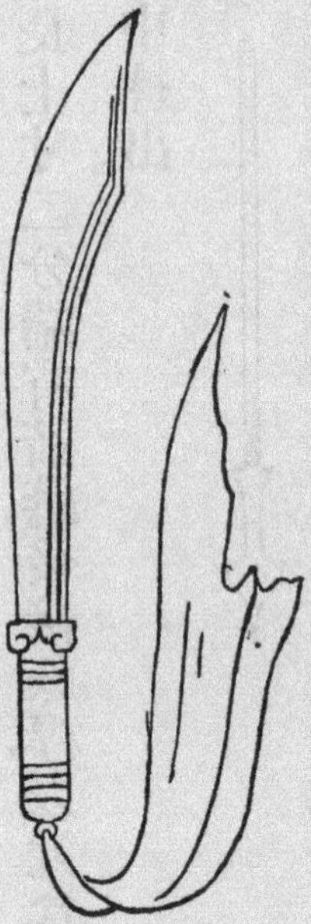

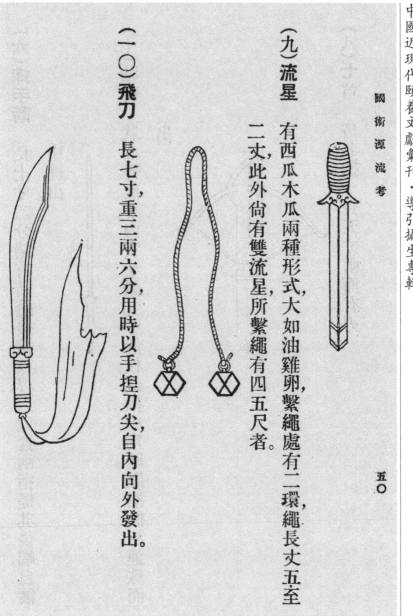

**（一一）飛叉** 長二尺四寸，叉尖三股。

**（一二）飛抓** 即飛抓百練索，如鷹爪，前三後一節成蛤蟆鎖式，可伸屈，腕背上有一環，以繫索者。

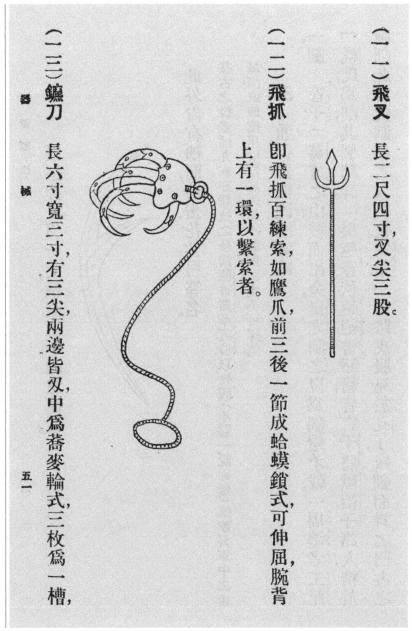

**（一三）鐮刀** 長六寸寬三寸，有三尖，兩邊皆刄，中爲蕎麥輪式，三枚爲一槽，

以指捏任何一尖，橫直上下，隨意擲發。

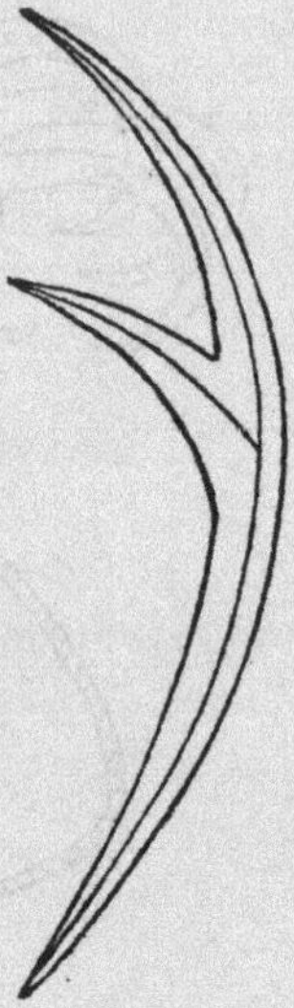

此外尚有袖圈袖蛋花裝弓等名。

按古之投壺捶丸，或亦雜技之發端。陳書蕭摩訶傳，以銑鋧（小鑿一說卽鍋）擲擊齊軍中之西域胡，或卽使用暗器之先河，小說所載尤不可殫述。

## 三　通行器械源流考略

一、劍　管子：「葛盧之山，發而出金，蚩尤制之以爲劍鎧矛戟。」周禮考工記：「桃氏爲劍，其製精詳。」吳越春秋越絕書諸籍，皆言干將歐冶子諸人，精於制劍。此古代制劍之大略也。家語：「子路戎服見於孔子，拔劍而舞之曰：古之君子，以劍自衛乎。」可知當時技擊之術，士大夫亦當習之。莊子說劍篇曰：「示之以虛，開之以利，後之以發，先之以至。」吳越春秋越王與越女問答之辭，越女曰：「其道甚微而易，其意甚幽而深。道有門戶，亦有陰陽。開門閉戶，陰衰陽興。凡手戟之道，內實精神，外示安詳，見之似好婦，奪之似懼虎。」此古代劍術之大略也。當時以劍著問者，如魯之曹沫，吳之專諸，燕之荆軻等，不勝枚舉。後漢書藝文志兵使巧中，有劍道三十六篇，當爲古代劍術專書，惜失其傳。史記：「高祖曰：吾以布衣，持三尺劍，取天下。」漢書：「沛公見羽于鴻門，項莊入爲壽，壽畢曰：軍中無以爲樂，請以劍舞。」又「高祖悉去秦苛法爲簡易，羣臣飲爭功，醉或狂呼，拔劍擊柱。」又雋不疑傳：「不疑曰：劍者君子武備，所以衛身，不可解。」據此可知當時劍爲軍旅所常佩之物，亦士庶自衛之具。兩漢書三國志皆云有劍客，許諸卽其流也。曹丕典論論劍之說，略見於前，足見兩漢以來，劍術進步。唐人劍俠傳，所舉雖多，誕妄難信，而當時擊劍之盛可知。宋史隱逸，陳摶傳，關西逸人呂洞賓善用劍術。元史王英傳，鄧弼善雙劍。其他以劍著者甚夥。明何良臣陣紀云：「卞莊子之紛絞法，王聚之起落法，劉先主之顧應法，馬明王之閃電法，馬起之出手法，其五家之劍，庸或有傳。」其根據雖無可考，亦可想見歷代劍術之變遷。明俞大猷嘗從李良欽學荆楚劍法，著有劍經，戚氏紀效新書且據其說以論叉鈀棍槍偃月刀鈎鐮之法，足證運用諸器，劍術實導其源。據桴亭文集石敬岩傳，及陳瑚桴亭行狀：「劍明代常熟石電字敬岩，得耿橘之傳，以授太倉陸世儀。通威陳瑚。」是明末清初之大儒，亦以劍術著聞矣。清季以劍著者，山東有王耀臣。王傳四川吳玉笙。玉笙授宋仔鳳。宋氏著有劍法真傳。近代李景林得陳世鈞之傳，頗著盛名。又孫福全著有八卦劍，趙連和傳達摩劍，綈袍劍，馬金標傳純陽劍。張景福傳盤龍劍。

二、刀　刀有昆吾、（周穆王時西胡所造。）孟勞、（穀梁傳魯之寶刀。）徑路、（刀名見漢書匈奴傳。）百辟、（見魏武帝令。）萬人、（關壯繆造，見刀劍錄。）司馬（晉武帝咸寧元年造。）赤冶、（後魏昭成帝建國元年造。）寶鈿、（出高昌見唐書阿史那社尒傳。）斬馬（宋寧熙五年造。）等名；其記載於刀劍錄及其他諸書者，尤爲繁多，不及備錄。刀法之見於書傳中最古者，則有穀梁傳所載公子友以梁孟殺莒拏一事。惟古之刀法，似不及劍術之精。後之以刀著稱者，晉書載記劉曜傳：「陳安善用長矛及大刀。」唐書杜伏威傳：「闞棱善用兩刃刀，其長丈，名曰拍刀。」元史王英傳：「英膂力絕人，善用刀，號之曰刀王。」明代戚氏紀效新書謂：「長刀自倭犯中國，始有之。」何良臣陣紀云：「日本不過三兩下，往往人不能禦，則用刀之巧可知。」其後石敬岩善倭刀法，陸桴亭陳確菴并從受之。清初大儒顏習齋元善刀法，習齋年譜，載先生於三十六歲習拳法，尤深於刀法。曾折竹爲刀，與李子青木天對舞，不數合，擊中其腕。木天固深於技擊者，大折服焉。」

習齋又通騎刀及雙刀，不知受之何人。顏氏之友，有冉懷璞，彭子諒，魏秀升，皆善技擊。彭冉二人善刀法。彭又善單刀。魏能一躍之屋榮之巔。（見恕谷年譜）明遺民又有五公山人王餘佑者字介祺，善刀槍法。習齋弟子李塨字剛主傳之。（恕谷年譜）李又善雙刀法，當係得自顏冉者。晚清京津間，以大刀著稱者，有王正誼，時號大刀王五，死於庚子拳匪之亂。近時吳圖南著有玄玄刀法，則由太極拳融合而成者。

**三、槍**　黃一正事物紺珠：「槍，木幹金頭，始於黃帝，擴於孔明。」事物原始：「白幹槍，宋會要曰矟，唐時羽林所執，制同矟而鐵刃，上綴朱絲拂。」隋志：「齊梁四代儀中亦有此物，疑晉宋以後，以爲衛仗也。」筆叢：「單雄信幼時種一棗樹，年十八伐爲槍，號寒骨白。」五代史王彥章傳：「彥章爲人饒勇有力，能跣足履棘行百步。持一鐵槍，騎而馳突，奮疾如飛，而他人莫能舉也，軍中號王鐵槍。」是已變木幹而爲鐵製矣。宋史李全傳：「全以弓馬蹻捷，能運鐵槍，時號李鐵槍。」又「紹興四年，全已殲，妻楊氏謂鄭衍等曰，二十年梨花槍，天下無敵手，今事勢已去，撐柱不行。」紀效新書長槍總說云：「長槍之法，始於楊氏，謂之曰梨花，天下咸尚之，其妙在於熟之而已，熟則心能應手，手能應槍，圓神而不滯。又莫貴於靜也，靜則心不妄動，而處之裕如，變幻莫測，神化無窮，後世鮮有得其奧者。蓋有之矣。或秘而不傳，傳之而失其真。是以行於世者，率皆沙家馬家之法，蓋沙家竿子，馬家長槍，各有其妙。而有長槍之異，其用惟楊家之法，有虛實，有奇正，有虛虛實實，有奇奇正正，其進銳，其退速，其勢險，其節短，不動如山，動於雷震，故曰二十年梨花槍，天下無敵手，信其然乎。」陣紀云：「馬家槍，沙家竿子，李家短槍，各有其妙，長短盡其用，虛實盡其宜，銳進不可當，速退不可及，而天下稱無敵者，惟楊氏梨花槍法也。」據二氏之說，宋以後槍法之流派，可以概見。戚氏又謂：「巡撫荆川唐公於西興江樓，自持槍教繼光，獨圈一尺。謂人身側形只有七八寸槍圈，但拏開他槍一尺，卽不及我身膊，圈拏既大，彼槍開遠，與我無益，而我之力盡。問以如此一圈，其功夫如何，荆翁曰，工夫十年矣。」其後陸桴亭陳確菴，并從石敬岩學槍。陸氏石敬岩傳指荆翁之言曰：「此不過小小手法，謂習十年，乃英雄欺人之語。」又言敬岩與河南李先後同學，得梨花槍之真傳。又游少林寺，伏牛，五臺，皆盡其妙，槍法遂爲江南第一。」是可見明代擅於槍法之人物。魏默深古微堂集云：「清嘉道間，荆溪周濟字保緒，以善用矛著稱。」此又清代槍家，惜不詳其師授淵源。唐荆川名順之，字應德，明武進人，嘉靖中會試第一，官至右僉都御史，巡撫鳳陽，能自持槍教人。且所教者爲戚南塘，可謂能雪儒生不武之恥者矣。荊川文集中有楊教師槍歌，有數語極精當，特附錄之。荊川又有峨眉道人拳歌，已見前。

楊教師槍歌

老楊自是關東客，短衣長軀棗紅面。千里隨身丈八矛，到處尋人鬬輕健。謂余儒生頗好武，一揖滾滾發雄辯。坐驚平地起波濤，蠕蠕龍蛇手中現，撥開雙龍分海嬉，攢簇向蛇合穴戰。爭先儘教使機關，縮退誰知賣破綻。目上中眉左傳事 猶自哂，繇中裏鐵那能見，滿身護著不通風，百步擲來激流電，飛上落下九點丸，放去收回一條線。問君何爲技至此，使我憑軒神腼眩。答言少小傳授時，五步七步畫地踐，邇來操弄三十年，渾身化作枯樹幹，心卻忘手手忘槍，眼前只見天花旋。乃知熟處是通神，解牛斫輪安足羨。因君亦解草書訣，君槍豈讓公孫劍。

四、棍　太公六韜曰:「天棓柄長六尺。」孟子曰:「可使執梃以撻秦楚之堅甲利兵。」棓與梃皆棍也。詩衞風云:「伯也執殳,爲王前驅。」傳云:「殳長丈二而無刃。」殳者,亦棍之類也。周書王羆傳,「齊遺韓軌宵襲羆,羆聞外洶洶有聲,便袒身跣足,持一白梃,大呼而出,敵衆驚走。」新唐書李嗣業傳:「爲先鋒,以巨棓笞鬬賊,値類崩潰。」宋史張威傳:「威以勇見稱,每戰不操兵。有木棓號紫大蟲,圓而不刃,長不六尺,揮之掠陣,敵皆靡。」此歷代用棍之概略也。明正德間,邊澄與北兵較武,以梃折北兵雙刃,(見寧波府志)澄精少林拳,其棍當係少林棍法。嘉靖萬曆間,俞大猷戚繼光皆善用棍。拳經所謂青田棍法,備自何人,原書未詳。劍經載李良欽,劉邦協,林琰,童琰父喬教師,亦皆善棍法。又新都程沖斗李宗猷從少林僧洪紀洪信精習棍法。著有少林棍法闡宗。何良臣陣紀云:「東海邊域與閩中俞大猷之棍相爲表裏,法有不傳之秘。少林棍俱是夜叉棍法，故有前中後三堂之稱。前堂棍名單手夜叉，中堂棍名陰手夜叉，類刀法也。後堂棍名夾槍帶棍，牛山僧能之。」據此可見明代棍法之派別矣。今世查拳門風魔棍，似脫胎於少林拳法。保陽馬子貞著有棍術，所采多風魔棍法。

五、弓箭　山海經曰：「少皞生般是始爲弓。」又荀子解蔽篇曰：「倕作弓，浮游作矢，而羿精於射。」又周禮冬官考工記曰：「弓人爲弓，取六材必以其時，六材既聚，巧者和之。幹也有以爲遠也。角也者以爲疾也，筋也者以爲深也，膠也者以爲和也，絲也者以爲固也，漆也者以爲受霜處也。」古代弓箭之制，於此已可想見。軒轅習用干戈，令揮造弓，夷牟造矢。及與蚩尤戰於涿鹿，攻堅射遠，生擒而戮之，皆利賴焉。是弓矢用之戰陣，較之刀矛槍棍其效獨多。儀禮載：「古者天子以射選諸侯卿大夫士。射者男子之事也。因而飾之以禮樂，故事之善禮樂而可數爲以立德行者，莫若射。」又射爲古六藝之一。禮云：「習射御角力蓋寓技藝於講武之中。」於是後世武備，皆重騎射，而善射之士，代有其人。春秋時，楚養由基技擅穿楊。漢武時，後漢蓋延挽弓三百斤。梁羊侃用弓二十名。唐太宗天策之箭，可驚突厥。薛仁貴三發其矢，可定天山。宋時民間設弓箭社，元時制以弓竿防盜。明清以來，取士皆重騎射，善射者輩出。是又歷代弓箭之概略。近人吳圖南著有弓矢概論，言其製造及練法甚詳，爰錄於後，以備參考。

弓之構造，考工記云：「弓者武器也，所以激矢及遠也。以榦之木爲幹，內附以角，外附以筋，以絲爲絃張之。」又曰：「弓把曰弣，弓梢爲弰，兩端架絃之處，曰峻。弣兩旁曲處，曰弓淵，亦謂之隅。」中古以降，始有以竹代桑木爲昭者，然內外仍附之以筋角，元明以後，始有鐵昭弓之發現。弓力既大，彈力又小，殊非所宜，故用者絕少，不過有此一法而已。

矢之構造，非用箭竹不可，產於江南諸山，以會稽者爲最佳，因其肉厚而幹直也。其高者不過一丈，節間三尺，堅勁中矢，而每矢之長，不及三尺，用以造矢爲最宜。按易所載：「剡木爲矢。」卽以銳利之木爲之也。戰國時造矢之法，已與太古不同，其法約分三部。一曰箭頭、二曰箭幹、三曰箭翎。箭頭者，以三稜形鋒利之鐵製成者爲佳，鑲嵌於箭幹之上端。箭幹者，以箭竹削成圓柱形爲之，置箭端之中，（按箭端者造箭所用之具，以數寸之木，刻槽一條，箭幹造成，必於槽內拖過，以正其曲直也。）而拖過之，以正其曲直也。箭翎者，以巨禽之羽三條，夾於箭幹之末端，用以翊風，使箭離弦之後，不致上下傾欹，對於取準命中，實有莫大之關係。故矢之構造，箭頭，箭幹，箭翎，三者，缺一不可也。

弓矢形式，向無區別，運用各有不同，故同爲一弓一矢，卽有輭硬之分，馬步之別非可混用也。蓋因步箭射人，衡自身之高低，測敵人之長短，欲射敵上部，則可提高前手，射下部，則按下前手。至於馬箭則不然。敵我之馬同臨戰場，往來馳驅，須臾不停，的若風搖，取準非易。而況身在馬上，用力實艱。且以反射之機會，似較正射之時爲多，欲求其能命中，射遠，誠難事也。故馬箭實難於步箭。至於弓力之輭硬，視射者之能力而定，非可勉強行之。力大者宜用硬弓，力小者，宜用輭弓，專習步箭，可以命中，射遠。精研馬箭，可以射中活動目標。故馬步射者皆自工夫得來，倘欲遊擊射遠，有的必中，非始終不懈，勤於練習不可。

弓矢練習法雖多，要而言之，當以四平射法爲最宜。四平者，兩肩兩肘是也。蓋肩肘平，而後身體正，神舒意靜，氣沈丹田，自能極用氣之妙用，然後方可從事於弓矢之練習矣。萬不可挺胸膨腹，因而氣塞，面目紅赤，口不能言，力不能使，身若風搖，意若不定，心神不寧，欲望其能久留，細審，命中，射遠，豈可得乎？

茲將弓矢練法述後，學者能按法研究，自有得心應手之妙，

（一）練撤放法　用畝弰竹板弓一張，由弓弝至弦之當中，拴線一條。其線作爲箭幹之川。貼臉靠胸，線之長短，要與平時所拉之長短相等，每日早晚練習撤放十數次，每次以定五個子爲合宜。初練時搬指宜重，撤指必笨，習之既久，自能靈巧自然。及射箭時，換上可手之搬指，豈不更妙哉。

（二）練審固法　用半力（九斤十二兩爲一力）弓一張，矢一支。對面靶上粘小紅光一個，高矮與肩平。搭扣，邁步，開弓，俱按式拉滿時，二目日光聚在一處，不可瞪日，宜用全神。由箭翎花根，經箭幹，瞧至箭頭，凝神注日，對準紅光，不可搖動，以稍定爲要。如是每日早晚練十數次，數日始終一致，不可任意增減，規矩不可隨便也。

（三）練弓力法　用半力弓一張，早晚按式滿把弓拉，過臉時鬆肩眼，後

手小指用力往上兜，與耳齊，稍定再練，由五次起，逐漸加增至百次止，惟不宜勉強，致遺肩眼酸痛之病。

（四）練箭手法　用竹桿一根，前手拄定，或站、或立、或坐、均可，將前膀伸直，肩眼塌下，前肘內合，力無至腕，拄着久定，不可亂動，早晚勤於練習，久之能長準頭也。

（五）練後手法　用柳棍一根，後手攥定，作拉弓式，膀眼塌下，不聳肘尖，直扎不抹，早晚練習，不可多定，多定則害生，不定亦不爲功，學者當愼之。

弓矢練習歌訣　兩足平踏地，邁步切莫八丁，垂肩合肘扣搭成，撤放須求乾淨。開弓箭應靠臉，弓弦更要貼胸。放時滚指要從容，審固方能命中。半丁半八站立，端然正色開弓。定心定氣勿驚慌；膝蓋橫穿如洞。徵翻兩臂後送，休將兩胯前迎。腰帶之下四指中，用力直翻使正。肚臍仰而莫俯，秉氣方可和平。

直胸拔項立天庭，身體自然端正。前後琵琶扁住，兩肩塌下求平。力合前肘往前衝，二捧微翻直送。第一四平手腕，不可裹合外擰。大指二指蟹夾同，緊將弓弝靠定。中指中節用力，無名小指休鬆。直撐後肘亦須同，二捧微翻莫動。後腕半翻半順，不可用力胡擰。大指用力挺休鬆，二指實實壓定。緊攥無名小指，兩手用力相停，收弓收步莫慌驚，箭鏃沾塵式定。

按以上各器，爲國術中最通行兵仗，源流較多可考。其餘各器之運用，類由各派拳術推演而來，能獨立門戶者甚少。明清以來，拳器兼善者，不乏其人。至雜技暗器之流派，於小說外，則無可考證矣。

## 結論

縱覽往跡，知武力實始於人類之自衛，固天賦一種本能也。繼而文化日進，知識日啓，漸由不規則之運動，而成爲有規則之運動，更進而演成今日之所謂國術。其間進化之途轍，必有可尋，顧以記載簡略，不能確指，傳者又率多影響之談，非搢紳先生所樂道。茲編所舉，來自習見及史傳諸書，差足徵信，然亦不過其事之一鱗一爪而已。要之綜全史觀之，周秦以前，導引射擊角力投壺捶丸諸事，固已早啟其端，至漢魏六朝，乃爲極盛時代。特自唐以來，文武殊途，士大夫侈言右文之治，技擊之事，非所屑爲，故金元之交，胡騎蹴踏，炎黃之冑，乃甘爲臣僕，而不知恥。惟清初一二命世英俊，極口呼號，或躬自傳習，如陸桴亭顏習齋諸公，至不殫精力，從事搏擊，冀以回一世頹靡之風氣，顧舉世之人，不好勇武如故。馴至今日，鬼氣沉沉，全民族中，求一肢體健全者，幾不可得。反觀世界各國，提倡體運，若爲惟一大事，強弱相形，固不待交綏而已決勝負之誰屬矣。故由今之道，毋變今之俗，而欲求民族復興者，吾未前聞也。

中華民國二十五年五月初版

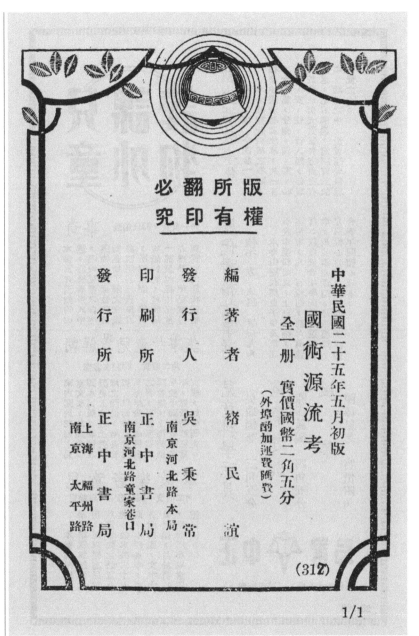

國術源流考

全一册 實價國幣二角五分

（外埠酌加運費匯費）



編著者 褚民誼

發行人 吳秉常 南京河北路本局

印刷所 正中書局 南京河北路竟家巷口

發行所 正中書局 上海福州路 南京太平路

(312)

1/1

# 兒童課外讀物

## 奇事

張佑廷譯　實價一角

本書寓有濃烈的興趣，在故事形式中，灌輸兒童以自然與物理方面最普通而必須了解之常識，並說明其淺近原因，所附插圖，筆調均頗鮮明，可說是一部最能提住兒童心理最能使兒童得到實益的趣味讀物

## 朝鮮現代兒童故事集

邵霖生編譯　實價二角

國內關於朝鮮之兒童文學，坊間尚少譯本出版，朝鮮在歷史上地理上與我國之關係，均甚密切，以朝鮮兒童文學介紹於我國兒童之前，實屬需要。譯者担任上海韓僑學校中國語教課多年，對於朝鮮兒童文學，頗多研究。

## 兒童音樂故事

胡懷琛　宋壽昌編　實價二角

本書備採作小學音樂課餘讀物之用，足以提高兒童欣賞音樂之慾望。選擇故事共二十五則，中西各半，並各附插圖，文字十分淺顯，易於明瞭，配合高小兒童閱讀程度。

## 新生活故事集

施揆文編　全四冊一元

本書根據新生活之準則，搜集中國著名之故事，共一百二十四篇，分禮、義、廉、恥、食、衣、住、行八類，每類對於壯幼男女貧富各方面均有記述，富有興趣，寓訓育於故事，講述之中，激發讀者自尊自愛之心。

## 歷代滑稽故事選集

方成編　實價九角

本書由歷代經史子集及筆記小說中選輯而成，上自周秦，下迄清末，凡二百餘則，都六萬餘言。程度適合中學閱讀。選料標準，取其蓄意深遠，趣味濃厚，足以悅心益智，陶冶性靈，並適合青年閱讀心理者。

## 兒童科學玩具

吳鼎編著　三角五分

## 電氣遊戲

陳澤鳳編　四角五分

## 風箏

陳澤鳳著　實價四角

正中書局

（上海四馬路）（南京太平路）

25.166

# 國術與健康

沙古山　編著

中華書局

民國三十年五月版

沙古山編著

# 國術與健康

中華書局印行

# 國術與健康

沙古山編著

中華書局印行

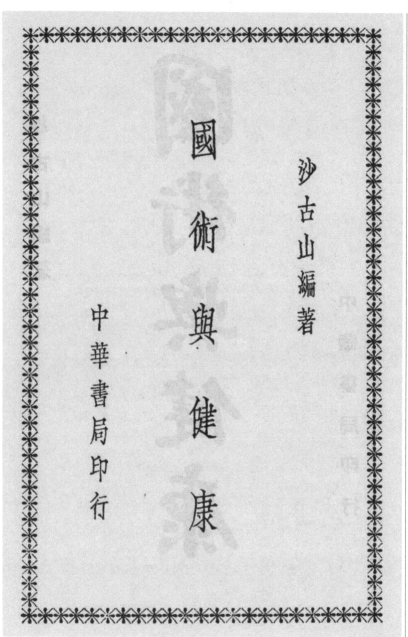

# 自序

遂古之世，草昧未開，人類除溫飽而外，殆無所爭。以言乎飽，初僅取材於大自然界中之植物，而與牛馬無異。迨甲地之食物既盡，乃相率而遷流乙地。嗣後遞遷漸遠，此卽史所謂逐水草而居之時也。偶爾遷至溫帶，不獨植物之滋生繁榮，抑更氣候宜人，羣皆視爲樂土，大有居此不願他適之志。經久而人口繁衍，地產植物，有供不應求之患，乃兼以鳥獸之肉充飢，獸皮禦寒，所謂茹毛飲血者，此行彼效，乃莫不以網禽捕獸爲謀溫飽之資。然鳥翔於空，獸走於野，非徒手可致，於是智者以次發明弓矢羽箭以射鳥，刀槍劍戟以制獸。更羣相仿效，漸至近地禽獸日稀，乃不得不深入山林，險涉崎嶇以求之。復遇獸性之暴戾者，每須與之作相當的搏鬬。由此等環境之實逼，知非具有矯健之身手，並熟練的技術，不足以降服之。乃一面謀所以運用弓矢羽箭與刀槍劍戟之方，一面求所以養成矯健的身手，藉便馳騁於層巒陵谷之用。更視鷙禽猛獸之動態，而熟籌應付之術，以資搏擊時之需，此實我國國術之所由發軔也。試考國術中各項動作之名稱，大都以鳥獸之動態爲名，如大鵬展翅、鷂子翻身、金鷄獨立、白鶴亮翅、烏蜂掃地、猛虎出洞、野馬分鬃、抱虎歸山、彎弓射虎、倒輦猴、白蛟吐信、兔子蹬腿……等，凡稍涉國術者，莫不知之，是其明證。復再稽考西籍，歐美之擊技，及東鄰之柔術等之沿革史，亦多謂武術之原始，係隨人類之降生而俱來，後人僅發揚光大之而已云云。時代進步，物質之供給臻漸完備。因予取予求之便，一部份之人，已不復視自力求生爲必要。浸至不必以鍛鍊體軀爲務，如馳騁之有馬可乘，耕耘之有牛代勞，鳥獸有刀鎗可殺，是其例也。要之物質之供給愈進步，人類自強其身之慾念愈淡漠。如村野之民，每較都市中者爲強健，此殆由於物質供給之各異，而村民較都市中人須多量勞動故也。至我國國術之漸爲人所忽視，亦由於是。惟時至近代，人類更趨複雜而繁衍，溫飽之資源，益感缺乏。遂使向之僅與天然界中動植物相爭者，轉而至於人與人相爭，更因人智日開，故競爭之方略，莫不以鈎心鬬角出之，尤其以科學進步，防戰之武器，日新月異。惟一精幹之武器，尤賴矯健者之施展，否則縱有超越優異之武器，而無相當體力者以運用之，是等於零耳。此可以事實證明吾說之非誣，蓋就近代一作戰之步兵而言，欲準備完全，至少須負荷至三十公斤以上之利器，如鎗枝也，子彈也，鋼盔也，防毒面具也，手溜彈也，水瓶也，乾糧袋也，被服也等等。於負荷此等重量之下，尚須超山跋嶺，而日行百里，並飲食無時，寒暖無常，住無適處，設無相當強健之體力，其何能當。因此舉世各國，皆自然的返回古代人各自強之情勢。除倡導全民軍訓，以作應付國難之準備外，更努力於武術之提倡，以強其體力，藉以應付現代優勝劣敗之環境。今夫我國外患威逼，欲圖民族之復興，國基鞏固，一方面固應從事於防戰工具之充實，一方面更應努力於國民體格之培養。此國術之所以為目下亟須提倡者也。考我之國術，實為各國武術之所不及。特以年湮代遠，頗多失傳。在十餘年前，僅鄉野中人，練作自衛之用，絕未普及於通都大邑，近以時代之需要，已為政府諸公所重視，並努力於所以普及並發揚光大之途。中央首設國術館，各省次第繼之，遂致提倡國術之聲，沸騰全國，茲已造成相當的業績。如最近德京舉行之世界運動會中，我各項選手，雖全軍覆沒，獨於國術表演一項，竟能獲得令人咋舌之碩果。我民族復興，其必有賴於此，殆無可疑。予對國術，殊尠認識與熟練，然對其一舉一動，夙喜追求其人體生體上之影響，並所以能轉衰頹為健康之原理。如予友中之素屬瘦削或患僂麻質斯（俗稱痛風病）病者，已有多人因操練太極拳而轉為肥胖並病愈者，亦多以其原理何在相叩詢。此就簡賅而言，乃體內物質代謝機能因操練太極拳而增進，及肌之活動機能（伸縮機能）活躍，並因持之有恆，所謂事有必至之結果。茲以國術界中至友，促予將國術與健康之種種關係，為文申析，俾免知其然而不知其所以然之識。爰本所知草撰此稿，冀國術之能躋於科學化，仍望國術名宿，醫學碩彥，糾其繆而補其闕焉，是爲序。

中華民國二十五年仲秋序於長沙之嶽麓旅次

# 國術與健康目錄

插頁

# 國術與健康

## 導言

我國當前之危機，不患科學與建設之暫落人後，而患國民體格之日趨衰弱。試稽攷古籍，男子本有丈夫之稱，殆係身長及丈之故。稗史野乘中更時見身長丈二之記載，此雖不足以資典據，然燕趙之區最近猶時見尋丈之軀。則其記載，又未必盡誣也。詎時代變遷，向之以丈夫見稱者，降而以七尺即視爲昂藏之軀矣。此實我國民體格退化之第一階段。晚近十餘年來，就予歷次檢查學生體格所見自二十乃至三十歲者之身長，其能及於六尺者，更屬不可多得。更遑論七尺之軀哉。則是我國民體格，又退化至一新階段矣。如最近我國遣赴德京柏林參加第十一屆奥林匹克世運會之選手，自屬國中雄偉之輩，其競賽結果，處處落於人後，而贏得全軍覆沒之慘，已足使吾人不勝警惕之感。更據中央社特派記者之報稱，我國選手，不獨競賽失敗，就渠等體格方面之觀察，較諸各國選手，相形之下，顯多遜色，殊不足以與人抗衡。且有因身長不及格，而失其與賽資格者，吾人對此消息之傳來，能不戚戚於衷。東鄰日本，對其國民體育之訓練與倡導，孜孜不遺餘力。其結果已能經過三年之努力，平均卽可增加身長寸許。同時更注意運動員之生理衛生，如田徑賽員須選身長較高，不肥胖且無心臟病者充任（猶憶我國五屆華中運動會時，某選手跑未完程而中途喪生，據查係因該選手患有心臟瓣膜病，足資殷鑑），鐵餅鉛球賽員除身長及無心臟病者外，更須抉擇肥碩力大者，予以訓練。然合於此項條件之人，非可倖致，必賴平日致力於培養之道。故攻體育者，必須注意於生理衛生之途，兩相輔弼，始克有成。

回顧我國，國民之體格，始而以丈夫之身，一降而爲七尺之軀，更降而欲求身長六尺者，亦不可多得。苟循此而如江河之日下，其能免陷於侏儒之倫者幾希。此實爲關心民族復興者，所引爲不勝其杞憂者。緣國民之與國家，無異細胞之與生體。強壯之生體，皆由健全之細胞所組成。猶之強盛之國家，端賴健康之國民以結構而成也。故欲奠國基於永固，致民族於復興，非使各個國民，養成健全之體格不爲功。

欲圖國民體格，共登康健之道，其途雖多，而最易收效與普及者，莫如積極的復興我國固有的國術。蓋國術之操練，可不拘時地，不妨職業，更無需乎富裕的經濟。卽隨時隨地，士農工商，人人相宜。一人可以獨練，十百千萬人亦可合練。廣場大庭可練，尺地斗室亦可練。徒手可練，兵器亦自有其操練之方。既不似東西各國之需要合適場址的建設，更不必需乎高貴器具之購置，俾免貧而無力者向隅，是以較易普及於全民衆也。雖然，吾欲揚之，姑先抑之。夫國術一道，練之得當，固可以轉虛弱而趨健康。若昧乎人體生理衞生之道，不知選其與個人體質適合與禁忌者，而盲然從事。則不獨難植強身之基，或更贏得傷身之果。且即使術有成就，嗣後不知所以守成之道。則難免爲環境物慾所誘，而致前功盡棄。此例之可得而言者，如最近我國全運會中曾獲得優勝之某某男女選手，一朝成名，因受獎掖欣慕者之惠，男則沉迷於酒色溫柔之鄉，不久而身染隱疾（爲其療治者函知於予，非虛搆事實也）。女則因追求者之踵相接也，日維修飾與徵逐於酬酢之場，以致陷於神經衰弱。對前此所賴以成名之五項與十項運動，不獨無暇求其深造，更不遑保持其固有之本能。結果其技日趨退化，世運之慘敗，未必與此無關也。須知國術之操練，首當持之有恆，不容中途有所懈怠。因不進卽退，是以有所謂『拳不離手』之諺也。故對國術雖有深造者，務應注意於保攝之道。欲知所以保攝之道，非對人體生理解剖與衞生之途，有相當的認識不可。例如練就銅筋鐵骨者（所謂銅筋鐵骨，係肌骨堅實逾常之稱。至操練國術，何能使肌骨堅實，詳見後文。）

設不幸而沾染梅毒，則因其毒深入於骨之結果，致堅韌之骨質，隨即變爲脆弱而不禁折擊。（昔予于役浙之溫州，某壯年臂力甚鉅，以掌支壁，可於肘部懸垂三百公斤之重錘。繼因沾染梅毒，不知其臂骨之變爲脆弱，偶於某日表演其術，仍以掌支壁，懸垂二百餘公斤之鐵錘，竟因而發生橈骨與尺骨之骨折，經予兩月餘之治療始癒）。苟術者明乎梅毒之足致骨質由堅韌而變爲脆弱之理，爲保持其骨質之永臻堅韌計，自必視梅毒爲畏途，亦即視散播梅毒種籽之花街柳巷爲畏途，束身自愛，而戒絕嫖之一途矣。

我國國術名家，代有聞人。而於崇山峻嶽之間，尤多參化深造之輩。此因往昔術者，深知物慾之可畏，故相率入山以練術，尤嚴於色戒。然此種方式，與近時吾人提倡國術之旨未能盡適於用。蓋吾人既以全民衆皆有國術之訓練爲目標，安能悉數驅使披髮入山。亦維有使攻國術者，皆略知人體生理衛生之道。則自不致爲物慾所誘，而達其保攝之旨，以爲補救之策耳。

在昔我之國術家，其能旁通夫人體生理衛生之道者，殆屬絕無而僅有。而對於物慾之來誘，深恐不能視而不見，故以深入山嶽爲摒絕物誘爲得所。復攷我國術家除嚴於色戒之外，對於跌打損傷之救治，率多加以注意，且多神效藥劑之發明。然其發明之藥物，大都以獨善其身爲務，而嚴守祕密。雖親至骨肉，亦不輕易傳授。是知一草一木，與國術亦多關係。設有心人而深加探討，則天工人化，寶藏孔多。若任其失傳淹沒，豈不大可惜哉。

最近國人鑒於國民體格，有漸趨萎縮之勢，急謀所以挽救之方，遂有提倡國術之舉。國術館既幾遍設於各省，民衆對國術亦漸感興趣。對深山崇嶽中之國術耆宿，當局者亦竭盡羅致之力。國術前途，大有欣欣向榮之象。予以爲欲將我國固有之國術，加以發揚光大，其先決問題，爲（一）應將各項術式，加以精密的整理，使成爲一有系統的科學化。（二）應對於有關國術的各種學科，如生理衞生外科急救等，加以連絡，以分工合作之旨，收融冶一爐之效。庶可成爲一種盡善盡美而切於實際之術。予也在醫言醫，深感國術與人體健康問題，關係綦切。然稽攷文獻，尙無國術與健康上原理參合說明之作品。即有類似之傷科一門，並國術家應守之戒條，然對於國術與人體健康上之原理，如一舉一動與人體各器官之影響如何，以及國術家保攝之道如何，既無系統的說明；即對傷科治術，法既陳腐，又多掛漏或失傳，不足以應付近代複雜環境。故本書之作，既少參攷之籍，是多武斷之處。幸關心國術者，予以斧正，俾成完璧，乃著者所馨香禱祝者也。

國術與健康

六

# 第一編　國術與人體各器官的健康

## 第一章　人體健康之意義

人類於其生活現象上，大抵可分爲（一）病態，（二）正規狀態及（三）健強狀態之三種。所謂病態者，卽體內某一器官或較多器官，有病的變化。而此項病的變化，有爲一時性的，卽可因治療的結果而復原者。有爲永久性，而爲治療方法所不能復原者，如一肢體之損折，或某器官之一部份剔除（如行一側睪丸剔除，卵巢剔除，腎臟剔除，眼球剔除，上下肢離斷等）而不能再生。在兩者之間者，更有種種慢性疾病，經時雖久，仍能達治癒之希望。或僅遺留解剖上之變形，而官能則無大障礙。例如天花患者治癒後，五官方面之官能復原，但遺留顏面部之麻點者是。或在表面上對病似已治癒，而其病毒仍有多少的潛伏，至相當時期，更發生變化。例如梅毒患者，在第一或第二期症候治癒後，經過若干年月，而發生第三期象皮病者是。

所謂正規狀態者，卽身內各器官，並無病的變化，一切官能，亦復各具相當的完整。若以廣義而言，如孔子之頂若圩，文王之胸四乳，大禹耳有三漏，成湯臂有四肘，重耳駢脅，舜目重瞳，雖屬畸形，以其無損於官能，要亦不能以病態視之。故以謂正規狀態雖不能完全謂與形態上無關，要以對官能方面稍事偏重。大抵各器官之官能無損者，率可以正規狀態視之。

至於健強狀態則其範圍漫無限制。凡人身各器官之官能，較爲亢進，並較能耐勞，或負荷之力較大者，皆得謂爲健強（但官能亢進，亦有反屬病態者，如神經過敏、胃酸過多等。此爲另一問題。不涉本文範圍之中）。例如有兩人於此，雖年齡及體重相同，一則能舉重百斤，一則能舉重百斤以上，則後者即較前者爲健強。又同屬人體，各因其個性之不同，對於外界之侵害（如疾病）的抵抗力，亦各有強弱之不同。此每因各人生活狀況之不同，保攝及鍛鍊情形之各異而相別。要之對外界種種刺戟之抵抗力愈強者，即愈屬健康。而此種健康率之增進，不獨正規狀態者可因修養及鍛鍊而召致。即有病態之人，亦每可以漸養成。反之，本屬鍛鍊達於健康之人，亦可因修養之失當，由健康轉於正規或竟陷於病態。惟其有此種轉變之機，故吾人恆可利用種種之鍛鍊方法，使病者轉爲正規，更由正規轉至健康。而國術與健康之所以能發生關係，悉據於此點。惟操練國術，何以能致體力於健康，則自有其相當的原理，容後文述之。

# 第二章 國術與健康之關係概論

國術者，利用人體生理解剖自然的構成，施行種種有規律的運動之術也。攷人體運動，由於骨與骨相聯之關節的活動，及肌之收縮與鬆弛而成。主其事者，則爲腦神經。此項腦神經，有知覺神經與運動神經之枝別。吾人對外界刺戟，由知覺神經，傳達於腦之中樞部。腦之意識中樞，辨其刺戟之種類，審核究應作何反應以對付之之後，瞬卽發令於運動神經，而作相當之運動以應付此外界之刺戟。此項刺戟之由知覺神經傳達於腦中樞，及腦中樞發令予運動神經以應付刺戟，爲時甚爲敏捷。凡由此種過程而產生之運動，稱爲隨意運動。吾人體內，尙有多種不隨意運動。爲心臟之收縮與擴張，胃腸之輸食與蠕動等是。更有時吾人之動作，未必有待於刺戟之作前項過程，卽祇由意識中樞自動的發令予運動神經，亦能引起種種之運動。且此時不獨各隨意肌發生動作，卽與之有連帶關係之不隨意肌，常由所謂交感神經者之媒介，亦相伴作適當之運動。是故吾人於一舉手一投足之際，在肉眼上雖祇見一手一足發生運動，事實上與之有連帶關係而運動者，尙大有其他之組織在也。茲姑以一舉手爲例，雖本體上係由三角肌，肩胛上肌之收縮，及肩

**操練國術可促進人體新陳代謝機能之亢進**

胛關節之活動，而臂向上舉。但同時內肋間肌弛緩，外肋間肌及舉肋肌緊縮，胸腔隨之擴大。更因肺臟表面之壓力減少而膨大，遂引起吸息作用。然此猶屬指一器官之影響而言。若更精密言之，於此一舉手之勞之下，其耗費之細胞與血中所含之氧氣，更屬不可以數計。於此可知一舉手一投足之勞，其影響於生理者，如此其繁複。換言之，吾人於一舉一動，與生體內新陳代謝，殊有關係也。或謂既因一舉一動而致細胞與血中氧氣之耗費，則其爲有喪生體之元氣也可知，更何提倡國術之足尚？曰此祇知二五而不知一十之誤也。須知吾人體內各組織，莫不富有活潑潑地之新生機能。而此新生機能，尤以在少壯之時爲盛。因一舉一動而耗費細胞與血中之氧氣，固如上述。但其耗費者，大都爲近於老頹之細胞，與積儲之氧氣。當其費耗之直後，隨由新生之細胞以抵償之。至其氧氣，亦因肺臟吸息運動，而攝取體外之氧氣（含於空氣中之氧氣），付與動脈血而補易之。彼新生細胞之抵償作用，爲吾人肉眼上所不能見，姑緩置論。對於運動時肺臟呼吸運動數之必較靜止時爲增益，固吾人所習見的事實，而不得費辭曲解者。夫然可知運動者，實除舊更新之道。國術既爲種種有規律的運動之總稱，若以科學原理而言，即國術可以促進體內新陳代謝機能之亢進。因體內新陳代謝機能之亢進，體內各器官組織，即不時的呈一種活潑潑地之新生

**操練國術應體用兼備**

氣象，並作相當的發育。此種現象下的產物，對於外界有害物質之來侵，其抵抗力自較老穎細胞所組成之器官爲強。是卽增進體質健康原理之所在也。吾人操練國術，原有兩大目的，一爲增進吾人體質之健康，一因兵器運用之熟練，對於作戰最後階段之肉搏時，可藉以制敵之死命。如我軍隊中之大刀隊，固曾叠奏殊勳於疆場者。是故操練國術，係以增進體質健康爲體，而以殺敵自衞致用。體用兼備，方得謂盡國術之能事。

# 第三章　國術與骨骼之健康

操練國術能成銅筋鐵骨之原理

操練國術，既以增進體質健康爲體，故攻是道者，莫不希冀練成所謂銅筋鐵骨。至操練國術之何以能致肌骨堅如銅鐵，爲本章所應說明之事。此項所稱之銅筋，係指富於彈力性之肌肉而言。所謂鐵骨，則指骨質堅實而言。欲明操練國術能增進骨骼健康之原理，應先知骨骼之生理及其本質。原夫骨爲人體之支架，卽爲維持人體形體之中堅。體內各貴重臟器，多賴以負護衛之責。以其質較爲堅硬，故能克盡厥職。而骨之堅實度，乃視其所含鑛物質，卽磷酸鈣及碳酸鈣之多寡爲衡。卽礦物質含量豐富者，其質較爲堅硬。反之則較爲軟弱。惟骨質內除含有礦物質外，更含有有機質。此有機質，實爲形成骨質之柔軟與彈力性之主要成分。蓋徒多礦物質，則骨雖堅硬而易於折斷。必濟之以有機質，使堅硬之骨富有彈力性，所謂剛柔相濟，始克免於脆折之弊。故礦物質與有機質，實爲維護骨質之傷折上不可少之兩主要成分。通常骨質中，礦質約占三分之二，而有機質則占三分之一。吾人於操練國術之結果，最易惹起骨骼中礦物質——碳酸鈣多量的沉着。是以骨質漸趨堅硬。甚者能致骨之堅硬、似鐵。此時有機質，亦因操練國術的物質代謝機之促進，而作相當量的增益。因此骨質不獨其堅硬度增高，卽其彈力性亦與之繼長，成爲堅韌之質。雖遇某種較劇烈的撲擊，決不致有折損情事。而支架身體之力亦增強，以奠體軀健康之基。顧吾人於操練國術之際，其影響於骨質者，旣如上述。而於體位變換之時，全由於骨與骨間相聯的關節之活動。卽骨體之活動，皆由於關節的活動以造成。其堅硬挺直之骨體，僅隨關節之活動變其位置而已。是故骨與國術中各項動態的直接關係，主在關節而不在骨體也。茲爲使攻究國術者略知人體骨骼之生理解剖的內景計，誌其大要於次。

人體骨骼，有大小不同二百餘枚，各以關節相聯，以形成固有的支架與腔廓。因其部位之所在，可分爲十部。卽（一）頭骨（八枚），（二）顏面骨（十四枚），（三）脊柱骨（二十四枚），（四）骨盤（四枚），（五）上肢骨（六十四枚），（六）下肢骨（六〇枚），（七）肋骨（二十四枚），（八）胸骨（一枚），（九）舌骨（一枚），（十）耳骨（四枚）。

爲便於概括的說明之故，又可將骨分爲四大部。卽（一）頭骨，（二）頸骨，（三）軀幹骨，（四）四肢骨等。

頭骨各相縫合而形成頭顱，顏面五器官皆附托於其內。更環抱成腔，以包容腦髓。

軀幹骨亦構成一腔，此腔更分爲三部。最上部爲胸腔，中部爲腹腔，最下部爲骨盤。胸腔內爲循環器及呼吸器等重要臟器所居。腹腔爲消化器之腸胃肝膵與泌尿器之腎臟等所居。骨盤內係生殖器之所在。

四肢骨分上肢及下肢之兩部。上肢爲完成工役之幹部。下肢係人身體重寄託之支點。並行動之主體。

第一圖

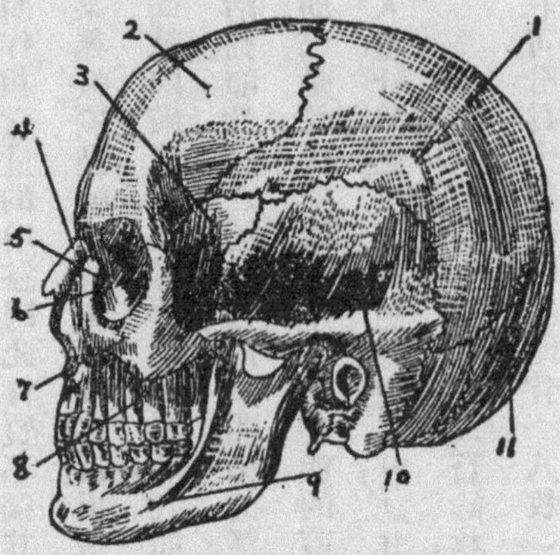


1. 顱頂骨
2. 前頭骨
3. 蝴蝶骨
4. 鼻骨
5. 篩骨
6. 淚骨
7. 顴骨
8. 上顎骨
9. 下顎骨
10. 顳顬骨
11. 後頭骨

上項四部骨骼，相互聯接。形成全體之骨架。其頭骨中之八骨，中有成對者二，不成對者四。其抱擁構成之腔，居於最上方。顏面骨中，成對者六，不成對者二。就中除下顎骨爲活動性者外，餘均固結而不可運動。其精細之構造，因與本書無大關係，故不贅述。茲僅將其外表形狀，附圖於上，不難一望了然。於圖中可見各骨相互接合處，多作鋸齒狀。此爲備於頭部受劇烈顛撲時，可因縫合中微隙，減少多少的衝動。以免腔內重要臟器之受強力的震盪。此種天然的妙造，在生理上有重大意義，不得以等閒視之也。

胸腔係由脊椎骨，肋骨及胸骨之三者所組成。脊椎骨之在胸部者，共計十二枚。係扁圓之骨體而其後附有弓狀之突者。中央有孔，是名椎孔，各椎骨由纖維軟骨之介聯而重疊，成為柱狀，其中央椎孔，亦連成一腔，名脊髓腔，為脊髓所在處。此中更含有脊髓液。在椎骨側方各有一橫突，橫突之底有孔，名橫突孔。內有動脈血管通過。茲將椎骨的形態，附圖於次。

第二圖 脊椎骨

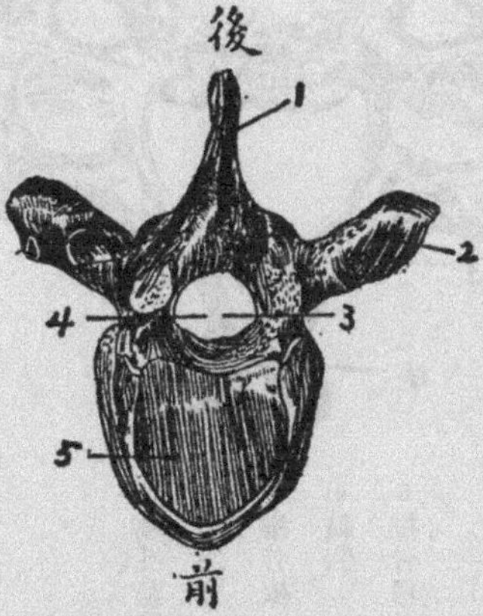


1. 後突起
2. 橫突起
3. 藏脊髓之孔
4. 椎孔
5. 椎體

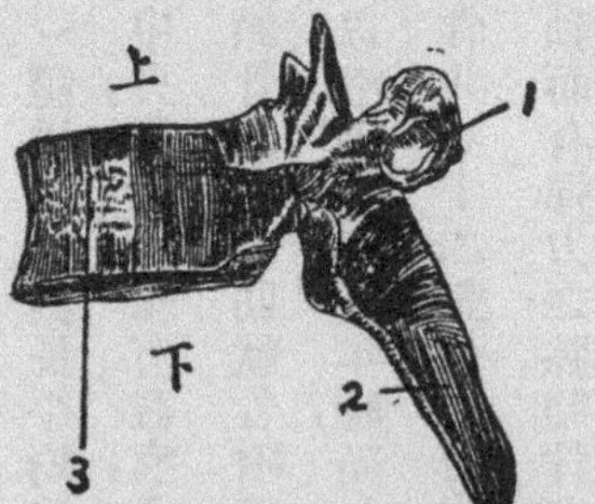


1. 橫突起
2. 後突起
3. 椎體

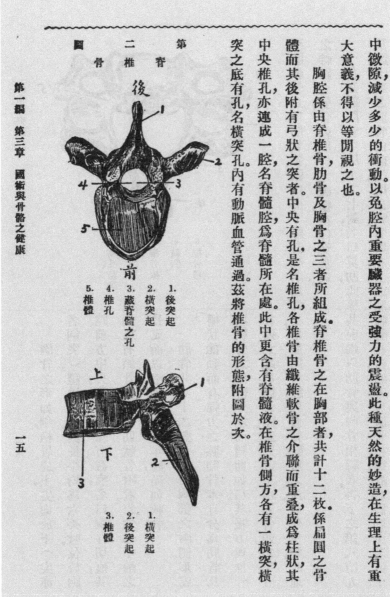

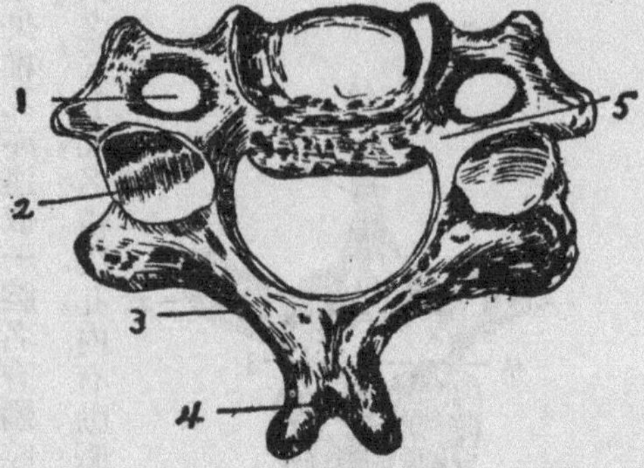


1. 橫孔、橫突
2. 關節突
3. 椎骨板
4. 棘突
5. 椎骨弓

胸骨之形如劍，柄居於上，尖向於下（尖亦名劍突），體居於中。其長平均爲六英吋。位於胸腔前方中央。胸骨上緣有截痕，名曰胸骨切痕，其側緣有鎖骨及七個肋軟骨附着。此骨以年齡之長成而以漸硬變。在童年時，殆如軟骨。

肋骨共計十二對，分居於胸部之兩側。形成柵狀能動而有彈力之腔。肋骨本身分爲肋骨及肋軟骨之兩部。形扁而彎曲如弓。其後方與椎骨相連之端曰肋骨頭。頭之直下曰肋骨頸。此下直至肋軟骨止曰肋骨體。體內面下緣有槽，名肋骨槽，爲肋間神經與血管隱居之所。故外傷時，此地之神經血管，常賴肋骨之護衞，得倖免於難。

在全部肋骨中，居上之七對，名曰眞肋，此係其前端以肋骨與胸骨相聯者。再下之第八第九及第十對之肋骨的前端，則以軟骨與在上之肋軟骨相接，而不與胸骨相連，故名假肋。至若第十

應用拳起式與浮肋部之護衛上的合理化

一及第十二對之肋骨之前端，則浮游而不與其他骨骼相連，故名浮肋。居於此部之內臟，因其前方及側方，無骨骼爲其護衛，故在國術上，有加注意之必要。蓋易爲外力直接的傷害故也。是以操練國術時，對於此部之防禦，較爲人所注意。此可以操念『應用拳』時，予以證明。試觀『應用拳』之預備式時。其姿態爲腰部前屈，體作半面向右位置，此種姿態，已足使浮肋部下之軟部的受外傷機會減少。然猶嫌防護之未周，復以兩前臂曲護於腰腹之前側，如此始得稱爲維護完密，而使攻擊者無從下手加害。此實足以證明吾國國術，深合生理解剖之原理，而有相當的設計也。茲將胸骨，肋骨及胸椎所組成之胸廓概況，示圖於次。

第三圖 胸廓

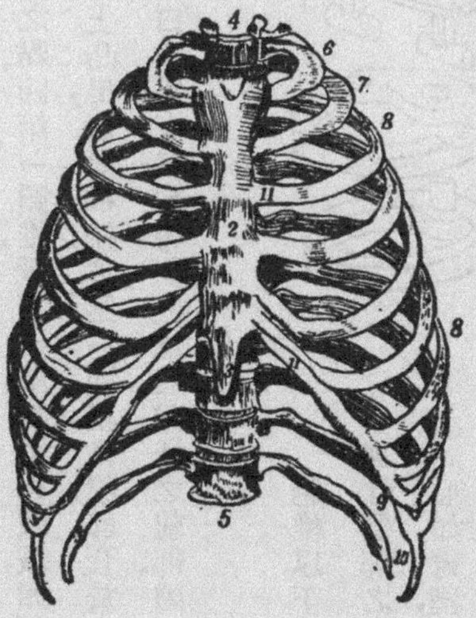

1. 2. 胸骨柄及胸骨體
3. 劍突
4. 胸廓尖之圓圖
5. 胸廓底之圓圖
6. 第一肋骨
7. 第二肋骨
8. 第三四五六七肋骨
9. 第八九十肋骨
10. 第十一十二肋骨
11. 肋軟骨

頭部與胸椎，以頸椎七枚之媒介而相連。而此項頸椎中之第一及第二頸椎，與其他椎骨，另有特殊之點。卽第一頸椎，祇有一環，特名曰載域，頭顱卽載於其上。而第二頸椎，有一特殊之突，由椎體向上凸出，形如樞紐，彼第一頸椎之環，卽套於突上，故能作迴轉式運動。此頸椎名曰樞椎。其突則名曰齒突。有堅靱帶使其連於載域之前部。因此可以減輕脊髓之受壓迫。附圖於後，以資識別。

第四圖

表示第一第二兩椎骨及其運動之模型

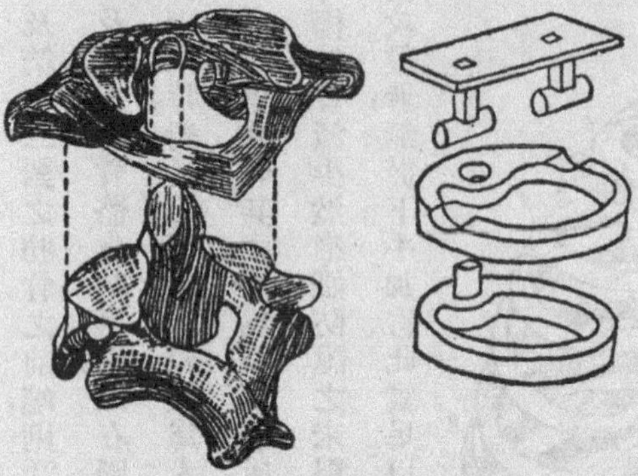

胸椎以下爲腰椎，腰椎與胸椎無特異之點足述。其下與骨盤部之薦骨相接。薦骨爲不完全之椎骨五枚所叠成，形如彎楔，其底向上。由底至尖向後彎曲，作成薦凹。薦骨中心，亦有連貫之管，名薦骨腔。與脊髓腔連成一氣。此外另有兩短管，由前至後，自薦骨通過，爲神經通行之徑路。又薦骨與第五腰椎相連處，呈一角狀，此在體外可以觸知之，是名薦骨岬。又五枚之薦骨，至年已成長時，則合而成爲一骨。

尾閭骨係脊椎之末梢。由未長成之四枚椎骨叠成。

亦於年齡成長時合成一骨。其底向上，而與薦骨相接。其尖端則向前下方彎曲。

骨盤係由兩髖骨，薦骨及尾閭骨所抱合而成。薦骨與尾閭骨已如上述。茲略述髖骨之狀態。此骨在嬰兒時代，爲腸骨，坐骨及恥骨三者合組而成，呈盤狀之腔，故有骨盤之稱。腸骨爲髖骨之最高部份。有一寬展之面，名曰腸骨翼。其上緣作嵴狀，是名腸骨棘。恥骨居髖骨之前部，有一體及

第五圖 骨盤

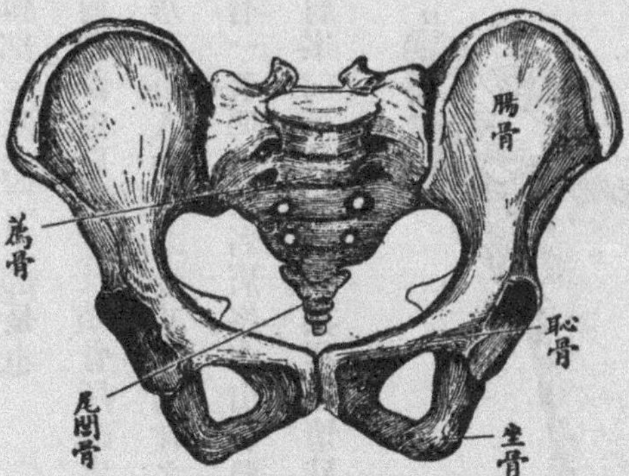


二枝。體與腸骨相連。上枝有一短凹處，名恥骨結節。下枝向後下與坐骨相連，合成恥骨弓之上部。兩恥骨之中央聯合處，名恥骨縫。坐骨係髖骨最下部，有一尖棘向後方凸出，名坐骨隆起。乃吾人坐時支點之所在。骨盤中各骨，皆以韌帶緊加連絡，居間並無間隙，故爲不活動性的關節。茲將各骨相互聯成的骨盤之狀態，附圖於上。

四肢骨分爲上肢及下肢兩部。茲先就上肢各骨，加以述明。上肢骨左右成對，可分爲四大部份。即（一）肩胛部，（二）臂部（或名上膊部，亦名肱部），（三）肘部（或

名前膊部）及（四）手部是也。

肩胛部由肩胛骨及鎖骨所組成。肩胛骨形似琵琶，故俗名琵琶骨。位居背部之上方，却當於第二乃至第八肋骨之後。其向肋骨之前面，成一凹面，爲肌所附着處。後面有嵴名肩胛岡。此嵴之末端，有一著明之突名肩峯。突出於肩胛關節之上。骨之外角，有一淺凹名肩胛關節盂。實係關節之臼。肩峯前下有一喙突。其詳細情狀，參閱附圖可明。

第六圖　肩胛骨

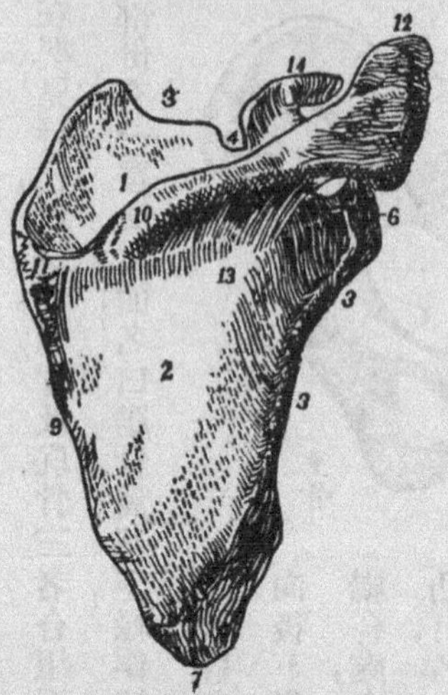


1.棘上凹
2.棘下凹
3.上緣或喙狀緣
4.肩胛上切迹或喙狀切迹
5.腋緣或外緣
6.前角與關節盂
7.下角
8.長三頭肌之粗迹
9.內緣或椎緣
10.棘
11.斜方肌潛過之滑面
12.肩峯
13.棘底
14.喙突

鎖骨爲長彎形之骨，但無骨髓腔。橫居於上部肋骨之前。內端與胸骨相接，外端與肩胛骨交連。此骨頗易折損。在昔我國對走私鹽商之兇悍者，於弋獲之後，恐普通縲絏桎梏，不足以拘束，常以尖刃刺穿鎖骨後上下方之肌，貫以鐵鍊而鎖之，以防其遁逸。故鎖骨之名，此誠副其實焉。但因此骨易於折斷，竟有忍痛自斷其骨而脫逸者。此在予幼時，曾數聞不鮮，可謂梟桀也矣。

鎖骨與肩胛骨之重量，能因運動鍛鍊而增加。男者較女者更爲發育。而肩胛骨之位勢，全賴鎖骨之支撐，而保持其向左右展開的狀態（參閱後文骨骼全圖）。

臂部之骨名上膊骨。係一長管狀骨。其上端與肩胛關節盂交連而成肩胛關節，其下有短厚之頸。頸下有大小二結節。爲臂肌附着之處。臂之能作外展及旋轉等運動者，發源於附着此處之肌。骨之下端，稍向前彎。其旁有二凸，一名內上髁，一名外上髁。內上髁較長而易折。在此兩髁之間，即爲肘關節之關節面。即上膊骨滑車，與尺骨交連。上膊骨小頭與橈骨交連。上膊骨大小結節之下，骨體較細，爲最易折損

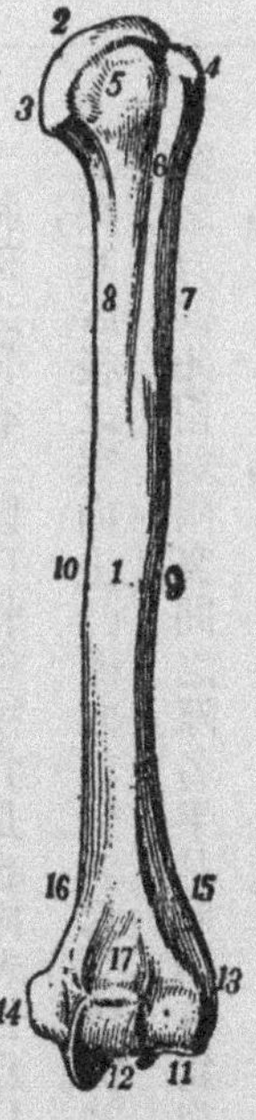


第七圖 上膊（肱）骨

1. 肱骨體或幹
2. 頭
3. 解剖頸
4. 大結節
5. 小結節
6. 7. 8. 9. 肌之痕迹
10. 滋養動脈孔
11. 肱骨小頭
12. 肱骨滑車
13. 14. 外上髁及內上髁
15. 16 外緣及內緣
17. 冠狀凹

國術家對上膊骨所當注意之點

之處，名解剖頸或名外科頸。此爲國術家所當加以注意者。

肘部之骨有二，卽尺骨與橈骨是也。兩者皆爲長管狀骨。尺骨居於肘之內側，其上端有二顯明之突，其居後之突向上凸而向前彎。名尺骨鷹嘴。其居前之突，向前凸而向上彎，名尺骨喙突。此二突之彎，彼此相對。兩突間之隙，名半月狀切痕。爲與上膊骨滑車相連，而形成肘關節者。尺骨喙突之旁，有橈骨切痕，乃橈骨頭所在之處。尺骨之下端爲尺骨頭。居於橈骨之尺骨切痕處。此地亦有一顯明之突，名曰尺骨莖突。尺骨與橈骨之間之隙，名骨間隙，內有骨膜。

橈骨居於肘之外側。其上端頭上有凹，爲與上膊骨小頭接合之處。其下爲頸，頸下之前爲橈

第八圖 尺骨及橈骨（左上肢）

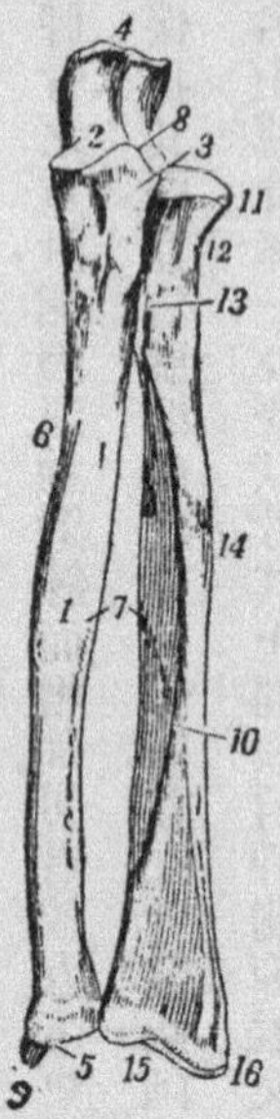

1. 尺骨幹或體
2. 半月狀切迹
3. 橈骨切迹
4. 鷹嘴
5. 尺骨喙突
6. 滋養動脈孔
7. 骨間緣與骨間
8. 尺骨頭
9. 尺骨莖突
10. 橈骨之幹或體
11.12. 橈骨之頭與頸
13. 橈骨粗隆
14. 肌之痕迹
15.16. 橈骨之下端與橈骨莖突

骨粗隆。乃臂二頭股肌附着處。橈骨下端，形寬面厚。乃合成腕關節最大之骨。橈骨外面有莖突，橫於前面之上半，有一斜線，乃前緣之一部。

手部之骨，可分爲(一)腕骨(二)掌骨及(三)指骨之三部。

腕骨共八枚，作兩行排列。以其形態之不同，而各有專名。茲爲列表於次，以清眉目。

| 行列 | 骨名 | 說明 |
| --- | --- | --- |
| 第一行 | 舟狀骨 | 居腕之橈骨側，其形如舟，上有結節。 |
| | 半月狀骨 | 形如半月狀，故名。 |
| | 三角骨 | 略作楔形。 |
| | 豌豆骨 | 居三角骨之前，略似半粒之豌豆。 |
| 第二行 | 大多角骨 | 居於橈骨側，上有一嵴。 |
| | 小多角骨 | 乃腕骨中之最小者。 |
| | 骰狀骨 | 乃腕骨中之最大者，有頸及體之分。 |
| | 鈎狀骨 | 因骨上有一鈎形之突而得名。 |

掌骨爲數有五，乃無腔之短桿狀骨。各有一頭一底及幹。骨底與腕骨之第二行交連。頭與第

一行指骨交連。第一骨則與拇指骨相連，第二骨與食指骨相連。第三骨與中指骨相連。第四骨與無名指骨相連。第五骨與小指骨相連。各掌骨體相互之間，名骨間，內有骨間肌。五掌骨中以第三掌骨爲最長。手握拳時，其頭爲最突之處（參閱附圖）。

指骨共計十四枚。即拇指爲二枚，而列成二行。其餘四指，皆各有三枚，而各列成三行。各骨皆分頭，底及幹之三部。第一行與掌骨相接。而指之尖端，除拇指爲第二行外，餘皆爲第三行（參閱附圖）。

第九圖

腕骨背面

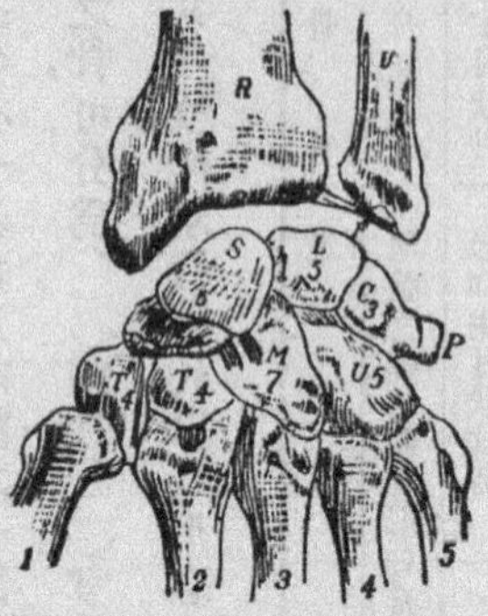

第十圖

右手掌

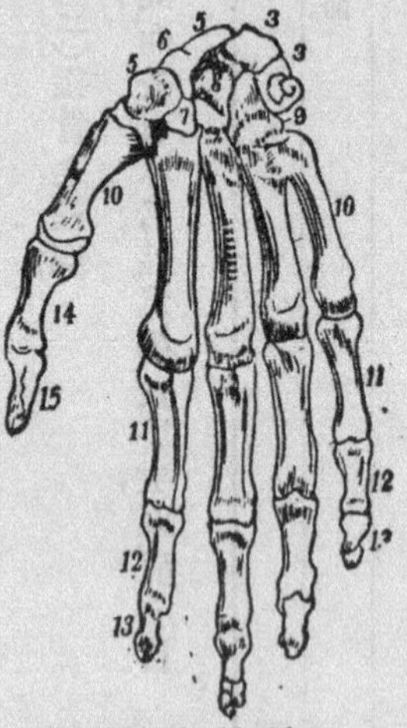

1.—9. 腕骨及其腱溝
10. 掌骨
11. 指骨
12. 第二指骨
13. 第三指骨
14 15. 拇指第一二指骨

**上肢各關節與操練國術有重大意義**

上肢各關節，殆全屬活動性者，故與操練國術上有重大之意義。如胸骨與鎖骨之關節，係一種摩動性關節。因此關節之活動，可使肩向上下前後運動。且有堅韌之韌帶，爲之繫連，俾使不致輕易脫臼。又肩胛關節，因關節盂較淺，關節囊（以韌帶包圍關節之內面的空隙，係作囊狀，故有是名）亦較鬆，故其活動範圍亦較廣。如屈伸、外轉、內闔、旋轉及環行各運動，皆可隨意行之。在各種國術的上肢動態中，亦不外乎上述各種運動的變幻。故此等關節，在國術方面，有重大意義也。

肘關節祇能作伸與屈之二項運動。凡有此項限制的運動關節，悉特名之曰屈戍關節。其在國術動態中，亦祇有伸屈兩種變化而已。

橈腕關節，係前膊與腕部相連之關節。殆亦屬於屈戍關節之列。而腕關節，則爲摩動性關節。至掌關節，除拇指能向手掌屈伸，並能自手掌外轉與向手內闔外，殆亦屬於摩動性之關節。

下肢骨亦係左右成對者，分爲大腿（股）骨、下腿骨、膝蓋骨、跗骨、蹠骨及趾骨等部。茲分述於次。

大腿骨爲人體中最大之骨。其上端有一球狀之頭。其直下以頸與骨體相連。頭居於髖骨窩內。在頸及體相連處有二粗隆，其在側面者較大名大粗隆。在中後者較小名小粗隆。骨之下端有內外二髁而向下突。內髁長於外髁。兩髁之間，有髁間凹。兩髁之旁皆凸，而成爲內上髁及外上髁。

骨體有一凸出之後緣，名曰股骨粗線。此線向下延分爲二行至髁處，亦圓繞一平滑之三角間隙，是名膕間。

第十一圖　大腿骨

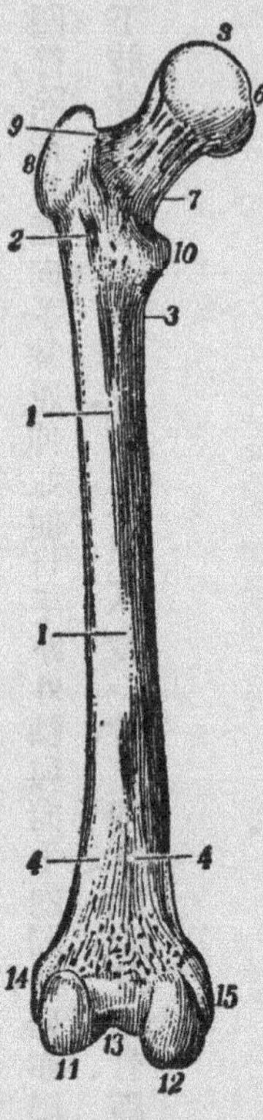


記
1.股骨粗線
2.3.粗線之分部
4.5.同上
6.股骨頭及股圓韌帶之表
7.頸
8.9.大粗隆
10.小粗隆
11.12.外內髁
13.髁間切迹
14.15.外內上髁

下腿骨由脛骨及腓骨二者合成。脛骨位於下腿之內側。其上端爲由內及外髁合成之頭。此頭之上有淺凹處，爲托股骨髁者。此凹處之間，爲髁間隆起。或名脛骨嵴。頭之前下有脛骨粗隆。此骨之下端，有向下凸之內髁，以助成髁關節。骨體有一凸出之前緣，名曰脛骨髁。在體表可以觸知之。因其在皮膚直下，並無肌附着故也。

腓骨與脛骨，同爲長管狀骨。位於下腿之內側。其上端爲頭，有一向上之短莖突。骨之下端爲外髁，亦爲助成髁關節者。此骨既長而細，故較易爲暴力所擊斷。而脛腓兩骨之下端，爲髁關節旁

第十二圖 左脛骨與腓骨

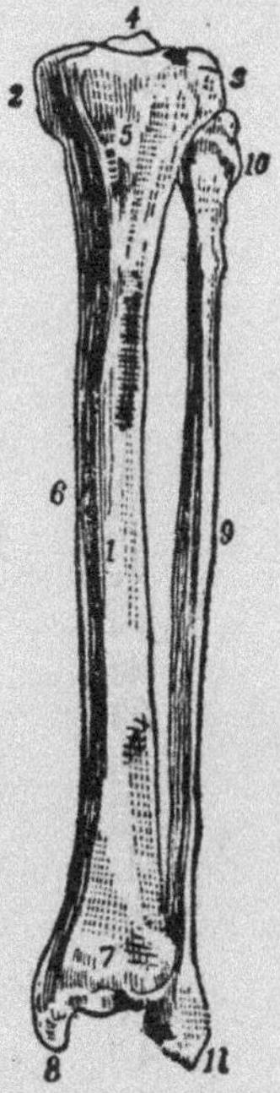


1. 脛骨幹或體
2. 3. 內外髁
4. 棘或髁間隆凸
5. 脛骨結節
6. 脛嵴
7. 8. 下端與內踝
9. 腓骨幹或體
10. 上端或腓骨頭
11. 下端與外踝

凸之處，在皮膚直下，居間並無肌在，故極易受直接的外傷，而為國術家所當加以儘力維護者。

跗骨亦如腕骨之分為二行，表誌如次。

| 行別 | 骨名 | 說明 |
| --- | --- | --- |
| 第一行 | 距骨 | 居脛骨之旁，其體居兩髁之間，合成髁關節。 |
| | 跟骨 | 居距骨之下，為跗骨中最大者，直立時托全身之重。 |
| 第二行 | 舟狀骨 | 在脛骨之旁與距骨之前，與其頭相連。 |
| | 楔狀骨 | 此骨有三，居舟狀骨之前。 |
| | 骰骨 | 居於跟骨之前。 |
| | 蹠骨 | 共五枚，各枚間有骨間肌。 |

趾骨與指骨相似，而爲十四枚所組成。其排列亦相似。即拇趾爲二骨排成二行，餘皆三骨排成三行。附圖於後，以資鑑識。

第十三圖　左足骨

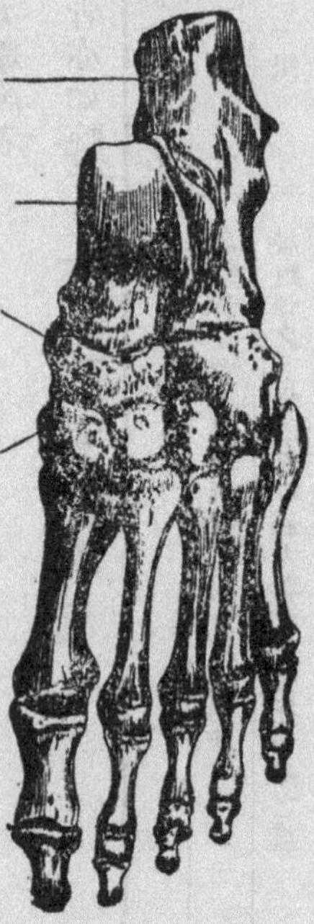


膝蓋骨居於膝關節之前，作三角形。由堅固的靱帶以與脛骨粗隆相連。當人體直立時，此靱帶居於股骨內外髁之前。在坐位時，則移至髁下端之前。在跪時，則又在髁之下方。故爲富於移動性之骨。

下肢各骨的連接狀况，殆與上肢大同小異。茲因關節之狀况，與國術的動態上，關係較切。故特將下肢各關節之性態，誌之如次。

股關節爲較深之杵臼關節。雖不若肩胛關節活動範圍之廣，即不能作後旋運動，但亦能作相當的隨意動轉。此關節係由股骨之頭，以纖維軟骨作成較深之髖臼。股圓靱帶於關節之間，使其直接相聯。卽靱帶之一端，在近骨頭之中央相連。另一端與髖臼之底相聯。更因靱帶作成囊狀，圍繞關節。故其接着之力，甚爲堅固。

膝關節係一種能屈能伸之屈戍關節。其關節面係股骨髁與脛骨頭，並膝蓋骨之後面。脛骨頭之兩面較淺。但有半月形之纖維軟骨包圍，與邊緣相連。卽作成淺凹以承股骨髁。股骨與脛骨，以兩靱帶在關節內作連接之媒介。此兩靱帶，相互交叉，名膝叉靱帶。

髁關節亦係屈戍關節。其關節面係由腓骨之內外髁及距骨體而成。有前，後，側三靱帶使之相聯。此關節除能屈能伸外，並稍能外展內闔。亦能抬起內緣及外緣，以成外翻及內翻動作。

在距骨之後之橫靱帶，使兩髁相連。人當跳躍及奔跑時，賴此靱帶之力，以免足之向後脫臼。

蹠關節係由距骨與跟骨之骨間靱帶而相連。此靱帶爲最堅固者。蹠骨又皆有短纖維靱帶互相連接。更有一彈力性靱帶，托着蹠骨之頭。脚着地時，因有此靱帶而得以減少震動。

蹠關節一如掌骨。但此骨之頭，有橫靱帶使之相連。而足拇指亦不若手拇指之可以隨意運動。

趾關節亦與手指相同。惟其運動範圍不若指之開展。

足弓係自足跟至足蹠向上凸突之空隙。能免足底動脈及神經之受壓迫。此弓由於韌帶之形體，及肌腱之力以維持常態。人於行走時，所承之體重，由距骨，舟狀骨及三枚楔骨傳至三中趾。弓形健全之足，舉步有彈力性。人於站立時，體重着力於跟骨。並由骰子骨至兩旁之趾。

上下肢各關節之比較上，爲肩胛關節與股關節均爲杵臼關節。肘關節與膝關節，皆屬屈戍關節。腕關節與髁關節，亦同爲屈戍關節。但腕關節之伸力，有一定的限制。而不及髁關節之較爲寬大。卽足尖可向上彎至貼近下腿，而爲背屈。並能伸至與下腿成一直線。

身體各部骨骼之概況，既已述之如前。茲更將各部聯絡而成骨架的全景，附圖於下，以明眞相。

骨骼之特性的功用

骨因其固有的堅硬特性，一以維持身體之形態，二以衞護體內之重要臟器。復能忍耐體重之壓力。又在長管狀骨之頭部，面積較爲寬大，並因韌帶之維繫，肌之附着，故能承受較大之重壓。至於骨之體部，因其面積較長，易受外來横力之加臨。故以減少體積，而使受傷之目標，不至甚大爲主。故在骨體部，肌之附着較少，並以富於緻密質組成之堅硬骨面，直接的隱居皮下，此誠天然

骨骼之天然化育的巧妙

化育之巧妙，而深適於環境之應付也。

第十四圖　全身骨骼

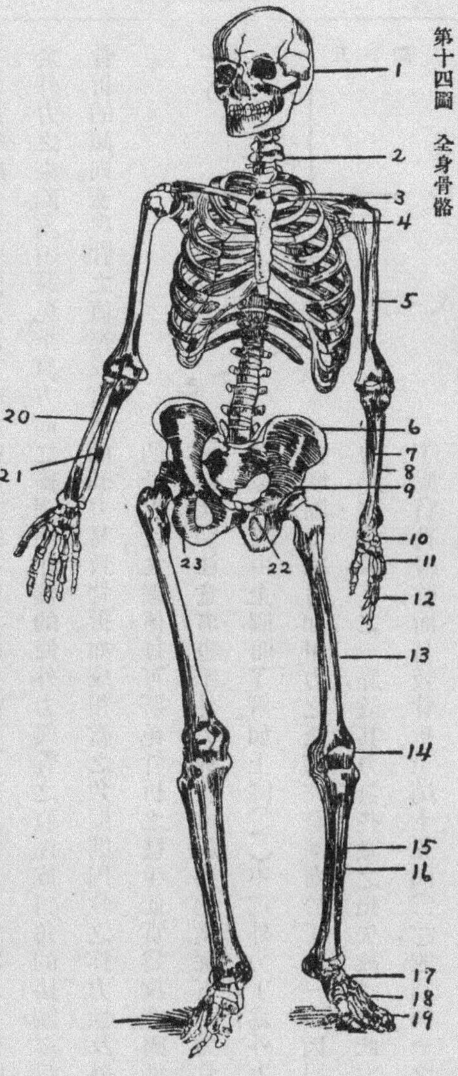


1.頭　2.頸椎　3.鎖骨　4.關節盂　5.肱骨　6.髂骨　7.尺骨　8.橈骨　9.髖臼　10.腕骨　11.掌骨　12.指骨
13.股骨　14.膝蓋骨　15.脛骨　16.腓骨　17.跗骨　18.蹠骨　19.趾骨　20.橈骨　21.尺骨　22.恥骨　23.坐骨

骨之長度愈大者，其所組成之關節，亦必較爲活動。如肩胛關節、肘關節、股關節及膝關節等，是其例也。蓋骨體既較長，其受外力來襲時之目標，自屬較大，若非其活動性較大，必不足以避免

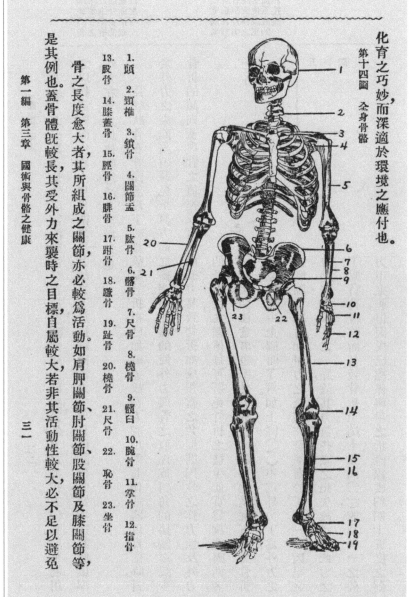

操總國術除使骨之健康率增進外更使關節活動性加增

攻究國術者應注意骨與外力衝突時之勿使成正面垂直的相接觸

各方暴力之來臨。且長骨既富活動性，又富於堅硬性，故四肢對於外力之抵抗力較強。並可利用之以代武器，而作攻人與自衛之工具。故吾人於操練國術之主要目的，除使骨質增進其健康率外，尤在努力於使關節活動性增進也。

長管狀骨在骨頸部以下較細，故易於折損，已如前述。故吾人利用四肢作武器以自衛時，對於外力之來臨，務須避免垂直方向之衝突。而相機的使外力與骨之直徑成斜角的接觸，以減少骨折的傾向。蓋與骨之直徑成直角的暴力，易致骨折。如成相當之角度，則因骨之彈力性及外力

第十五圖

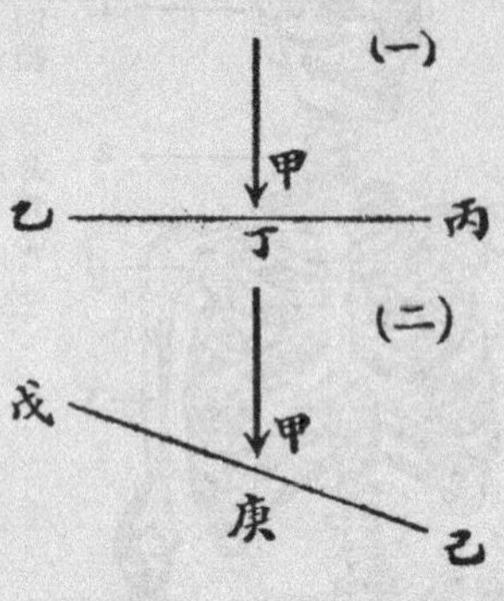


的滑脫性之關係，每可避免骨折之發生。此實爲攻究國術者，所當深切注意者也。至外力與骨成斜角的衝突可避免骨折之原理，可由上圖而了解。如上圖(一)甲爲外力，丁爲外力之接觸點。由圖可知甲力之全體，完全傾向於丁之一點。因甲之力點，聚集於丁之一點，故其力無些微之損失。故遭受此力之丁點，負荷較強，而易致骨折。至第十五圖(二)雖爲同一之外力甲來襲，但因戊巳線係與甲之垂直線成約四十五度之斜

國術本含有避免正面衝突之理在

角。則甲力與庚點相觸時，必不能完全集中於庚之一點，卽庚點遭遇外力之面積，必較丁點爲廣。因抵抗甲力之庚點面積加廣。其抵抗力卽由一點而分散，故負荷力減弱。其遭受骨折之傾向，當然隨之而減少。且因斜度關係外力甲必損失其一部份而爲滑脫力，逸出於接着點之外。例如十斤之力每致損失其中之二三斤或更多而淪於無效。在物理學上，凡具有彈力性之物體，其面積愈大，彈力亦愈大。準此原理，上項情形，又爲骨折傾向減低之又一原因。

故吾人當以四肢權作武器以禦外力時，自以斜向的招架，較爲合理。試攷我國國術家於兩相對敵之預備式中，絕少以正直之體位相向者。大都各方蹲踞於斜角處。身體亦各視其對敵者之地位，或半邊向左，或半邊向右，以作攻擊前之準備式。比至雙方接觸互攻之際，亦鮮有作正面之衝擊者。此亦見吾國國術之深合於科學化。苟能曲盡理解而闡揚之，必將見重於世。卽就往事而言，在昔日本竹內氏得我萬法全書而悉心攻究，卽樹立其武士道中柔術之基，是其明證。設吾人對國術一道，除作具體的整理，更採歐美技擊之長作一有系統的編纂，則未來之成就，當更不可加以料逆也。

吾人操練國術時，不獨注意於促進骨之關節的活動，趨於敏捷化，更應視關節之種類的不

運用關節不合理非但無利反而有害

操練國術應注意關節的平等發育

國術家對脫臼應有的常識

同，作合理的運用。庶能使其日趨於健康之途。其有故事好奇，不顧關節之本體，任作不合理的運用，如使脊柱作過度的向後屈曲（如售技者，強使脊柱作強度的後彎，使後頭部後仰接至足跟部，實爲不合理之舉，徒足炫人目，而與骨之健康上不獨無益，反因脊柱方面韌帶過度弛緩，或將惹起脊椎之脫臼，或致脊髓疾患。此爲國術家所當亟加糾正者），不獨無裨於骨之健康，反有引起脊髓疾患之慮。此外對於關節的活動的增進，尤應注意於全體關節平等的操練。切忌偏重於某一部份。又在未成年者之骨，其質尚未完全硬化，若作偏於一側的運用，則每易養成習慣性的畸形。最易犯者爲脊柱彎曲症。且操練國術，固可增進骨質之健康。但在成年時，仍須於攝取營養食物時，應多選其富於磷酸鈣與炭酸鈣成份之食品，以收互相爲用之效。

骨之疾患甚多，在國術家，至少須對骨折及脫臼兩項，有相當的常識。蓋此爲最多遭遇之疾患也。以言脫臼，大都由暴力所造成。在撲擊與摔角之練習時，亦間有發生者。其詳情容在後篇再述。今茲所急加提示者，爲凡遇脫臼情事發生，應急爲設法整復。千萬不可作若干時間的放任。蓋恐已脫臼之兩關節端，稍爲經久，有新生機能的進展，或因脫臼後搬動之不得其法，其他組織，嵌入兩關節端之間，則陷於整復棘手。

國術家對骨折應注意之點

至於骨折、亦多因暴力或跌撲所造成。骨折本分單純性及複雜性之兩種，其詳容後專論。今茲所應注意者，即一經發生骨折時，千萬須以鎮靜的態度作臨時合法的處置。即不可使骨折處顫動，如此既可免患者之發生劇痛，並可免骨折端的變位。切忌慌張亂動。最好儘速將患者愼重搬於擔架上，送受合法的治療。如經時過久，或因失血過多，或因兩斷端之間發生新生物，或其他組織竄入，均能增加治療上的障礙。

# 第四章　國術與肌之健康

由前章所述，吾人已知骨之作用，除支架人體外，由於關節的作用，而能營種種的運動。但此等運動，非由骨與關節本能而生，實由於附着骨上之肌的伸縮作用而形成之。而骨與關節，不過供作運動的一種工具而已。且吾人生活中一切的需要，如清潔空氣與營養品之攝取，外來危害之避免，莫不仗肌之助力。蓋任何動作，皆由肌之收縮與舒張而造成故也。

肌有横紋肌及平滑肌之分。横紋肌卽隨意肌，而滑平肌則爲不隨意肌。所謂隨意肌者，卽其伸縮作用，可由吾人之意志而操縱，如手足之運動，口眼之張閉等是。至不隨意肌，則不能由吾人之意志而調度其動作。如心臟之搏動，與腸之蠕動等是。又隨意肌多附着於骨上，故又有骨骼肌之稱。此外尙有半隨意肌者，如肺臟之呼吸作用，其一部份係由胸廓方面之隨意肌的協助，而另一部份則不必待意志之支配而經營。故吾人可隨意志的驅使而作迫促之呼吸，亦能於不知不覺中，而自然的營其正常的呼吸也。

全身之肌，爲數達四百餘條。各肌多呈紡綞狀之束。每束之面，皆有由結締組織而成的肌膜

國術動作與肌有直接關係

包被之。而肌之本體，係由多數肌纖維組成。每一纖維，乃爲小束肌細胞所集成。凡較長而厚之肌，其結締組織多半長至肌外，而呈白色之帶狀，是名曰腱。若肌爲扁平形者，結締組織卽形成一寬而薄之膜，是名腱膜。肌由此等腱與腱膜，而得以附着於骨或其他器官。肌既作紡錘狀，故每肌皆可分爲肌頭，肌尾及肌腹之三部。

肌之所以能使骨骼運動者，係因肌之頭尾，分別附着兩骨間關節的上及下部。是故肌縮則關節屈曲，肌伸則關節開展。而國術中之一舉一動，莫不與肌有直接的關係。欲明瞭各種動作與肌之關係，自不能不將全身肌之配置，及生理的情況，有所認識不可。爲述其概略如次。

人體之肌，既數達四百以上。如分條述之，殊屬費辭，而非本書所需要。茲僅就極簡方式，述其分類及生理概況。卽全身之肌，可分爲(一)頭部各肌(二)軀幹各肌及(三)四肢各肌之三大部。

頭部肌之居於頭之兩側者，名顳顬肌。位於頰部後半者，名咬肌。此兩部之肌，乃司咀嚼運動者。其環位於眼窩之周圍者，名眼輪匝肌。眼瞼之運動，賴以主司。口之周圍，亦有肌環纏，名口輪匝肌。此肌司口唇之運動。其他表示喜怒哀樂之變化者，則由於顏面諸肌。顏面諸肌，卽指附着顱頂與顏面部之諸肌而言。此等肌皆緊貼於皮下或兩肌彼此貼近。又無深肌遮蓋，故微事伸縮，其現象即畢露於顏面之表，而七情之外觀以顯。

第十六圖 頭部諸肌

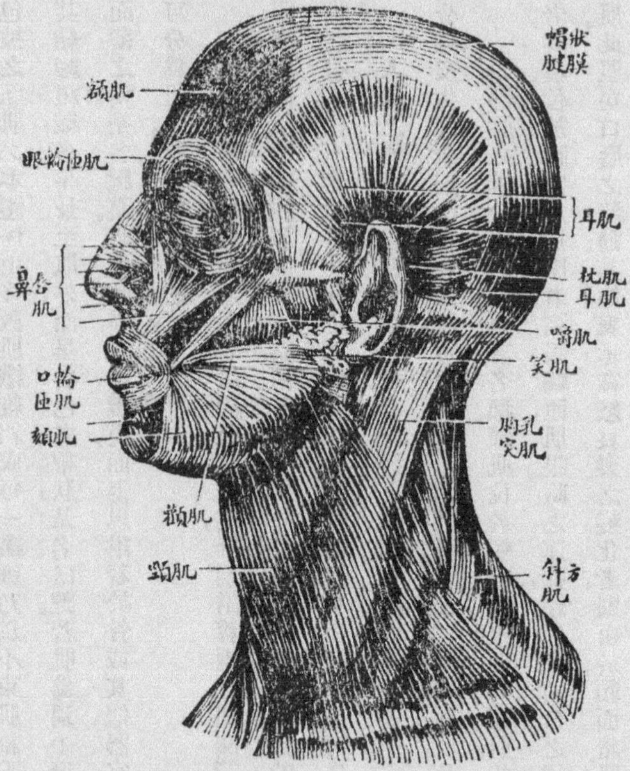


頸部諸肌，多數爲頭與軀幹相互關聯者。又多爲扁而且薄之肌。其聯合喉、舌骨、胸骨、肋骨、鎖骨等之肌，有胸舌骨肌、胸骨甲狀肌及肩胛舌骨肌等三者。肩胛舌骨肌乃一種雙腹肌。兩腹之間有一腱，其下腹與肩胛骨之上緣相連。上腹與舌骨相連。其中間之腱，經過與鎖骨

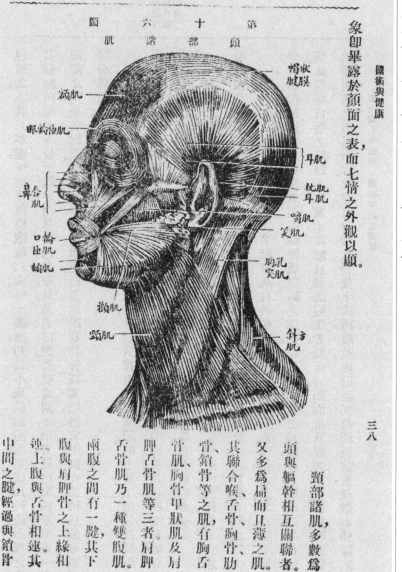

相連之肌膜。三肌動作，主使舌骨及喉向下，並使其不離固有的位置。此外頸部諸肌中之二腹肌，亦爲雙腹肌其後腹與乳突相連，前腹與下顎骨相連中間之腱，與舌骨相連。此肌主司下顎骨向下運動，卽使口張開。又此肌並有使下顎骨與舌骨相連之數短肌，助其活動。其能引舌骨向前，以免喉之阻礙食物嚥下者，爲顎舌骨肌。此外更有遮蓋頸部前及側方之闊肌，遮蓋頸之後及側方之斜方肌。明顯於頸側之胸鎖乳突肌，跨着於頸側之提肩肌等。各肌之景況，見十七圖。

胸部肌之著者有四。其一爲大胸肌，此肌起在鎖骨之胸骨端及胸骨下面並上方第六肋骨處。肌之尾有一寬而堅固之腱，在臂骨之幹並大結節處。此肌收縮時，使臂引至胸之前

第十七圖 頸部諸肌

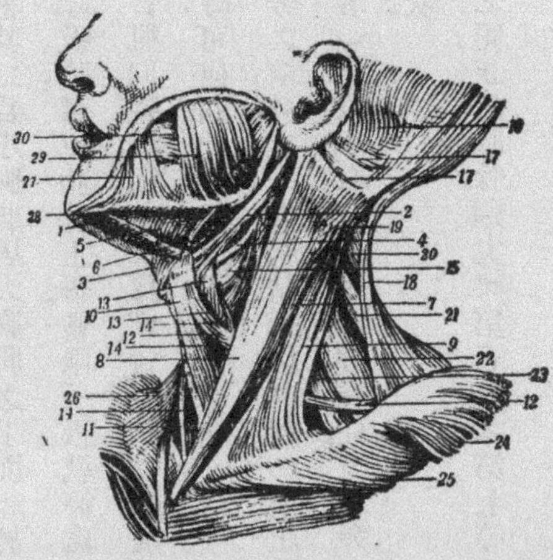


1. 2. 3. 二腹肌
4. 胸舌骨肌
5. 頷舌骨肌
6. 頸舌骨肌
7. 8. 9. 胸鎖乳突肌
10. 11. 12. 13. 14. 帶肌
15. 咽
16. 枕肌
17. 耳肌
18. 斜方肌
19. 20. 頭項夾肌
21. 提肩胛肌
22. 23. 斜角肌
24. 三角肌
25. 胸大肌
26. 右闊肌
27. 28. 唇肌
29. 嚼肌
30. 頰肌

方。此肌與闊背肌相對，故有盪槳肌之稱。其二爲小胸肌，居大胸肌之下面。起於上部三肋骨，而止於肩胛喙突。當其收縮時，使肩下垂。深呼吸時，可使肋骨上舉。當兩手扳執高處，而使離地，如鐵槓操時之上槓，則大小胸肌，斜方肌與闊背肌同時活動。其三爲鎖背下肌，爲居於鎖骨與第一肋中間之鎖骨下動脈溝處之小肌。其收縮時，可使肋骨抬起，亦使鎖骨下降。

腹部各肌，與腱膜合成腹壁。腹兩旁之前，各有一直肌，貼近於白線（前腹臂正中有一條白線，顯示腹壁之由左右兩部連合而成者）。在後亦有一直肌，貼近脊柱。又在旁有三層發育完全之肌，其纖維縱橫四出。茲略加分述於次。

直腹肌，即腹前之直肌。起於恥骨之體，止於胸骨劍尖與第五第六第七等肋軟骨。故此肌下窄上寬。因其收縮，而壓迫腹部之內臟。

方腰肌，爲腹後之直肌。起於腸骨嵴，止於最下之肋骨及在腰椎之橫突。此肌占背之大部。其上面有骶棘肌與闊背肌覆被。於其收縮時，使肋骨向下，亦使脊柱偏向一旁（即身向側屈）。

腹外斜肌，腹內斜肌及橫腹肌等三者，爲腹部側方及前方之三層肌。此三肌在下八肋至腸骨與恥骨之間，占滿間隙。三肌收縮時，能壓迫腹部之內臟，並能驅出器官內所盛之物。此動作在排泄大便及生産時，最爲明顯。

橫隔膜係一寬薄穹窿形之肌。乃胸腔與腹腔分野之中隔。其中央部爲腱膜樣之組織。他部之肌，附止於此。此肌之起點，一爲在腰椎骨旁之兩直束，卽膈脚是也。其纖維交叉至中央腱膜部。二自腰肌膜之弓，與胸之下部。

橫膈膜之外側部，高於中央部。於每邊成一穹窿。當其收縮時，卽呈扁平，而壓迫腹內之臟器。弛緩時，復作穹窿形，高達第四第五肋骨部，輕將肺底抬舉向上。故橫膈膜實爲胸之底與腹之頂。底凸而頂凹。在其偏後方，有三大孔，卽大動脈，下大靜脈及食道所通之所。

第十八圖

點線示其收縮時之部位

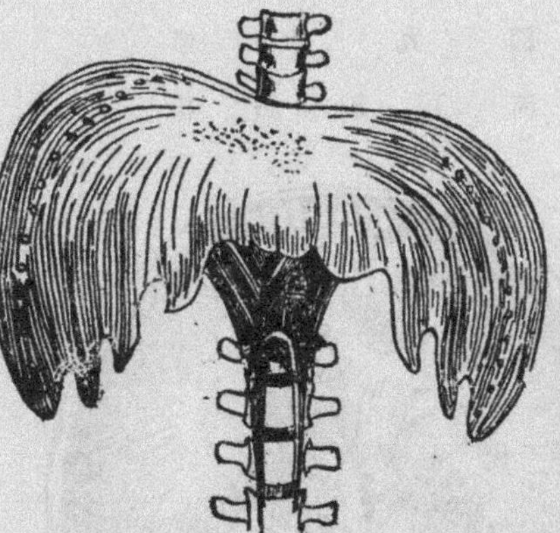

此外腹之內部，尚有大腰肌與腸骨肌。當此兩肌之一收縮時，主使大腿屈曲，並同時使其旋轉，而令脚轉向外方。

胸腹部各肌之槪況，旣已略述於前，茲更將胸

第十九圖　橫膈膜下面

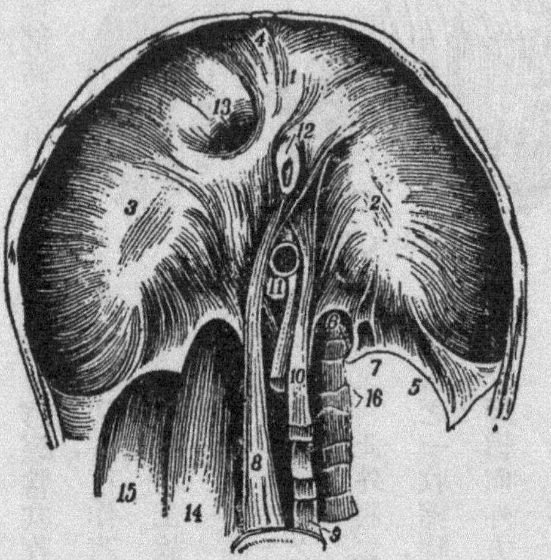


1.—3. 腱小葉
4. 肌纖維
5.—7. 腱弓
8.—10. 椎肌纖維
11. 大動脈
12. 食管通至胃
13. 腔靜脈通過處

腹部各肌之配置圖，附之於次。

四肢之肌，常隨其功用得名，亦可按其動作而分類。如屈肌指能使其經過之關節屈曲者而言，伸肌則與上之屈肌之使命相反。更有使關節前旋，後旋，外展，內闔以及內外旋轉者，故又有所

第二十圖 胸腹部各肌

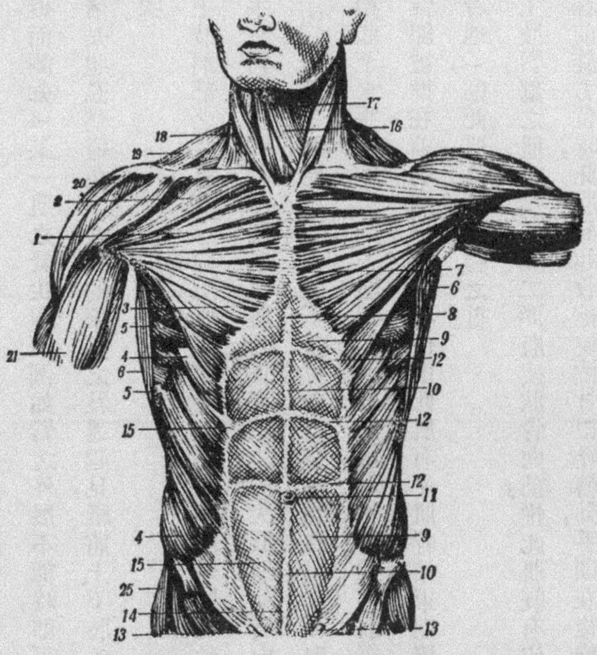

1.—3. 7. 大胸肌
4. 外斜肌
5. 前鋸肌
6. 闊背肌
8. 劍突
9. 15. 外斜肌之腱膜
10. 14. 白線
11. 臍
12. 腱膜橫線
13. 皮下腹環
16 17.—19 頸肌
20. 三角肌

謂前旋肌，後旋肌，外展肌，內闔肌以及內轉肌與外轉肌等之同名肌。此等肌之起，不但在骨，亦在

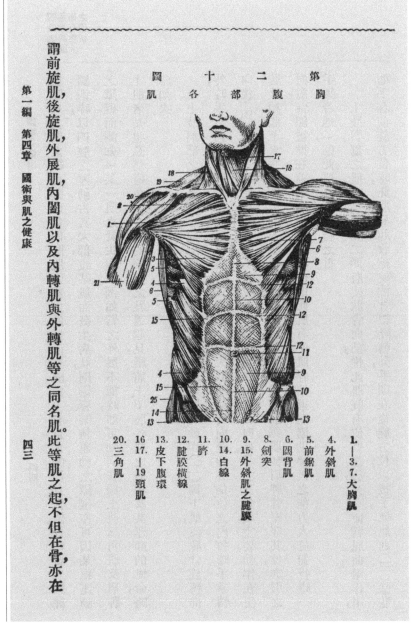

四肢肌之通性與國術有重大之價值

肌膜與其間之纖維膜。此爲四肢肌大部之通性。而與國術上有重大的注意價值。蓋當吾人操練國術時，以四肢之運動占其大部，設某肌而發生病狀，則影響某種運動之障礙，亦可因某種運動之障礙，而測知係某一肌之發生病症。例如臂之外展不能時，即可知病在岡上肌三角肌及肩胛上肌者是也。茲爲避免不必要的繁宂之敍述起見，祇將上下肢各肌之名稱及其運動的使命，略誌如次。

上肢肩部之肌有（一）岡上肌，使臂由身體向外，即外展之動作。（二）岡下肌，使肱骨旋轉向外，時手掌轉向前。（三）小圓肌，此肌動作與（二）同。大圓肌，使臂向後伸，亦能使之內轉時手掌轉向後。（四）肩胛下肌，使肱骨之頭不離位，並使其內轉時手掌轉向後。（五）三角肌，主要動作在使肱骨抬起至水平位，並與岡上肌一同活動而使臂外轉。（六）前鋸肌，使肩胛骨堅守其位，亦引之向前，臂即被推在前。若兩肩用力夾住，則此肌有使肌骨抬舉，而協助呼吸之能力。人於匍行時（手膝着地），則此肌載荷身體之重。

上肢臂部之肌有（一）肱二頭肌，使肱骨向前，惟此肌既有使臂後旋，又有使臂屈曲兩作用，如手在前旋方位時，此肌始起收縮，使橈骨粗隆轉動，手則在後旋方位。以後手便屈曲。（三）喙肱

第二十一圖
肩部各肌

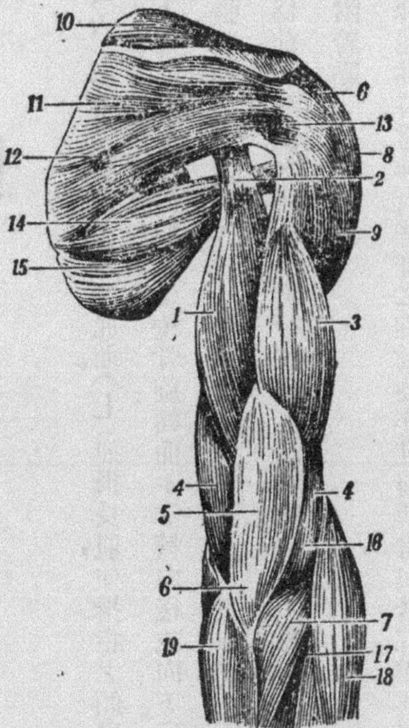


1.—5. 肱三頭肌
6. 附着鷹嘴處
7. 肘肌
8. 9. 三角肌
10. 岡上肌
11. 岡下肌
12. 13. 小圓肌之兩端（中間除去）
14. 大圓肌
15. 闊背肌
16.—19. 前臂諸肌

肌，使肱骨向前。（三）肱前肌，與肱二頭肌共同動作使臂前屈。（四）肱三頭肌，使臂前伸，適與二頭肱肌作反對動作。（五）在肱三頭肌後之下部，有一纖維層卽腱膜遮被。此腱膜內受多數肌纖維，此肌活動時，其三頭膨大，但腱膜仍作扁平狀。

上肢前膊之肌有（一）屈淺肌使腕與手指屈曲。（二）橈側屈腕肌，使腕屈曲。（二）尺側屈腕肌，動作同（二）。（四）屈指淺肌，使手指第二關節屈曲（非手指之頭屈），（五）屈深肌，使第三行

第二十二圖
臂部各肌

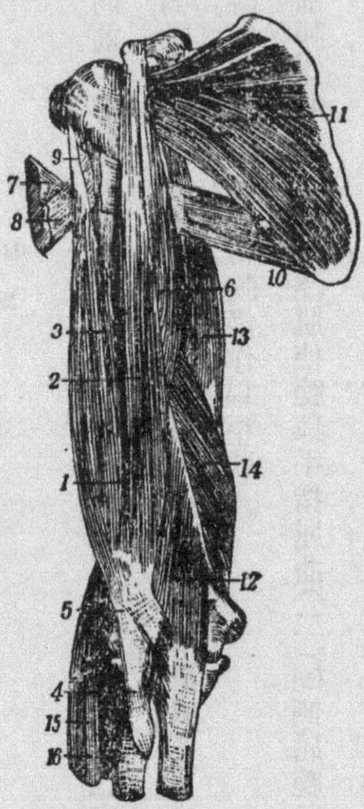


1.—3.5.二頭肌及其筋膜
4.二頭肌附着橈骨粗隆處
6.喙肱肌
7.8.大胸肌之肌止
9.闊背肌肌止
10.大圓肌
11.肩胛下肌
12.肱肌
13.14.三頭肌之二頭

指骨屈曲。(六)屈指深肌，使手指頭屈曲。(七)屈拇長肌，使拇指之頭屈曲。(八)旋前圓肌。(九)旋前方肌。以上(八)及(九)兩肌皆使橈骨旋轉而手掌轉向後或向下。(十)掌長肌乃一細而最淺之肌，有緊張肌膜之能力。

以上爲前膊前面之肌。此中應行注意者，爲在肱骨內上顆，有一腱，爲起始於肱骨內上顆各肌之共同附着點。

凡前膊屈曲時，常伴有些許之旋前動作。且前膊常與臂部作共同協調的動作。

第二十三圖 前膊諸肌

（前面）

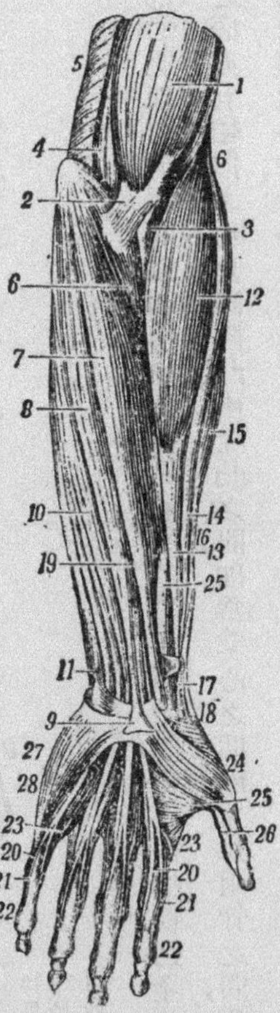


1.2.4.5.臂肌 3.二頭肌止之腱 6.旋前圓肌 7.橈側屈腕肌 8.9.掌長肌 10.11.尺側屈腕肌 12.13.肱橈肌 14.|18.前臂後面之肌及腱 19.屈指淺肌 20.21.其腱顯出裂隙 22.屈指深肌之腱經過裂隙而至第三行指骨

居於前膊後面之肌有（一）指伸肌，（二）腕伸肌，上二肌作用與其命名同。（三）橈側伸腕長肌，（四）橈側伸腕短肌，（五）尺側伸腕肌，以上三肌皆使腕伸。（六）伸指總肌，此肌之尾有四腱，止於第二第三行指骨，因腱之力，可隨意伸直一或二指。（七）旋後肌，使橈骨旋轉，亦使手背向下或向後。（八）肱橈肌，助前臂屈曲與旋後。

前膊除上述各肌之外，尚有一帶狀之深肌膜，爲束縛經過腕關節之肌而不離本位者。其中他項活動性的腱，亦受其束縛。帶內有滑膜之鞘，免其兩面相互摩擦。又約束伸腱之肌膜，係腕之後韌帶。而約束屈腱之肌膜，則係腕之橫韌帶。

第二十四圖　前膊諸肌（後面）

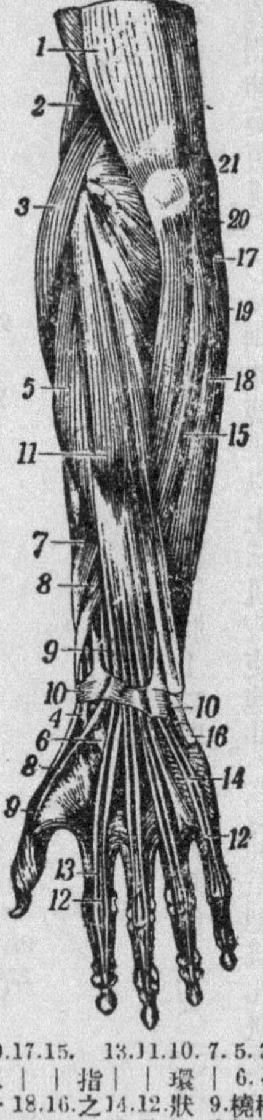


1. 三頭肌之腱膜　2. 肱橈肌之上端　3. 4. 橈側伸腕長肌　5. 6. 橈側伸腕短肌　7.｜9. 伸拇指肌　10. 環狀韌帶　11.｜12. 伸指總肌　13.｜14. 伸食指與小指之肌　15.｜16. 尺側伸腕肌　17.｜18. 尺側屈腕肌　19. 尺骨後緣　20. 尺骨鷹嘴突　21. 內上顆

掌部之肌，能使拇指隨意動轉，如伸屈外展內闔等。此類之肌，作成拇指根之隆凸，名魚際隆凸。小指之底，亦有類似之小魚際隆凸。兩隆凸之間，卽爲掌心之凹處。又凡兩骨之間，皆有肌間肌，能使手指分開而外展。手心之肌，則因其收縮之力而使手指合攏而內闔。在手掌之肌，由密厚之深肌膜所掩被，此名掌肌膜或掌腱膜。

下肢肌中骨盤部之肌，本應分骨盤內肌及骨盤外肌兩方面敍述。茲以骨盤內肌，與國術方面的關係較少。除附圖外概從略。只將骨盤外肌，略誌於次。

骨盤外肌有（一）三臀肌，（二）臀小肌，此二者使大腿外展，亦使股骨稍向內轉，而脚亦隨之向內。（三）臀中肌，使股骨外展，並稍向外轉。（四）大臀肌，使股骨向外轉，人當起立或登梯時，能使體關節伸力加緊，亦能使大腿外展。（五）閉孔外肌，使股骨向外轉。

大腿前面之肌有（一）股四頭肌，在股骨前及側方，能使下腿伸展。此股係股直肌，股外側肌，股中間肌與股內側肌之四末端交合而成者。（二）縫匠肌，爲身體中最長之肌。經過四頭股肌之

第二十五圖

大腿骨與骨盤內面之肌

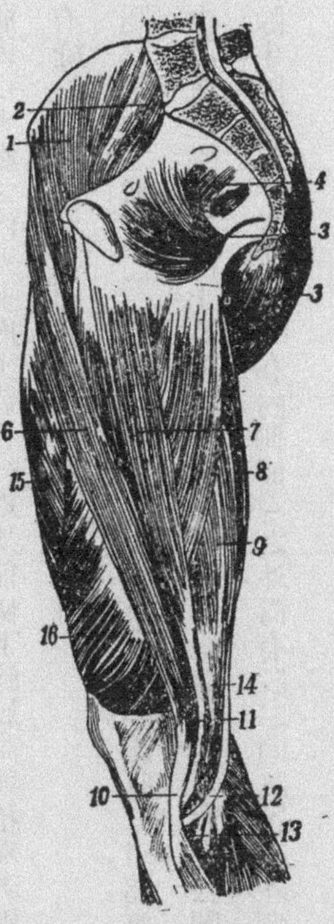


1.—4. 髂肌腰肌閉孔肌
梨狀肌
5. 臀大肌
6. 縫匠肌
7. 股薄肌
8. 半腱肌
9. 半膜肌
10.—12. 縫匠肌股薄肌半
腱肌之腱
13.14. 半膜肌腱

前面。此肌因由大腿之內邊並內上髁後經過，故能使下腿屈曲與抬舉。若兩下腿同時動轉，卽能盤屈，故有縫匠之稱。（三）張闊肌膜肌，使大腿向內轉。

大腿部後面之肌有（一）股二頭肌，（二）半膜肌，（三）半腱肌三者，爲使膝關節屈曲者。又半膜肌及半腱肌之腱，位居內上髁之後，作成一深窩之緣。此緣內之窩名膝膕窩。此腱名膕旁腱。但膕旁腱除半膜肌及半腱肌腱（在內側面）之外，尚有股二頭肌腱，（外側面，）縫匠肌腱，薄股

第二十六圖

大腿小腿後肌與膕旁腱

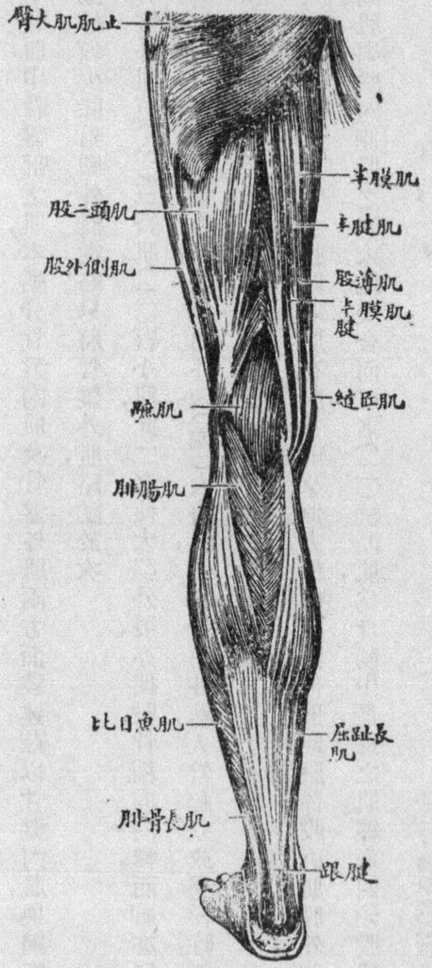

肌腱（在內側面）等之三者。（四）膕肌爲形成膝膕窩底之一部。（五）內收長肌，（六）內收短肌，（七）內收小肌，（八）內收大肌，此上四者爲大腿內邊重要之肌。皆能使股骨作內闔而外轉運動，以致兩大腿互相並合。此動作可由騎馬時顯著之。

下腿之肌，亦可分前面及後面兩部份予以敍述，其概略如次。

下腿前面之肌居於脛骨與腓骨之內面，殆無其他肌肉掩蓋。而但有皮膚被覆於其上。其主要動作，概爲使踝關節屈曲與趾之伸展。屬於此方之肌有（一）脛骨前肌，（二）第三腓骨肌，此兩肌之動作，除固有的使踝關節屈曲外，若脛骨前肌單獨活動，能使足之內緣抬起。若第三腓骨肌單獨活動，則使之外緣抬舉。（三）伸趾長肌，使趾伸長，（四）伸趾短肌，在足背有四細腱連於四趾。

第二十七圖 下腿肌（前面）

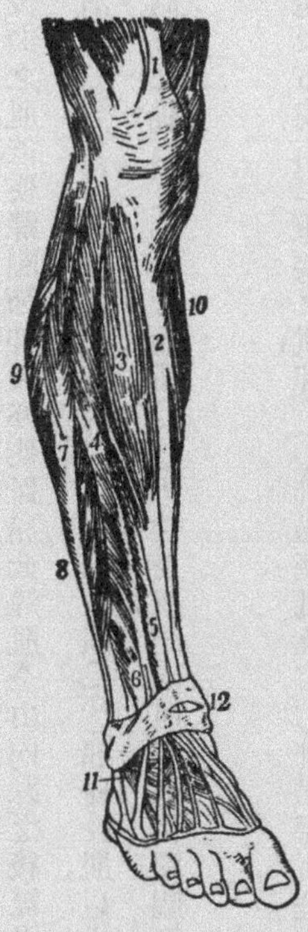


1. 股直肌
2. 脛骨
3. 脛骨前肌
4. 伸趾長肌
5. 伸大趾長肌
6. 第三腓骨肌
7. 8. 腓骨長短肌
9. 10. 腓腸肌之內外頭
11. 伸趾短肌
12. 環狀韌帶

下腿後面之肌，能使踝關節伸展，亦使趾屈。此等肌全由內踝之後經過，並有腓腸肌掩蓋。屬於此者，計有(一)脛骨後肌，使踝關節伸展，(二)屈拇長肌。(三)屈趾長肌，以上兩肌，可使趾頭屈曲。

下腿側方之肌有(一)腓骨短肌，(二)腓骨長肌，此兩肌既能使踝關節伸展，兼使足之外緣抬舉。

又下腿後方尚有二重要之肌，即(一)腓腸淺肌及(二)腓腸深肌是也。前者有兩頭，作用膝膕窩之下邊。後者亦名比目魚肌，由前肌覆被於其表。兩肌相連成為一肌，特名之曰下腿（或腓腸）三頭肌。此肌有極堅固之腱，名曰跟腱。使其與跟骨相連，故能使足跟抬舉。若兩腿同名肌一時同動，則全身體重悉托着於足趾。因此肌之力量甚大，故吾人可以足趾植立也。

第二十八圖

足下諸肌

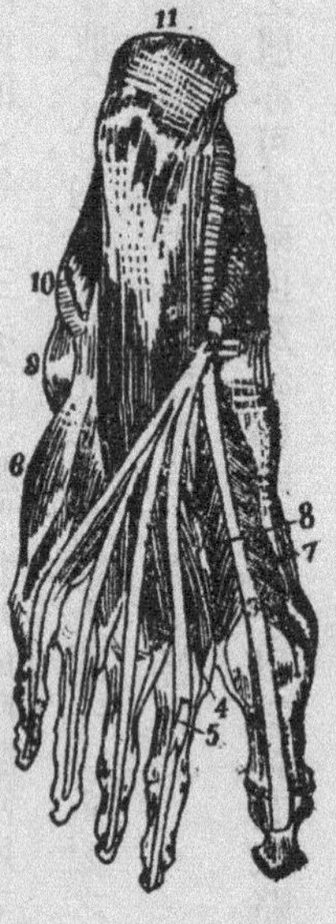


1. 輔屈趾肌
2. 屈趾長肌分四腱
3. 屈大趾長肌腱
4.—8. 蹠肌
9. 第五蹠骨突
10. 腓骨長肌腱鞘
11. 跟骨

第二十九圖 下腿諸肌

（外側及腓腸部）

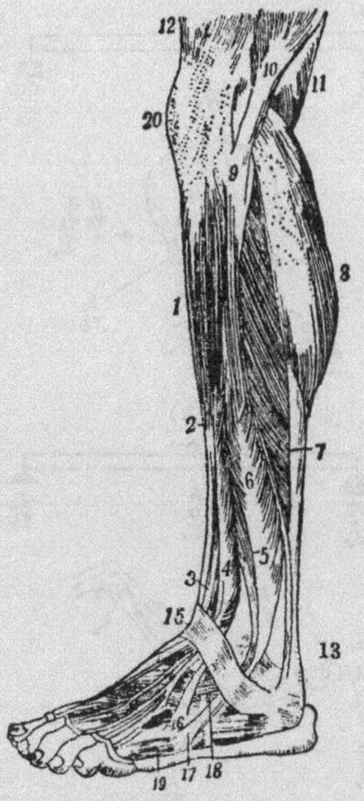


1.—4.外側面諸肌於踝前經過
5.—6.腓骨短長肌在踝後
7.8.比目魚肌腓腸肌
9.腓骨頭
10.股二頭肌
11.半膜肌
12.四頭股肌
13.跟腱
15.環狀靭帶
16.17.第三腓骨肌與腓骨短肌之肌止
18.伸趾短肌
19.蹠肌
20.髕

由下腿至足之腱，有前及外側之靭帶以約束之而與腕同。所謂環狀靭帶者是也。

全身之肌，大致已如上述。吾人既知骨關節之運動，端賴附着於其上下之肌的伸縮。至肌之伸縮的動機，則由於刺戟。當收縮時，肌之兩端接近。此時其纖維自然加闊而短縮。肌本爲纖維所組合而成者，故纖維之收縮，卽爲肌之短縮。因肌之短縮，而牽動其所附着之骨。於是骨以關節的活動而活動。

凡附着於骨之肌，多數爲隨意肌。因此多種動作，可由吾人之意志以引起之。此實爲各種國術，可以分別的規定其各別的動姿之淵源也。

肌之動作，雖可以吾人之意志引起之，但其動作，悉本物理學上槓杆之理。吾人固知槓杆之種類有三，即(一)支點在重點與力點之間者。此如吾人頭部之俯仰於第一頸椎之上時，其支點在第一頸椎支持後頭骨之處。頸後之肌收縮則頭仰。反之頸前之肌收縮則頭俯。此時因後頭部抬舉，故面與後頸，互爲力點與重點矣。(二)力點在支點與重點之間。此如吾人舉前膊時，其支點在肘關節，重力在懸起之手，而力點則在二頭膊肌之附着點。(三)重點在支點與力點之間，此如吾人步行之舉足，其支點在趾，重點在脛前肌之直下，力點則在足跟。茲附其想像圖於次。

第三十圖

肌運動與槓杆原理

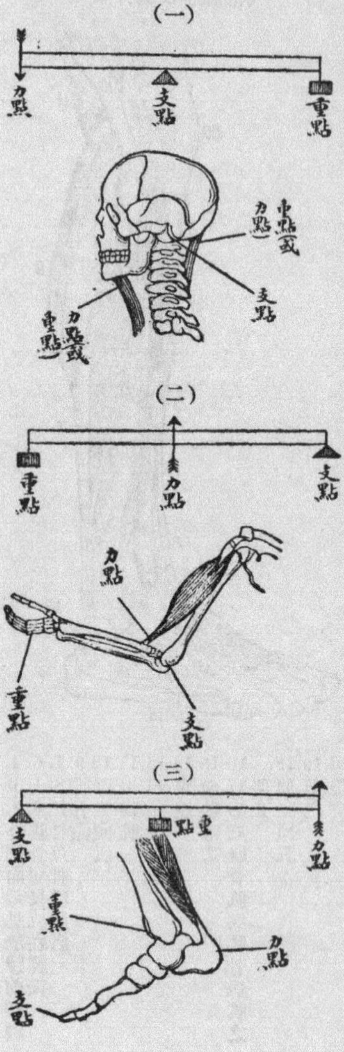

## 操練國術與肌之新陳代謝機能增進的學理

身體各種狀態及姿勢，一方端賴諸肌之互相牽制，一方更因肌之本身力量，與牽制作用，以維持各種位置時之平衡。而所謂肌之本身力量者，不外其伸力與縮力之二者而已。但既形收縮之肌，卽引動骨之變動，亦卽體之姿態變動後，何以仍能復其原位耶？此因一方之肌弛緩，對方之肌，卽起收縮故也。故有相當關係的屈肌與伸肌之動作，常在努力於平衡之維持，殆無片時之靜止。此種維持平衡之作用，名曰肌之頡頏作用。

吾人身體之強弱，與肌之發達與否，有較親切的關係。而欲使肌之發育旺盛，固以攝取足量之營養食料爲第一要約。然徒攝取多量之營養食料，如在肌方無相當吸收能力，則亦不能達其發育旺盛之目的。而欲促進肌之吸收力，則非增進肌之新陳代謝機能不可。增進肌之新陳代謝機能之方法雖多，要以操練國術爲最有效之一。此已於前文中一度提及。今茲更將操練國術而能致肌之新陳代謝之事實，詳加說明。今如吾人將一臂平舉，經過若干時間，必覺酸楚而急思復於下垂之原位以休息之，待休息片時，則以前之酸楚盡釋。此種酸楚之發生，一因臂本身之重力，卽由地心吸力而惹起者。一因平舉該臂之肌收縮經久而力乏。卽所謂肌之疲勞者是。然此項肌之疲勞所以發生之原理又何在耶？曰（一）因其蓄積物質之消費，（二）因所積成的分解產物

肌之疲勞與其復原之原理

（生體各組織不斷的有分解產物產生）即疲勞物質之量過剩。此種分解產物，即肌在運動時，其肌細胞中發生炭酸，遊離磷酸及酸性磷酸鉀等是也。至回復原位後，一面可以緩解肌之收縮力，一面因休息的結果，由於新來純潔之血液，能洗除此等疲勞物質並供給氧氣，是故不久而疲勞之感頓釋。

肌之疲勞因肌質強弱而發生時間不同

肺結核患者之肌最易感生疲勞

上述肌之疲勞之發生，視肌本質之強弱，其發生之時間，各不一致。有經數分鐘，即發生疲勞者，有經過十數分鐘或數十分鐘而始發生疲勞者。如患有肺結核（癆）症者，其肌之疲勞，最易發生。如常人雖步行數十里之遙而不感疲勞，而肺結核患者，雖行及數里，即感非常之疲勞者，為其明證。

肌之疲勞，雖因其本質之強弱，發生之時間不同。即肌質愈強，愈不易發生疲勞。肌質弱者，不能經久時之運動而即生疲勞。但此項疲勞之發生，除患病者外，可以有恆的操練，使發生疲勞之時間改遲。此因生體各組織，常能因種種操練法術，而漸養成其耐勞的習慣性。此項事實，可於國術中基本練術上予以證明。如郭君世銓所著摔角教本第二九頁所刊棒竿練習法中恨天無絆圖之把式（原釋用木棍一根，長與肩齊；木架一個，高與胯齊。將左足放於架上，脚尖朝上，脚後跟

**操練國術能使肌增強耐勞力的原理**

登勁，先站後蹲，站時右脚尖朝西，左右兩腿綳直，頭正腰直。左手柱竿置於左膝前，同時用右手向上，如托重上舉。迨至右手伸直時，用手指抓攜，似握物狀，將拳收至腰際。在收拳時，身體隨之下蹲，右足彎曲，但膝蓋不得超過右脚尖云云）在初練時，雖僅作三兩次之站蹲，未有不感及兩胯發生酸楚者。然練之有恆，則站蹲之次數雖增，而酸楚之來臨，反日見其次第減少。此則一因下肢肌運動恆久的結果，新陳代謝機能增進，無形中肌之本質增強。二因經久刺戟的結果，而發生相當的習慣性，卽對因肌之運動而產出之分解產物，如炭酸，遊離磷酸及酸性磷酸鉀等之刺戟，成一優越的忍耐性。此與吸用鴉片成癮者，可耐大量鴉片之中毒，而不致發生中毒症候者類似。

**前項原理較顯之例**

惟此項舉例，尙屬爲目力所不及見者，或有對原理上之懷疑者（事實上爲人所共知無可懷疑），今更以目力可見之例釋之。如吾人操練鐵槓時，因兩手上槓時，身體虛懸，則全身體重，全繫於握鐵槓之兩手，此時手掌之觸及鐵槓處，一因體重之壓迫，一因鐵槓面之刺戟，而皮膚上卽生胼胝。此胼胝之發生，亦猶肌組織之發生耐勞之習慣性物質。又操練鐵槓時，直接的使掌面皮膚發生胼胝以抗體重之壓力與鐵槓面之刺戟，另一方面則促進肩胛肘腕及指等關節部肌及聯絡各骨之纖維性靱帶增強其彈力，並肌細胞之忍耐疲勞性。故始而作一二次之上槓，卽覺疲勞，寖久雖

有瘦而能力舉千鈞者有胖而力難縛鷄者肌之強弱在質不在量

舉例證之

連續作十數次之上槓，亦處之泰然。此固較爲明顯之證佐也。

或有以二點下問者(一)嘗見肌瘦如束薪者，反能力舉千鈞，而(二)體胖如羊者，大都力不足以縛鷄者。則肌之發育旺盛與否，似與體之強弱，殊無絕對的關係也可知。而上文所載，吾人身體之強弱，與肌之發達與否，有親切關係之說，豈非與事實不盡吻合耶？答曰夫肌之強弱，在質不在量，原來肌之成，由於多根纖維之結束，故必有堅實之纖維，始能結成堅實之肌質。例如以百根棉線，搓成一繩，其體必粗逾拇指，但其堅實，必不若以一二十根絃線所搓成粗不及指之繩，此因棉線搓成之繩，其量雖粗，而棉線本身之堅實，遠不及弦線故也。則是肌之強弱，其根蒂在結束成肌之纖維的本質，而不在肌之量的肥瘦也明矣。況多數肥胖之人，未必盡由於肌之量的豐盛而基於皮下肪脂多量的沉着。須知肌之本質——纖維——可因鍛鍊而使之堅強，至若脂肪，除其固有柔而易裂之本性外，雖用任何鍛鍊方法，亦不能增強其本質也。嘗見肉食鄙夫，養尊處優，肥碩無朋，但其體質，不能因此而堅實；甚或不如常人。稍事活動，或行程稍遠，便呼吸迫促，狀若喘月之吳牛。且肥胖之人，易患中風及心臟突然破裂之症。此因脂肪過多之人，體質笨滯，率皆懶於運動。更有多數肥胖者，因酗酒貪杯，寖久而一方面患慢性酒精中毒，而有血管硬化症之發生，一方

肥胖者患中風或心臟破裂症的原因

因脂肪之沉着量雖多，而消耗量甚微，經久而有脂肪過剩的傾向。而此過剩的脂肪組織，每易向心肌方面侵入，以漸陷於心肌脂肪變性，既經脂肪變性之心肌，極易爲稍劇烈的運動或精神衝動的影響而發生破裂症。蓋精神衝動及劇烈運動時，每引起某局部之充血，如充血度甚高時，其已血管硬變之血管壁，易受充盈的漲力所突破，如突破之血管在腦部，則形成中風症。如在心肌之已脂肪變性者，則心臟之壁起破裂症。是故此等肥胖之人，絕不似常人之能耐外力之侵襲。是故人體之強弱，不能以其胖瘦而作表面的臆測，必詳檢其肥碩之本體，究係脂肪之過剩沉着耶？抑或肌之本質發育耶？然後再予鑑定。須知肌之纖維，不獨可因鍛鍊得法，而使其質堅實，亦可使其量增盛也。在普通上欲鑑別肥碩之由於脂肪過剩，抑或肌之纖維增盛，除有經驗者，大概一望可辨者外，吾人可手觸對方。如係脂肪性的肥碩，則彈力較弱；若係肌性肥胖，則握之富於彈力性。即壓陷之處，壓力一去，立即恢復緊張之原狀，不難從事測驗也。肌之堅實，非肌本身單獨所能盡其責，必賴（一）肌細胞之健全，（二）包裹與區分肌的結締組織，（三）腱及腱膜，（四）通過肌之血管及淋巴管及（五）分佈於肌之神經等各皆堅實，始克完成一健康之肌。所謂結締組織者，係扶托其他一切構造，兼保護肌與維持其形狀並穩固者。腱與腱膜，係使肌與其他器官相聯，而不令多占地位。例如臂之二頭膊肌，雖有多數纖維，但能總會於腱而與骨相聯。因此吾人身體，可以緊縮其體積而成適當的外觀。

血管挾其滋養液由中樞（心臟）輸送至肌組織間，將纖維沾濕，然後入於淋巴管。吾人體內之血，在肌內約占全量四分之一。

神經本其固有之能力，一以傳達肌所遭遇之刺戟於腦，一則銜腦之使命傳至肌，而促其發生種種之動作以應付彼刺戟。

肌之活動源，在細胞或纖維內，卽刺戟之來而收縮時，肌纖維之兩端互相短縮，而肌腹則膨大。爲肌腱附着之骨，被其牽引，由關節之屈曲或伸展（肌附在關節背面者，因肌收縮而關節伸展，反之則屈曲）而活動。

肌之運動力，本有一定，如越過此本有之力，卽感如上文所述之疲勞。然疲勞之後，加以休息，則雖稍過度勞動，亦無大礙，因休息不獨可使復原，且可促其生長，故有健全的疲勞之稱。但十分過度之勞動，則殊有害，因不合理的運動，或致肌疼痛，或營養減少而廢料增多。故操練國術，固可使肌生長，但宜操之有度。故欲藉操練國術以增強肌之發達，應按步就班，循序而進，卽必操之有

操練國術
有恆始能
使肌增健

恆，始得有所成就。蓋肌之耐勞的習慣，須逐漸養成之者。孔子曰，毋欲速，欲速則不達，又曰人而無恆，不可以作巫醫。此誠操練國術者所當書銘座右者也。

肌之運動的結果，與吾人之生活上，更有一切要的關係。原夫人爲溫血動物，縱令其環境氣候不一，而身上之體溫，則常保持其適宜的攝氏三十七度。當肌運動時，體溫因而增高，血管擴大，血流增加，卽帶豐富量之氧氣，以供化學作用。此項成熱之理，在於分發於體內之燃料，卽脂肪與葡萄糖。此項物質在燃燒之後，而成二氧化碳及水，其熱之產生甚速而著。但此時亦產生若干廢料如乳酸者。其後由靜脈管或淋巴管輸回至肺臟而刷新之。故肌之運動，與體溫有相當關係，而與生活上有相當的價值。不寧維是，由於物理的試驗，更知肌於運動時，更能發生一種摩擦電，而此項電之發生，亦在生活條件上，占有相當的價值也。

茲爲使操練國術者，明瞭其一舉一動，與肌的關係起見，附表於次。

身體各部運動與肌之關係表

| 部位 | 動作 | 肌名 |
| --- | --- | --- |

| | | |
|---|---|---|
| 軀幹 | 包裹各腔並助呼吸 | 肋間肌、腰方肌。腹外斜肌、腹內斜肌。橫腹肌、直腹肌。 |
| | 使腔分離并助呼吸 | 膈 |
| | 作成身之底并助以上之肌 | 提肛門肌、尾骨肌。 |
| | 使脊柱及軀幹活動 | 腹肌、骶棘肌、腰腸肌。 |
| 頭 | 使頭伸 | 骶棘肌、斜方肌。 |
| | 使頭屈 | 胸鎖乳突肌。 |
| | 使頭旋轉 | 斜方肌、胸鎖乳突肌。 |
| 肩 | 使肩抬起 | 斜方肌。 |
| | 使肩向後拉 | 斜方肌。 |
| | 使肩向前拉 | 前鋸肌。 |
| 臂 | 使臂向前拉 | 大小胸二肌。 |
| | 使臂向後拉 | 闊背肌。 |
| | 使臂外展(向上) | 三角肌、肩胛上肌。 |
| | 使臂內闔(向下) | 大小胸二肌、闊背肌。 |
| | 使臂旋後 | 岡下肌、小圓肌。 |
| | 使臂旋前 | 肩胛下肌、大圓肌。 |
| 前臂 | 使前臂屈 | 肱二頭肌、肱前肌、肱橈肌。 |
| | 使前臂伸 | 肱三頭肌。 |
| | 使前臂旋後 | 旋後肌、肱二頭肌、肱橈肌。 |
| | 使前臂旋前 | 旋前圓肌、旋前方肌。 |
| 腕 | 使腕屈 | 橈側屈腕肌、尺側屈腕肌。 |
| | 使腕伸 | 橈側伸腕(長)(短)肌、尺側伸腕肌。 |

| | | |
|---|---|---|
| 手 | 使指屈 | 屈指淺肌、屈指深肌。 |
| | 使指伸 | 伸指總肌、伸食指及小指肌。 |
| | 使拇屈 | 魚際肌。 |
| | 使拇伸 | 三伸拇肌。 |
| 大腿 | 使大腿屈 | 腰髂肌。 |
| | 使大腿并使軀幹伸 | 臀大肌、股二頭肌、半腱肌、半膜肌。 |
| | 使大腿向外轉 | 臀中肌、臀小肌、縫匠肌四內收肌、兩閉孔肌。 |
| | 使大腿向內轉 | 臀小肌、張闊筋膜肌、內收大肌之長纖維。 |
| | 使大腿外展 | 三臀肌。 |
| | 使大腿內闔 | 四內收肌。 |
| 小腿 | 使小腿屈 | 股二頭肌、半腱肌、半膜肌、縫匠肌。 |
| | 使小腿伸 | 股四頭肌、(股直肌及股中間外側內側肌)。 |
| | 使小腿向外轉 | 縫匠肌。 |
| | 使小腿向內轉 | 股二頭肌。 |
| 踝 | 使踝屈 | 脛骨前肌、第三腓骨肌。 |
| | 使踝伸 | 脛骨後肌。 |
| 足 | 使趾屈 | 屈趾長肌、屈拇長肌。 |
| | 使趾伸 | 伸趾長肌、伸拇長肌。 |

# 第五章　國術與呼吸器之健康

吾嘗聞諸國術家之言曰：『欲練功夫，須先養氣。』此之所謂『功夫』也者，卽指操練國術而言。而『氣』字則雖未必指由呼吸器出入之空氣而言。如孟子所謂『吾善養吾浩然之氣』云云，是指氣度而言。例如小不忍則亂大謀之類。然就生理方面而言，實仍與呼吸方面，有相當的關係。欲解釋此理，須對呼吸器之解剖，生理及與操練國術時所生之影響，有所認識，方易了晤。茲分節說明於次。

## 第一節　呼吸器之解剖

本書所述之呼吸器的解剖，係力就簡明方面而述之。呼吸器係由鼻、喉頭、氣管及氣管枝、肺、胸肌、橫膈膜及其附屬之血管神經而構成。然吾人因肺之呼吸運動，較爲明顯，故莫不知之；詎知人身皮膚上之毛孔，亦有呼吸作用，特爲量甚微，故多忽之也。

（一）鼻　鼻凸据於顏面之中央部，作倒懸之圓椎形。以中隔而區爲左右兩腔。其通於顏面之口曰前鼻孔，其通達後方鼻咽腔之兩口曰後鼻孔。兩鼻腔前部由軟骨，後部由骨所支撑。前鼻孔直後略作球狀膨隆之部曰鼻前庭。其由骨所支撑部之表面中央部曰鼻梁。其骨部係合犂骨及篩骨所組成。左右鼻腔由三片鼻甲介軟骨而區隔爲三鼻道，卽上鼻道，中鼻道與下鼻道是也。鼻腔內之表面覆有粘膜，常分泌粘液以滋潤之。鼻腔下部，生有硬毛，所以防阻異物之竄入者。鼻粘膜內富有神經，最著者爲嗅神經，爲司嗅覺者。血管亦甚富饒，故撲擊時，每因遭受鈍擊而破裂，以致鼻出血，爲撲擊時極多發見之事實。鼻腔除爲呼吸器之起端外，更因氣流之變化，而兼有發音官能（所設鼻音者是）。

（二）喉頭　居於前頸內之中央部，上承咽喉，下連氣管。爲類圓三角形之短管。由於較大之甲狀軟骨（喉結），環狀軟骨及披裂軟骨等而圍成。在甲狀軟骨前面向上而至舌底部，有一葉瓣狀具屈曲性之軟骨，名曰會厭。當飮食物嚥下時，會厭因其肌之活動，向後臥倒，適將喉頭口遮蔽，以防阻飮食物向氣管內竄入，而使逕入食道，以達於胃。

自甲狀軟骨之前部與披裂軟骨之尖端，附有彈力性靱帶兩條，左右相對，是名聲帶，兩帶間之罅隙，名曰聲門，爲言語聲音發源之所。此在平時呼吸，聲帶弛緩，聲門廣啓，空氣出入，自由無礙。若聲帶緊張，聲門狹小，呼氣觸動聲帶，遂因而震盪出聲，復因唇舌齒等調節，各別之音調以成。凡

第三十一圖
喉頭之構造

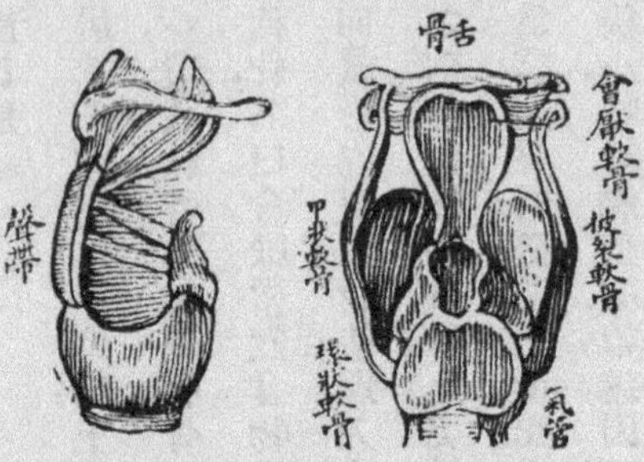


聲門之開閉及圖式

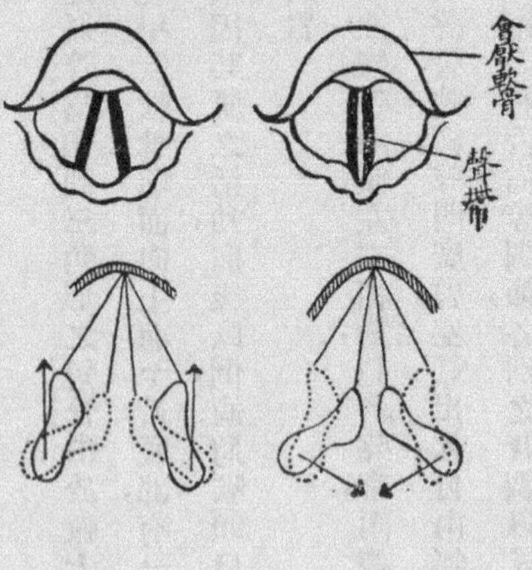


聲帶較短而緊張者則音高，如女子與兒童時爲然。反之成年男子之聲帶較長而弛，故音低。

（三）氣管及氣管枝　氣管爲具有彈力性環狀纖維軟骨所包圍而成之圓柱狀管。位於食道之前方。成人氣管平均長約四英吋半，管腔直徑約及一英吋。上接喉頭，下達第四胸椎處，卽分歧爲左右二氣管枝，而入於肺臟。更以漸分歧爲極細之枝，是爲毛細氣管枝。氣管枝左長而右短。平均右長約一英吋，而左長則倍之。在毛細氣管枝之末端，形成彈力性之小泡狀，滿佈於肺臟之全體。

第三十二圖

肺內氣管枝小泡

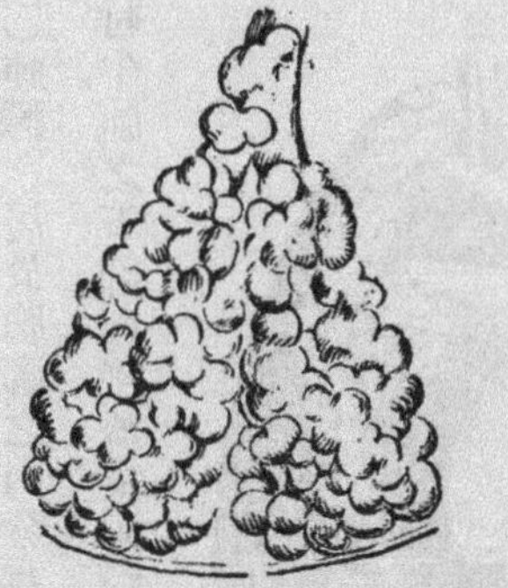

第三十三圖

氣管及氣管枝

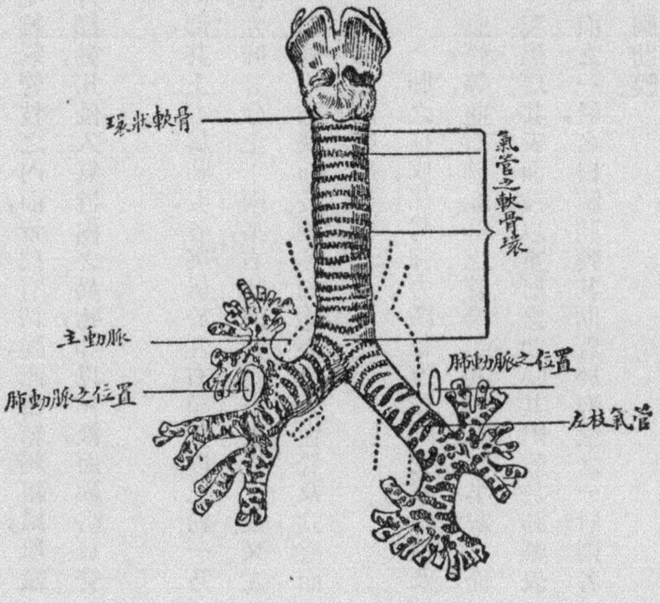

自喉頭爲始，下至氣管以及氣管枝並毛細氣管枝之內面，皆被有粘膜，此由結締組織，肌纖維及顫毛細胞所成。細胞之顫毛，不絕的向外顫動，凡侵入氣道內之異物，和以粘液，而驅咯於管外，即痰是也。

(四)肺臟　居於胸廓之內，分爲左右兩部，其上方爲肺尖，各突居於左右鎖骨以上約一乃至一英吋半。肺之下部，則接於横隔膜之上面。左肺計分上下兩葉，右肺則分爲上中下三葉。又左肺較右肺狹而長。胸腔內除心臟，大血管及食道而外，盡爲肺臟所充盈。

第三十四圖

肺臟

(心居其間)

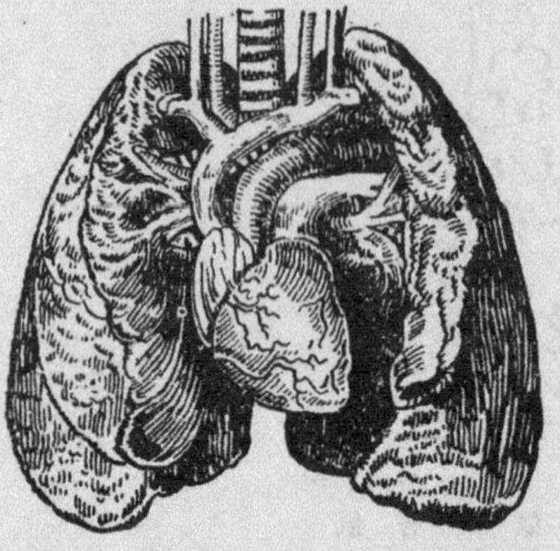

肺之構成，係爲彈力纖維連結氣管枝、肺泡及血管等，並有神經淋巴管摻雜其間。其色呈灰赤而現黑斑。其表面被以重層之肋膜。其附着於肺臟表面之一層，名曰肺肋膜。其貼着於胸壁之一層，則名胸肋膜。

肺之血管，有自右心室來之肺動脈，此乃循環於全身後而回歸之血液，故色呈暗赤色（即靜脈血）。此血管既入肺臟後，再三分枝而成毛細管。使血與肺吸入空氣中之氧氣化合，以使血色轉呈鮮紅色（動脈血）。再復集成較大之靜脈管，而流赴左心房更由左心房而左心室，第二次循環，於以繼續的進行。在大血管入肺臟之處，名曰肺門。

（五）橫隔膜　亦為呼吸器官之一，其解剖概況，已詳前章肌之解剖項下，茲不再贅。

## 第二節　呼吸器之生理

呼吸器之重大使命，在營肺內與空間氣體之交換。其將肺內氣體驅之使出者曰呼，而攝取空間之氣體以入肺內者曰吸。人之所以能形成此項呼吸運動之主動力，基於橫膈膜之運動，及胸廓部各肌之伸縮。其事實為（一）平時橫膈膜在胸腔底部作穹狀隆凸。當其收縮時，則稍變為平坦形，因此胸腔之容積，隨之而增大，即為吸息動作發生之時。待橫膈膜回復平時狀態時，則胸腔之容積，隨之而減小，即為呼息動作發生之時。又當橫膈膜收縮而向下變為平坦時，同時居其下方之胃腸，為所壓而向下移讓。故此時腹部向前膨隆。（二）肋骨與椎骨間，有舉肋肌，各肋骨間有內及外肋間肌，當舉肋肌與外肋間肌收縮時，則肋骨之前端上舉，胸腔之容積，即向前方與側

胸呼吸與腹呼吸在國術上關係密切

方而增大，此亦爲吸息動作發生之時。待上兩肌弛緩，則內肋間肌收縮，而胸腔之容積，即隨之而減小，即呼息動作發生之時。通常吾人稱因橫膈膜運動所生之呼吸曰腹呼吸，其由胸肌運動而營之呼吸曰胸呼吸。但在一般上兩種呼吸，皆同時兼而行之。但婦女在姙娠時，腹呼吸多不著明，而胸呼吸則較爲明顯。又因舉肋肌與肩胛肌相連，故此時肩胛亦呈較顯的聳動（此點與操練國術時有密切關係，應加注意）。

呼吸運動，在健康之人，有一定的次數，而與年齡之長幼成反比例。即年齡愈幼，呼吸次數愈多。大致初生兒每一分鐘爲四十次。一歲兒爲三十次。六歲兒爲二十五次。十二歲兒爲二十次。成人平均爲其脈搏之四分之一約十八次。但此等次數，能因精神情感的興奮及運動而增益（病的變化，非本書範圍，從略）。靜肅及熟睡時，呼吸次數減少。此外理學的刺戟，呼吸次數，亦常因之而增減。又女子較男子之呼吸次數爲多。

吾人舉行深呼息與深吸息時，所出入於肺臟之空氣量，可據以測量肺臟最大及最小容積量之差。即所謂肺活量是也。此有定式之肺活量測量器以測之。然此項肺活量，並非指肺臟內全體氣量而言。蓋吾人雖行極深之呼息，亦不能將肺臟內部之氣量，完全排盡。必殘留若干量氣體於肺內。以免肺臟呈萎縮狀態。此種殘餘之氣體，名曰殘氣。約占肺活量九分之四。普通呼吸時，則僅爲七分之一而已。

此外尚有所謂變態呼吸運動者，如營連續之短促的吸息以成嗅之動作。又如咳嗽係成於深吸息後，突然作強劇之呼息。又如噴嚏係連續之短深吸息，而後呼氣突由鼻孔逸出所營成。又開口作深吸息而成欠伸者是其例也。

吾人之生活，果何爲而需此不絕之呼吸運動耶？可一言以蔽之曰，爲體內氧氣之補充耳。當空氣自鼻腔經喉頭氣管而吸入之際，待其達於氣管枝末端之肺泡時，即與纏絡於肺泡外面之毛細管中的靜脈血，膈以薄膜，而營滲透的交流作用。因此血液中之炭酸，移行至空氣中。而空氣中之氧氣，則竄入血液中以彌補已竄出之炭酸。經此種交換作用，其原來經由週身而回歸於右心房的靜脈血，一變而爲純潔鮮紅之動脈血矣。由右心房移入右心室，更輸至左心房而左心室。既入左心室，再度之大循環於以重作，而流灌至全身。以發揮其營養的作用於全身各組織。如斯循環不已，全身各組織，亦賴以營養不絕，而生命得以維持。就測驗所得，吸氣中氧氣約含百分之二十一，炭酸爲萬分之四。而呼氣中則氧氣僅含百分之十五，炭酸則含有萬分之四百三十八云。

## 第三節　國術與呼吸器之關係

國術云者，爲我國最早發明的一種有規律的運動方法，已如前述。因其一舉一動，莫不與人身各器官之生理發育上，有密切的影響，故練之得法，固有使各器官養成特殊的活動力，與促進其健康。即增強其本質，增益其對於疾病並外來之暴力的抵抗力。苟不知按其方術，昧乎生理衞生之道，一意孤行，則不獨於身體無所裨益，反或惹起禍害。此亦爲吾上文所論及者。

多數國術（國術之名類甚夥，並尙有所謂派別之分，故云），大都經古人深切之研究，而含有深理在焉。設不深加體會，按步就班以進取，欲獲善果，乃屬萬難之事。例如吾人體內各組織，欲其強健，非一蹴可成。故必求所以漸養成之方。又各組織之強健，決非用同一方法之操練而可普及。即純增強消化器之操練方術，未必能使呼吸器增強也。今爲述明國術與呼吸器方面之影響計，似應先將下列三問題，加以申述，俾使有志國術者，有所認識。

（一）呼吸與人生之切要與原理，

（二）呼吸運動的調度情形，

（三）呼吸運動與人體各組織之健康的關係。

(一)夫呼吸為人生所不能須臾斷絕的動作。而呼吸停止，實為死亡的主要徵象之一。此其原因，係為吾人任何器官組織，端賴純潔之血液以滋養而生。故血液不絕的向全身各器官組織運行。但運行於全身各部後而回歸至中樞時（右心房），一方挾由胃腸所賦予之養分，另一方被體內各組織之老廢物所污，而成為不純潔與含有多量炭酸之靜脈血，呈暗赤色。此靜脈血，不適於體內各組織營養之需要。故彙集於上及下大靜脈，而輪回至右心房內。由右心房收縮而壓至右心室。更由右心室之壓縮，經肺動脈而入肺，以漸分佈於肺之毛細血管。此時因肺臟之呼吸作用，並肺泡的滲透交流的作用，一方面將血液中過量之炭酸呼出，一方面將空氣中之氧氣吸入，同時血液中之老廢物，亦得排泄於外，於是不純潔之靜脈血，一變而為鮮紅之動脈血。隨即輪入於左心房，更由左心房而左心室。復由左心室之壓縮，將此純潔之血液，使循動脈管而輪送於全身各器官組織，以完成其滋養之作用。是知呼吸運動，與組織之滋養及老廢物之排泄，有重大的關係。益以吾人之體溫，係發源於血液中之氧氣。而體溫之所以能常維持不變，端賴血液中氧氣含量之常得其平衡以調節之之故。然則人生不能頃刻離呼吸之理，可以知矣。

(二)茲更述及呼吸運動之調度，原夫呼吸運動，本為體內一種不隨意之動作。其中樞在腦後下之延髓中。凡體內與呼吸有關之各器官，皆受其節制。當血中炭酸含量過多時，即能刺戟此主宰呼吸的延髓內中樞，而引起呼吸運動之操作。此可以事實說明之，即吾人於行數次深呼吸後，即血液內氧氣較爲充分時，可以暫時忍住呼吸。但經數秒時間，氧氣已消費至某種程度，立即刺戟延髓中呼吸中樞，而促起吸氣之動作。初生兒即本此理，以營第一次之呼吸。蓋當初生兒離母體後，臍帶結紮剪斷，由母體供給兒體之血行中止。兒體內之血液，漸至氧氣耗去，炭酸量增加，乃刺戟延髓中呼吸中樞，而開始其自家的呼吸。更因胎兒在母體內，毋庸自營呼吸，故其肺皺襞；一旦生離母體，則皺襞之肺，因外氣之竄入而膨脹，此時不無多少之痛苦，此胎兒誕生後，必於呼吸工作開始之際，而突作呱呱之啼也。

吾人於身體絕對鎮靜時，尤其在熟睡時，氧氣之消費量較微，故呼吸自然的緩慢。但精神與奮及肌運動時，視其程度之輕劇，與所消費之氧氣成正比例。即精神興奮與肌運動愈劇，氧氣之消耗量愈多，因而呼吸運動，亦隨之而迫促。老僧入定，呼吸可至極微，是故呼吸運動雖由延髓中之呼吸中樞主宰，仍可由吾人之意志而左右之於頃刻間也。

(三)呼吸運動與人體各組織之健康的關係，爲本書最注目之事。須知吾人體內各組織之健康，一方固賴純潔血液之不斷的滋養，而另一方面仍賴新陳代謝機能的運化。二者且相互的不可偏廢。卽令有充分的血液供養各組織，若各組織對新陳代謝機能，無充分之運化力，亦屬徒然。故呼吸運動愈健旺，組織之新陳代謝機能亦須隨之而增長，始能和衷共濟也。人當小兒時代，呼吸之數較成人爲多，但其發育力，亦較成人爲著，待至成年，呼吸之數遞減，而組織之發育力亦漸降。此亦呼吸與組織之發育有關之一證。是故變更呼吸數（非病理的），實有左右新陳代謝之效。亦卽能促進組織之健康力也。

就上三點觀之，國術之操練，旣有變更呼吸數之力，又同時能引起組織之新陳代謝機的亢進。間接的不啻能使組織之健康增進也。此又非詳加申述不可者。

夫國術者，殆爲一種運動而已。而身體各部之運動，乃由肌之伸縮以推動相當之關節。故任何運動，不能不與肌及關節發生關係。如指之拳曲，主由於屈指淺肌與屈指伸肌並魚際肌等之收縮，伸指總肌，伸食指肌及小指肌並三伸拇肌等之伸展，以及指關節之活動。腕之運動，由於橈側屈腕肌，尺側屈腕肌以使其屈，橈側伸腕長短肌及尺側伸腕肌，以使其伸，同時賴腕關節之運動（參觀身體各部運動與肌之關係表）。此外各項運動，莫不皆然。

### 太極拳與呼吸器之影響

就運動與呼吸之影響而言，以胸部，肩胛部，頸部，腹部及腰部等爲最相關切。茲就現代流行之太極拳之動姿的一部份，以說明其與呼吸器之影響於次，以見我國國術之頗爲合理化。

凡對太極拳稍有認識者，咸知其更有十三勢之稱。此因太極拳全套雖有九十六動作，但可以(一)掤，(二)攦，(三)擠，(四)按，(五)採，(六)挒，(七)肘，(八)靠，(九)進，(十)退，(十一)顧，(十二)盼及(十三)定等姿勢包括盡致。而此十三勢又無一不爲肌與關節之運動，而衆與呼吸器有相當影響者。茲爲詳解於次：

(一)起式　此爲操練太極拳最先之準備，左圖爲湘省國術館副館長李麗久先生所編。吾人讀其圖下之詮釋，而申述其與呼吸器之影響，首當注意於『沉肩垂臂』四字。蓋吾人已由前章所述，而知當舉肋肌與外肋間肌弛緩時，則內肋間肌收縮，此時肩即下沉，同時胸膛之容積，亦隨之而減小，正爲

第三十五圖　太極拳起式

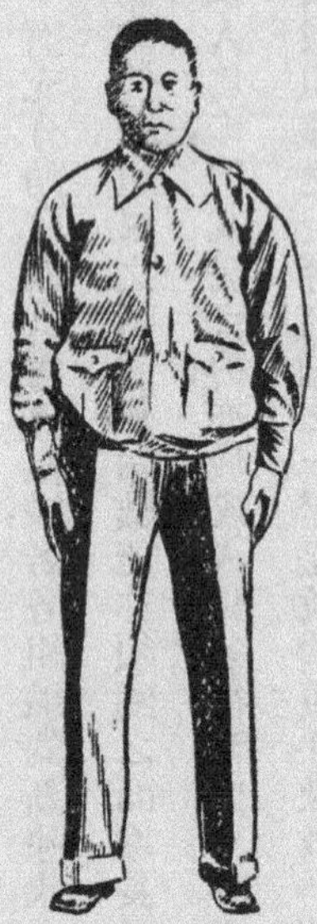

兩腿離開身正腰挺沉肩垂臂頭頂項領氣沉丹田心定神靜意無所思情無所動

呼息後之情勢也。當準備開始操練太極拳之此時，應先使呼吸運動，趨於鎮靜狀態。即所謂以心行氣，務使沉着者是也。而欲使行氣沉着，卽應作淺表輕微之呼吸。但因呼吸淺表輕微之故，氧氣之攝入量必較少。在理當謀所以節省氧氣之消費。故『沉肩垂臂』之下，不得不續以『心定神靜，意無所思，情無所動。』之規約，以達節省氧氣消費之目的也。至謂『氣沉丹田』者，卽使腹部肌弛緩之意也。腹部之肌旣弛緩，則不致刺戟隆凸之橫膈膜，而生收縮現象，以擾亂平心靜氣之胸腔。苟不守此『氣沉丹田』之訓，則因腹部蠢動之結果，必使『沉肩垂臂』之胸腔的容積，發生不穩，同時卽不能引起呼吸之安定。假令呼吸不能安定，而欲求『意無所思，情無所動。』則爲生理上之所難能。李先生係國術家而非醫學家，然察其對『起式』之解釋，雖僅區區三十二字，却與生理學之原理，不謀而合，亦更見我國國術之合理化。書曰愼於始，凡攻究太極拳者，莫謂『起式』之不足重輕，而稍事忽略。卽對姿態方面固當注意，對於心與氣之運化上，尤宜三致意焉。此『起式』尙更含有術者體位正確之意味，故有『身正腰挺』的規定。方位旣定，乃可從事於行術矣。

(二)預備式(1)　當前項『起式』執行之前，爲調節呼吸趨於平順計，最先莫妙於作三次之深呼吸。且此三次深呼吸，務使由深漸淺，即第一次最深，第二次較淺，第三次最淺是也。總以使呼吸漸趨安詳，而殿以最後一次之『呼息

第三十六圖　太極拳　預備式(1)

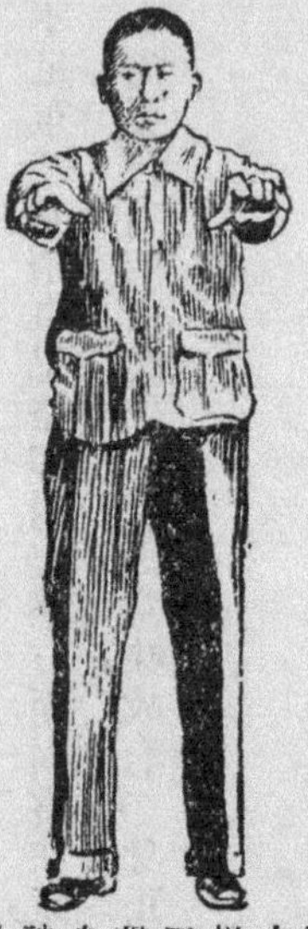

兩臂不用力徐徐上提手與肩平爲止意貫手指全身鬆靜精神自然切忌緊張

』爲主。蓋經此三次有序的呼吸後，體內血中，即有相當量氧氣之積儲，足供數秒鐘之消費。通常可在五，六秒鐘之後，再作氧氣之補充（即吸息），而表演本項預備式(1)。攷本式之詮釋中，兩臂徐徐上提，除係由臂及胸部之肌的動力所引起者外，同時上膊關節骨頭，在肩胛關節窩中，由前下方轉向於前上方。此時胸壁部之外肋間肌與舉肋肌，隨兩臂之徐徐提上，而亦徐徐緊縮，同時內肋間肌，徐徐弛緩。由此影響所及，胸腔因而擴張。肺臟爲受陰壓的關係，吸息運動，即應運而起。更因以前積儲之氧氣，經時而已消費之故，呼吸中樞，亦受相當之刺戟，故此項吸息運動之發生，實有欲能不能之勢。吾人於此，可知本項預備式(1)，實屬輕微吸息運動者之推轂者。由於此項輕微吸息運動之發生，適足以補償前項『起式』時所積儲之氧氣的消費量。茲有更須加以申敍

者，即前項『起式』中，原有『心定神靜，意無所思，情無所動』之鎮靜的規約，故繼其後之動作，爲貫串一氣計，自當切忌暴躁，故曰『兩臂不用力徐徐上提。』此『不用力』也，『徐徐』也，實應深切的加以遵守，否則前後兩動作，即失其銜接一貫性。蓋如兩臂速提，姑不論其失却柔順之旨，且彼本已鎮靜之胸腔，突然受強力的引張，容積忽增，勢必使呼吸運動，失其平衡。而於呼吸運動失其平衡之中，欲達全身鬆靜與精神安詳者，爲事理所不能。由此尤足證明全部太極拳各種姿態之演進，皆自有其融會貫通之旨，絕無不相呼應之處。正如長江大河，一瀉千里之勢。故又有所謂『長拳』之別稱也。

(三)預備式(2) 本式與前式，適爲相對的運動。即將兩提平之臂，徐徐下按作圈形，腿亦隨之彎曲。就生理學方面而言，兩臂徐徐下按時，在體表爲大小胸肌及闊背肌之活動，體內則爲外肋間肌與舉肋肌徐徐弛緩，內肋間肌收縮。此時胸腔容積，亦隨之而

第三十七圖
太極拳
預備式(2)

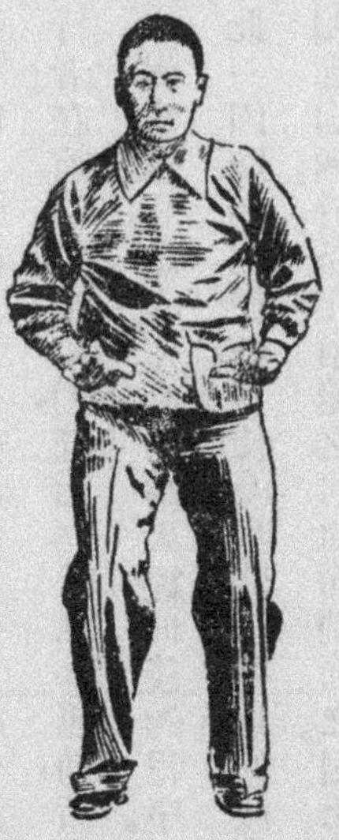

兩臂徐徐下按作圈形腿亦隨之彎曲

徐徐縮小，而『呼息』運動，於以引起。原夫吾人於生活狀況之下，『吸息』與『呼息』兩運動，係交替進行者。在前項預備式(1)，既屬『吸息』運動，循次自應繼之以『呼息』運動。故本式以兩臂下按，以促成『呼息』運動，殆爲天經地義的程序。至兩臂下按之餘，何爲而更欲腿亦隨之而彎曲耶？此一因國術之操練，貴使全身關節平均的發育。蓋上肢關節，既已作相當的運動矣，不能使下肢關節向隅，於是作兩腿之彎曲而調節之。因此一彎腿之故，既可使膝關節屈曲，又同時使股關節，足關節並腰椎關節，皆有運動之機會。更使腹部內臟，感受若干之壓迫而向上移動，隨亦影響橫膈膜之上升，胸腔容積減小，而此項使胸腔容積減小之動作，恰與胸部肌之伸縮相輔而行。故『呼息』運動，更得自然的發生。況太極拳本有『一動皆動，一止全止』之原則，故此時不獨腿彎，身體各部，皆有躍躍活動之勢存焉。

前項(一)(二)(三)三式，皆屬使呼吸器中之肺臟的左右兩部，同時作平均的換氣的活動者。蓋既於『起式』之前，作由深入淺的三次深呼吸，其時術者，已得相當的心平氣和，旋更經(二)(三)兩預備式之定規的一吸一呼，則更趨於靜肅狀態。此後繼起的動姿，以使肺臟左右兩部作各別的交替的換氣，即先左後右，循次進行，是故前項(一)(二)(三)三式，可稱爲太極拳操練前之養氣的動作。誠合諺所謂『未練功夫先養氣』之說焉。吾人行事，如能先平其心，和其氣以赴之，則其結果，必較粗暴從事者，易於見功。拳術又何能例外哉。

操練預備式(1)及(2)時，對於兩手徐徐上提，與兩臂徐徐按下的動作之速度，事實上應預爲斟酌定奪。蓋嗣後各動作之徐急，殆須以此兩動作爲標準故也。各動作愈慢，則『呼息』與『吸息』之量亦愈大，反之則愈小，故又各相關聯者。

(四)上左步擠手　本式之動態，見附圖及詮釋。按左足向左前方進步，係爲運動左股膝及足等關節之動作。同時平提於腰前之兩臂中，右臂肘關節作近於九十度之平彎的姿勢直後，右掌由向下的固有方向，轉向右方並上方徐徐提起，約與乳齊處。肩胛關節；稍向右後上方略提，隨即向左前外方擠去。而左手手掌最初漸向內右方翻，使與右手作成托球狀。旋隨右手之擠出而向左前外方退去。於此兩臂之動態中，應知

第三十八圖　太極拳上左步擠手

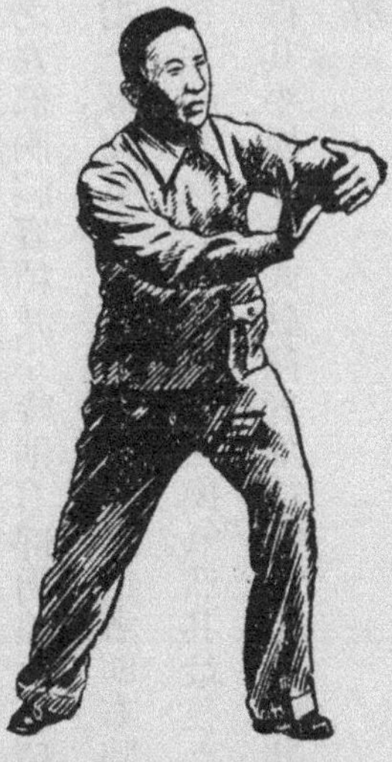

左足向左前方十五度前進一步兩手式如托球向外擠出形如弓梢

右臂起初向右後外方退引時，右部胸腔，卽因之而增加其容積。反之左臂後退，右手擠出時，右部胸腔卽增加其容積。又因左右兩臂之進退，互相照應，故左部胸腔容積增加時，右部胸腔之容積卽減少。反之左部胸腔容積減小時，則右部胸腔之容積增大。而左右兩肺之換氣量，亦因此胸腔容積之一增一減，而各有多寡。但此時須認清者，卽右肺較大之換氣量，比左肺居先行之。待右肺大量換氣後，左肺卽繼之而作大量之換氣。然其最後之結果，因左右臂進退之得中，左右兩肺之換氣量，能得其平。操練此式動態者，如能深知此理，則其兩臂之進退，自能作平均的操縱，而無畸重畸輕之弊。

（五）上右步攬雀尾(1)　本式動態之詮釋，見附圖。在前擠手式之動作的最後階段，係左臂向左前外展，故爲左肺換氣量較大之時。繼之以本式，則狀如托球而在上方的右臂，隨身體之右轉，而向前右外方作弧形的伸展。因此右部

第三十九圖
太極拳
上右步攬雀尾(1)

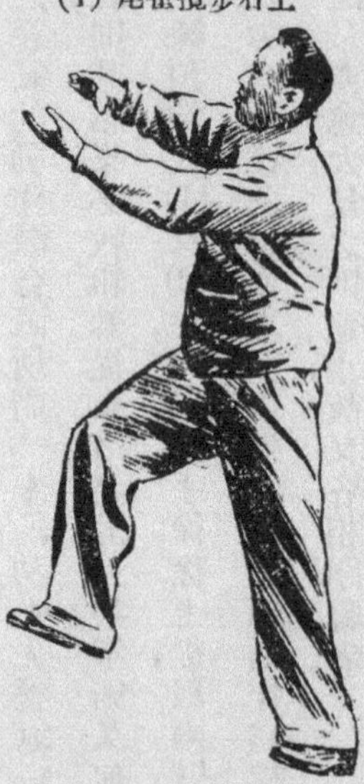

左足尖向右轉六十度轉身上右足右手在上勢若托球向右方攬出右腿隨之前弓左腿微直胯須下塌

胸腔，作片時的擴張。是以右肺賡續上式左肺大量換氣之餘，接踵的遞作大量之換氣。故（四），（五）兩式，實有其密切的聯貫。待右臂由右前外方退回之際，則又入於後項動態範圍之內矣。

（六）攬雀尾(2)　本式動態，見附圖詮釋。按前項（五）式中右臂去胸較遠，故胸腔擴大。左臂則居上而與胸腔較近，故左胸腔較爲縮小。待至本式，其右臂收回時，右胸腔又作片時的縮小，但隨即移行此後之（七）式的動態而右臂平向右外伸展矣。

第四十圖　太極拳　攬雀尾(2)

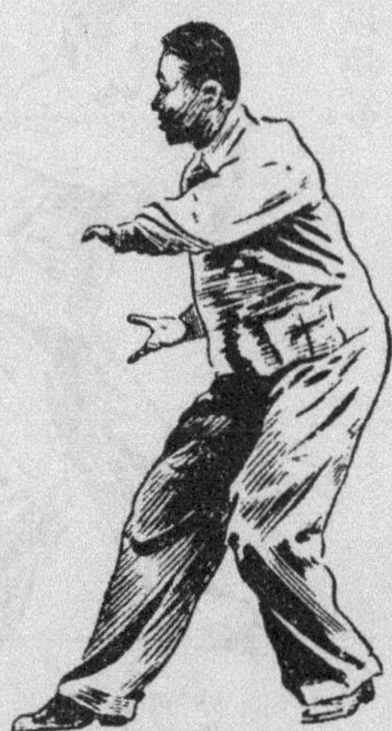

兩手收回左手上翻仍作托球式身體重量落於左腿上十分之八

（七）攬雀尾(3)　本式動態，向外推右手，略帶擠意，右腿叉弓出。按在攬雀尾(2)中已收回之手，復由外內翻的動作而

第四十一圖　太極拳　攬雀尾(3)

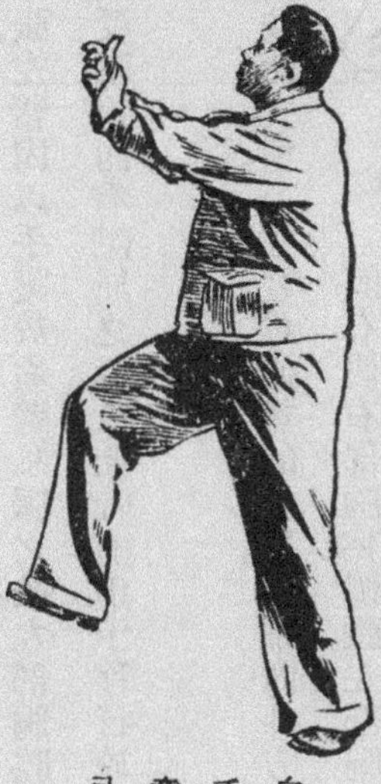

向外推右手略帶擠意右腿叉弓出

向右外伸展其臂。則此時右部胸腔，著明擴張。左臂因以手護於右臂息脈之故，左部胸腔著明縮小。此時右肺可暢行其換氣動作，而左肺則受壓迫而有鬱屈之感。故此時有迅予移行於次項動態之必要。

（八）攬雀尾(4)　本式動態，如圖詮釋。按此式與上式，實爲連貫的動作。蓋推向外方之右手既有使右部胸腔擴張，左部胸腔縮小之傾向，爲調節此項差度計，故急收身後撤，因此右手既隨之而有多少退回，使與胸腔稍近。另一方面之左臂，亦可得而稍爲鬆抬，不使緊靠於胸廓，而鬱屈之氣，得以稍舒。

第四十二圖　太極拳　攬雀尾(4)

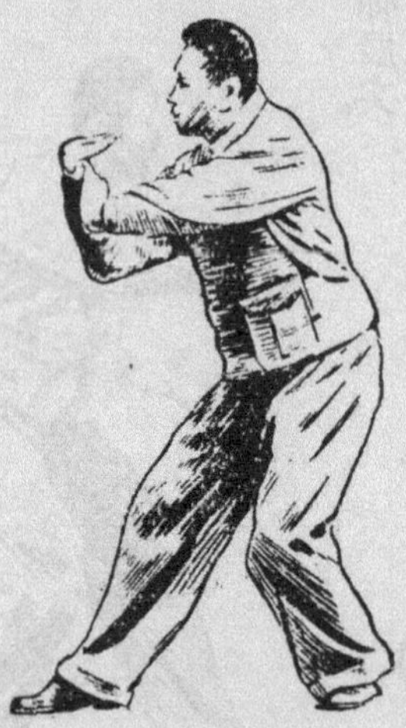

身體後撤右手回轉手心翻上預備向外推出狀

（九）攬雀尾(5)　此式動態及意義，與前攬雀尾(3)相同，故圖及說明從略。

（十）開左步單鞭　本式之動態見附圖及詮釋。本式最有意義的舉動，在以左手由體右方之右前膊處，向左外方擺出之一動作。因此之動作，左胸腔逐漸隨左手向左外方擺出而擴張，同

第四十三圖　太極拳　開左步單鞭

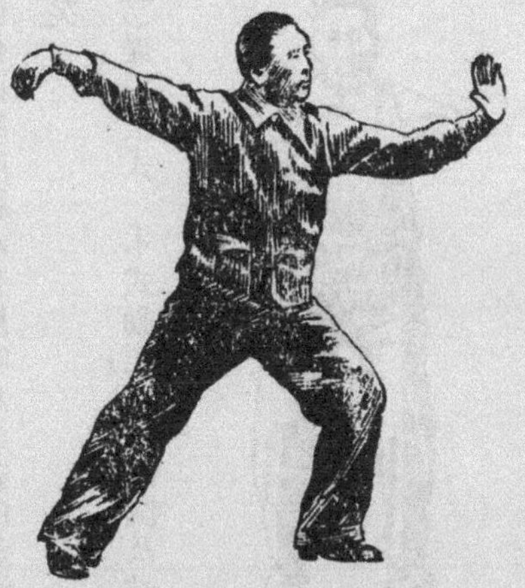

開左步左腿向左弓式左手隨之由下之向左外擺方出同時右掌變鈎子手

第四十四圖　太極拳　轉身琵琶式

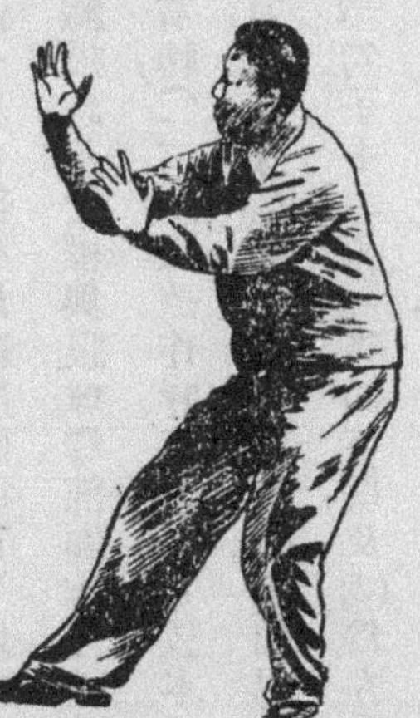

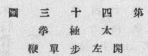

向右轉身右勾子手轉圈向下劈左手由後向下劈五指離開均成立掌左腿實右腿虛

時右胸腔，亦因右臂之向前平挺出，故亦擴張。是故本式之動態，實爲左右胸腔同時擴張的一種動作。即左右肺皆得相當多量之換氣。惟此時因左腿作弓步的關係，左肺下葉，稍受抵壓而已。又當左臂向左外方擺出之時，目光亦隨之而漸向左注視，腰椎同時亦漸向左轉。故此單鞭一動態，既屬左右肺吸息運動中之最寬舒者，又爲腰椎關節及眼球向左轉運動之最柔順的動作。

（十一）轉身琵琶式　本式之動態，見附圖及詮釋前文嘗述及操練國術，應使全身各部平均發展，而欲其平均發展，自嘗使各部得平均的活動爲主。前式單鞭，既爲全部肺臟吸息，及腰椎與眼球等部偏作左轉運動，照理繼續上式運動者，自應(一)自腰椎及目力回向右轉(二)肺臟改作呼息運動。乃攷本式之動態，恰與本項條理相符。當『向右轉身』時，其主動力，當注意活動之主點在腰際。庶使以前左轉之腰椎，反而作右轉。更因所謂琵琶式者，(1)爲右臂『勾子手』轉圈後向下劈，及(2)爲左手由後向下劈。此等手向下劈，即所以致胸腔縮小的一種動作。而胸腔縮小，自屬呼息運動的起源。則其爲與上項單鞭式時吸息運動蟬聯動作，不待費解矣。

(十二)提手上式　本式動態，參閱附圖及註釋。夫因前項單鞭及琵琶式的動作，使腰際作左及右轉矣。今本式之右足前進，實爲使右轉之身，而回復正面位置。而右手下垂翻上，及左手翻下之過程中，右臂肩胛，實曾作提上之平舉。即由右外方向左內方懷抱之勢。此時

第四十五圖
太極拳
提手上式

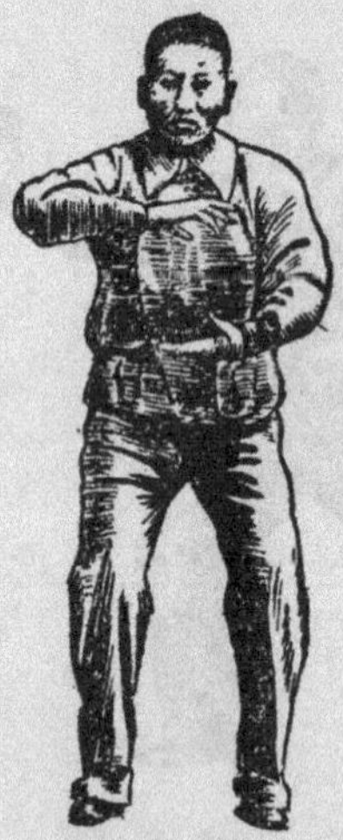

右足前進
右手下體翻上左手翻下手心相對

左臂雖在下，但略帶上托外展之勢。故胸腔方面，得有相當的開展。因作繼續上項琵琶式呼息之後，而作吸息的動作。同時腰椎關節，亦作轉向正面的動作。眼球亦改入平視的方位。

第四十六圖　白鶴亮翅

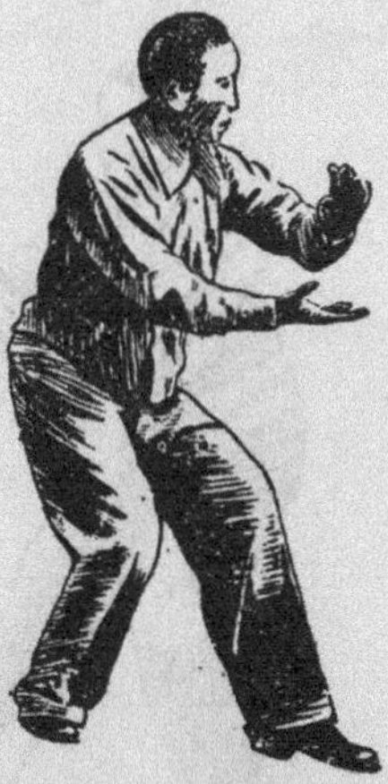

向左轉身兩手隨之由上向下翻勢如托球右腿實左腿虛

(十三)白鶴亮翅　本式動態，詳附圖及註釋。玆本式之右臂略靠近右脇，手掌如托。左臂之肘關節。左上膊向前平，而前膊向上彎，體又向左轉。故本式之主旨，在使腰椎向左轉動。右部胸腔稍窄，而左側胸腔稍寬，以成不平均的呼息運動。且須注意此時右側肺之呼息量，較左肺爲旺盛。又股膝及足等關節，莫不有相當的活動也。

第四十七圖　太極拳　摟膝拗步

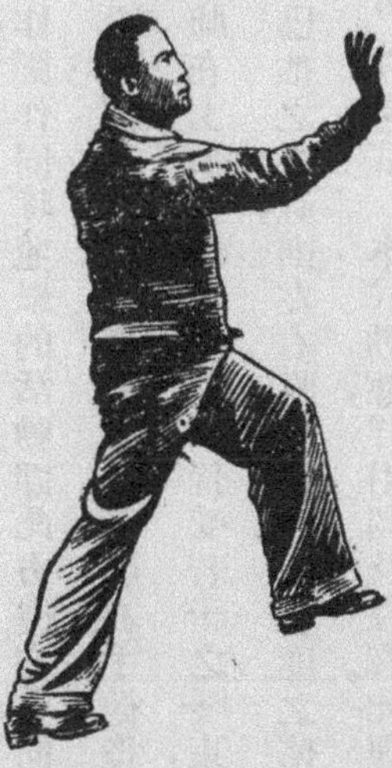

提左膝進左弓步摟左手右手從後由肩上推出注意沉肩塌胯

(十四)摟膝拗步　本式動態，詳附圖及註釋。玆本式中摟左手與右手從後由肩上推出之兩動作，應作同時並舉的活動。即此方摟左手，同時右手亦立即從後由肩上推出。須知摟左手時，因肩之下沉，左肺上部受壓下的牽引，右手從後由肩上推出時，則右肺之下部，受抬上的牽引，故左右肺在上項動作之過程中，皆受若干之壓束，而微施其呼息的作用。待左手既摟過左膝外側，右手已推之平直，則左右胸腔，皆作相當度之擴張，而吸息動作，於以繼起矣。

（十五）琵琶式　本式動態，詳附圖及註釋。此與前述之轉身琵琶式之異點，即爲腰椎之運動，非向右轉，而係向後彎曲，兩臂之舉止相反。至其與呼吸方面之影響，亦大同小異。可復閱前式轉身琵琶式之解述，自能了然。

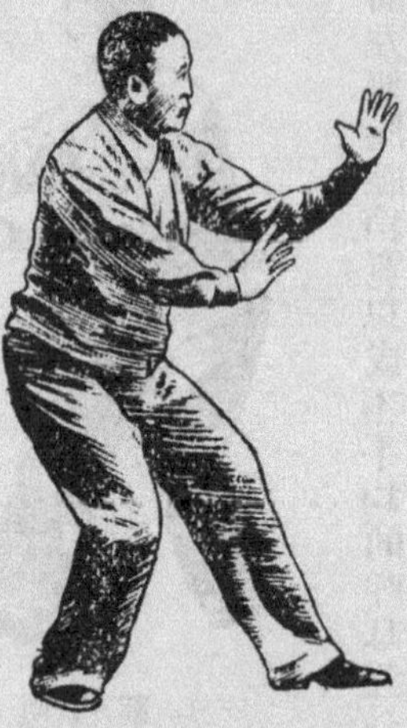

第四十八圖　太極拳琵琶式

身體向後坐右腿實左腿虛右手收回左手提上均成立掌

（十六）摟膝拗步（復閱第四十七圖）

（十七）上右步摟膝拗步

（十八）上左步摟膝拗步

第四十九圖

太極拳

上右步摟膝拗步

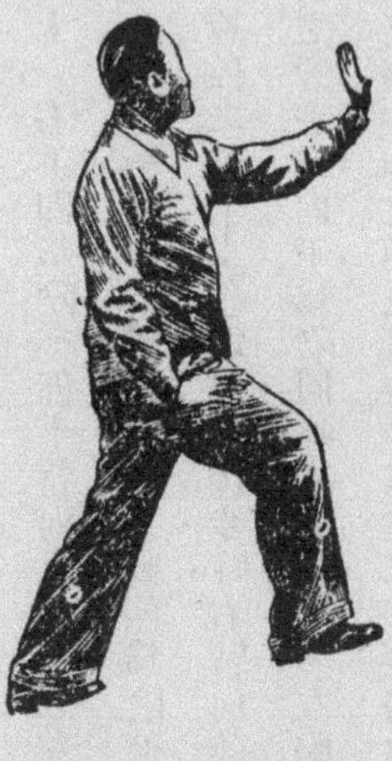

提右膝上右步成弓形右手翻上摟下左手由後自肩上徐徐推出沉肩垂肘意貫手梢

## (十九)琵琶式

上舉四動態，可參閱附圖及註釋。其與呼吸運動方面的影響，大體相同，可參閱以前各式敍述，舉一反三。至對相似的動作，何以一而再，再而三，作重複的操作耶？曰是蓋爲調節左右肺之呼吸，使漸趨於平均而沉着。更令腰，股，肩，肘，手及足等關節，獲得調節運動的機會，使趨於活潑潑

第五十圖

太極拳

上左步摟膝拗步

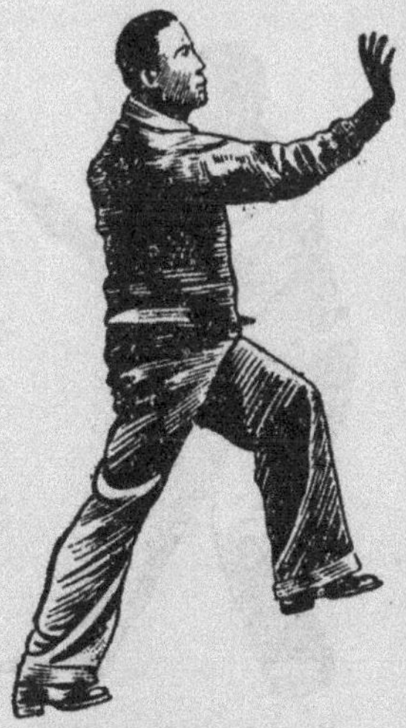

提左膝上左步打右手意翠與前同

地也。其原理則爲身體各器官，愈多操練，即愈形活動之故也。待肺之呼吸漸趨平衡，自能達『以心行氣，務令沉着，乃能收斂入骨』之目的。又各關節必

第五十一圖　太極拳琵琶式

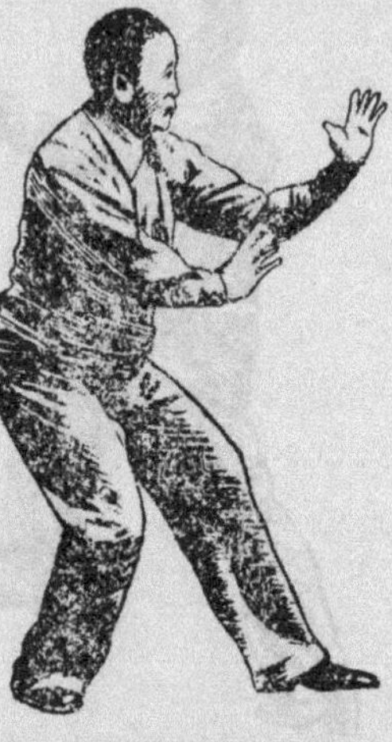

身體後撤重量移於右腿上右手自上收回左手伸出成立掌

使活潑潑地，方得收『以氣運身，務令順隨，乃能便利從心』之效果焉。

以上僅就太極拳中六分之一部份的各動態，藉爲說明之例（其全體說明，容另作專文盡之）。須知全部太極拳，乃最適於使身體各部平均發育之鍛鍊者。因太極拳本嚴於陰陽之分。當左手爲陽時（即手掌向上），右手即爲陰（即手背向上），身之左側爲陽時（即體之左側向前），右側爲陰（與上相反）。上一動態爲陽時，下繼之動態爲陰。循次遞變，極不稍紊。此可以前列三種連續的摟膝拗步證佐之。如（十六）之摟膝拗步時，右臂向前平出手掌向外爲陽。其左臂却摟過膝前，而垂置左脇之旁，手掌向下爲陰。同時右肩胛提平，左胸腔略張，右肺之換氣量較大爲陽。左肩胛垂下，左胸腔略縮，左肺之換氣量較小爲陰。又左膝弓出爲陽，右膝後挺爲陰。凡此係

爲同一動態中之有陰有陽。試再檢閱此動態下（十七）上右步摟膝拗步，則其陰陽之所寄，完全與（十六）式處相反地步。卽前之右臂左腿右肺等之爲陽者，今悉變其方位而爲陰矣。其前之爲陰者，今又轉變爲陽矣。是知同一動態中既自有其陰陽之分，而繼起之動態，更亦順其勢而作陰陽之遞嬗也。此不獨同名之摟膝拗步相互繼續時爲然，卽其他不同名之動態，於繼續之下，其陰陽步驟上的變化，絕無錯綜失序之弊。例如（十八）式上左步摟膝拗步時，右臂平向前屈爲陽。至（十九）項琵琶式，則右臂自上方收回，旁於腰脇之右側而轉成爲陰矣。其前式中旁於左脇之左手，本屬陰者，今則伸出成立掌形而爲陽矣。又今之右手屬陰者，待至（二〇）式之進步搬攔錘(1)時，因右手隨右足前進時而擺出，則又變爲陽矣。再至（廿一）式進步搬攔錘(2)，則以前擺出之右手爲陽者，又退至右側脇部而爲陰矣。左手亦向左外擺出而由陰變陽矣。凡此一陰一陽之遞變，彼呼吸器之肺臟，亦因肩之抬舉（陽）而換氣量較增，肩之下垂（陰）而換氣量較減。如響斯應，關係綦切。故太極拳之動作，更有所謂『開』與『合』也。『開』卽屬陽而爲『吸息』之時，『合』卽屬陰而爲『呼息』之時。

因太極拳之各式動態，悉本陰陽遞變，循序不紊的進展，故操練太極拳者，其肺臟之呼吸運動，亦隨之順序的左張右弛，或右張左弛，或全張之後，繼之以全弛，或全弛之後，繼之全張，而得營充分的呼吸調節。由於此項調節之結果，體內新陳代謝機能，無形中亦甚趨活躍。故操練太極拳而經時恆久者，頗能使身體健康而肥碩也。尤其對患肺結核病者，因病人禁忌劇烈的運動，而又切需新鮮空氣之供給（空氣中氧氣，有殺滅肺結核菌之能力），故最適於太極拳之操練。凡患肺結核症因操練太極拳而得良好的預後（預後係醫學上一專門名詞，意爲疾病的前途的景況之謂也）者，爲例甚多，即予亦爲其中之一例。蓋予於十年前，曾患重篤之肺結核症，後經友人之忠告，從事太極拳與營養療法並治，及今病既痊治，而體亦頑健。其有同病者，曷勿納吾之議而試之，當能獲得意想不到之效也。

醫學中有所謂人工呼吸法者，係對窒息患者，舉行定式的操作，而使已停止之呼吸運動，重整旗鼓。此種人工呼吸法，試一究其操作之方式，實可謂之爲國術中之一種。又國術中，亦本有所謂『呼吸運動』之一術。晚近國術教官，固多將此『呼吸運動』術，爲教授國術之初步的課程，而置於教授應用拳之前，以授諸學徒者焉。此尤與練術必先養氣之說，若符合節也。

因呼吸運動之得法，而能使體內新陳代謝機能亢進。因體內新陳代謝機能亢進，而能致體質增強，其理已闡述盡致。凡操練國術者，莫不於操練稍久之後，急欲測知自身體質之是否已得進步。此因吾人自身進益，常屬漸漸的進展之故，而不能測知其成績，尤其對於體內器官，更不易以表淺方法測知。但此亦有簡便易行之法，而不難測得自身體質之進益。其法爲（一）於每隔若干時日（一月一次或三月一次皆可）作肺活量之測量，大抵肺活量之增加，可代表呼吸器健康之增進。此外胸圍之測量，體重之測量，亦應同時舉行。每次檢驗，皆應作明確的記載，以資比較。在團體方面，更應由主管長官，作一系統的規定，責由醫官或敎練員按期舉行體格檢查。好在肺活量，胸圍及體重之測量，不必需有醫學學識者執行，祇須備一軟尺，（無軟尺時，以棉帶劃上尺寸，亦可應用），體重機（無體重機，常秤亦可用），任何人皆可盡測量之職。如能於集團中定期作體格檢驗，懲獎比賽，則更爲良善。要之在一集團中，對於各人體格，總須有明確之記載。能有醫官作周密的檢驗更妙。否則體重胸圍之兩者，則又爲必不可少之記載。蓋操練國術者，經過相當時間，能作一度測知自身體格之健康的增進，一則可以堅其國術可以增進人體健康之信仰，二則可鼓舞其未來的進取心。更可作國術對於人體利害上有系統之參考，以供改進之資。此實國術家所當深加注意者。

吾人於前舉太極拳各動態與生理的關係中，雖屬片斷而非全豹，但已可悟及其原理。事實上呼吸器與國術之關係，實較其他器官爲親切。蓋操練之得法與否，並功候之進程如何，吾人常可由其呼吸運動上得一較爲顯著的測驗。因有稍事操練而卽呼吸追促者，有雖作長時間或劇烈之操練，及其止也，仍作心平氣和之狀者。此非各人之呼吸器，自始有若何之差池，端由於操練國術者，平昔培養之能力與功候而異。須知人體組織，本可利用種種的操練方法，使其養成相當耐勞的習慣性，是以操練國術至何功候，自可由其既往的涵養而判別之。例如吸用鴉片成癮者，雖內服較大量之鴉片，亦不致中毒。此非鴉片本身之毒性的變異，乃成癮者組織中以漸的養成耐毒性故也。吾人因操練國術之有素，不獨體內新陳代謝機能之增強，卽對於耐勞性，亦因此而增進，此國術與健康所以發生相當的關係之原理也。惟此項耐勞性之增進，與操練國術之功候成正比例。卽功候愈深，耐勞性愈強。其所由來也漸，而非可一蹴而致者，正如書所謂『水到渠成』，『欲速則不達』也。又人因先天稟賦之不同，故對於人功之修養之感受性，有銳敏與滯鈍之分。例如一師授徒百人，其成就多不能盡同。然感受性雖較滯鈍，而能孜孜不倦，則亦有大器晚成之望。而操練國術者，尤須持有耐性，其成就必有不可限量者。願有心人其勉旃。

體表受撲擊而潮紅或暗赤色之本體

# 第六章　國術與循環器之健康

人當精神受特殊感動之際，其顏面或失色而呈蒼白，或如霞蔚而潮紅。心搏如受小鹿之衝撞而忒忒。果何爲而然耶？曰此心肌之收縮與伸張，因受異常之刺戟，而作失常的反應也。在生理上，因左心室之收縮，驅血液至於動脈管內以輸至全身。因右心房之擴張，將全身之血液，由靜脈管而吸回。前項精神感動時，如使右心房之擴張率強而速，則身體表部血管內血量，因猝然的有多量之被吸回至中樞（心臟），故顏面之色澤特呈蒼白。此因吾人皮色蒼白與潮紅，係由末梢血管內含血量多寡而現形。卽毛細血管中血量較少（貧血）時，則呈蒼白色，苟毛細管內血量增多（充血）時，則呈潮紅色。故含羞則頰部潮紅，失驚則顏面蒼白者，其主因端由毛細管內血量多寡而分。又血管自身，爲富有彈力性者；當其擴張也，亦微有吸引血液來注之力。是故體表遭受撲擊時，因血管之受刺戟，血管之擴張神經受其鼓動，而血管卽形擴張（血管之擴張與收縮，雖由其彈力性所造成，仍主由血管神經之策動）。卽呈所謂充血狀態而潮紅。如撲擊之力較重，皮下動脈性血管爲所破裂，已來注之血液溢出管外，不能還流，則此處呈持續性潮紅，直至此項血液被組織吸收後為止。如被破裂之血管為靜脈，則因其血色暗赤之故，而皮表現烏青之外觀。又如此項破裂之血管，係在重要臟器處，每能引起意外之危機。例如腦部血管充血或貧血至一定程度時，卽是神識昏迷狀態。若腦血管破裂，則患所謂中風之症。輕者因溢出管外之血液的壓迫，而患該處局部之痲痺，重者則有生命危險。蓋如呼吸中樞延髓血管破裂，每因壓迫呼吸中樞之故，而惹起呼吸停止，陷於絕命。又如緊握腋窩動脈，可使上肢陷於痲痺。強壓股動脈，可使下肢痲痺。如國術家能悟解此理，則於制敵之時，大可利用此項事實，便捷的以操制勝之數。我國國術中有所謂點穴術者，其一部份卽利用此理。例如甲乙兩人相對撲擊，甲方體力雖強於乙方，但乙方能利用機會，把握甲方要害，如緊握甲之兩上膊肘關節上約三寸許之內面，則甲之兩上肢，突卽下垂，而無纖微之抗力矣。此因甲方兩上膊之肱動脈及正中神經被壓之故，（參觀第五十一圖），蓋正中神經被緊握，則上肢立感痠楚（我國善提痧筋之理髮匠，慣知此理），而肱動脈受壓，則上肢

第五十二圖　肘關節上方重要之血管神經

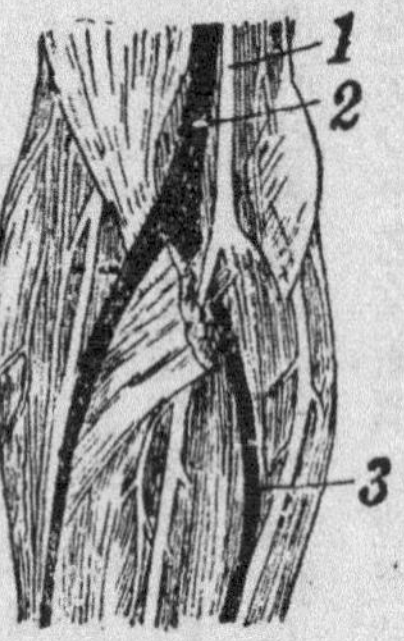


1. 正中腦經
2. 肱動脈
3. 旋前肌分開顯出尺動脈

血流障礙，則感麻痺，是以完全失去抵抗能力也。此生理學與國術所以有重要價值也，茲爲使國術家了解國術與循環器一般的關係計，特將循環器生理解剖之概況，敍述於次。

## 第一節　循環器之解剖與生理

屬於循環器者，爲（一）心臟，（二）動脈，（三）靜脈，及（四）毛細血管等之四者。

心臟爲圓錐形而中空之囊，其體之大小，恰如各人自己之拳。乃肌組織所成，位於胸骨之後與橫膈膜之上。其底向上而偏右，其尖向下而偏左。其肌由數層之纖維而成。雖有橫紋肌，但非爲隨意肌。心臟內腔，因中隔而分四腔。各腔相界處，以瓣膜之啓閉而交通。其在左方上首之腔名左心房。心房之下近心尖之腔爲左心室。其在右方心底部之腔曰右心房。其下爲右心室。左心房與左心室間之瓣名僧帽瓣。右心房與右心室間之瓣曰三尖瓣。右心室通肺動脈之口，有三半月狀瓣，亦名肺動脈瓣。左心室通大動脈之後，亦有三半月狀瓣，亦名大動脈瓣。此等三半月狀瓣，主使血液祇能由心向外方流行。心房之壁，較心室爲薄。其腔亦心室大於心房。而左心室之壁，又較右心室爲厚。房與室之內面，有平滑之膜，是名心臟內膜。此膜與大動脈，靜脈之內膜相連。因其面平滑，故適於血液之流行。又心臟外面，更有一囊包被之，是名心囊。在心囊與心臟表面之間有間隙，

第五十三圖　心臟及其模型

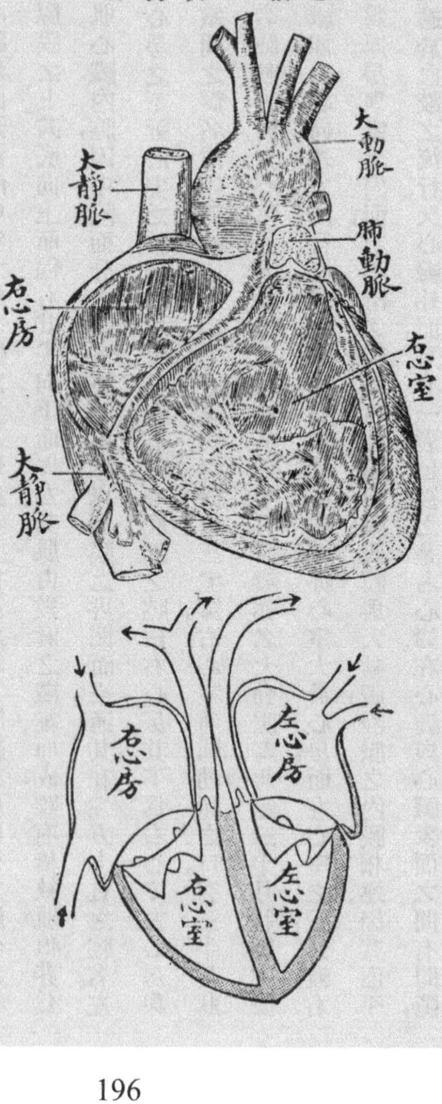


內儲富於滑性之油狀液，乃助心臟搏動之活潑，又可減少心臟表面搏動時與周圍組織之摩擦，正如機器油之與機器也。

## 心臟工作

心臟工作之情形，宛如消防用之唧筒。血管則如吸水及輸水之管。卽由瓣膜之啓閉作用，而使全身之血液往返流行不絕。卽右心房受全體而來之血及左心房受肺中而來之血之後，卽輕輕收縮，使血各往同側之心室中流去。待血既流入心室，則僧帽瓣及三尖瓣緊閉其口，乃由心室之緊縮，則血由左心室而壓入大動脈之內，而運往全身。其血之由右心室壓出者，即流入肺動脈而入肺。此即心臟收縮之情形。至其一度收縮所需之時間，爲一秒十分之八。收縮動作發生後，即暫時休息，而復形舒張，血液亦隨之而充滿於心中，是爲心臟之擴張。心臟由其每一收縮與擴張，形成一度之心臟搏動。當心房收縮時，三尖瓣與僧帽瓣，即開張其口，而半月瓣則閉鎖之。心室收縮時，三尖瓣與僧帽瓣閉鎖，而半月瓣則張開。似此交替不息，而血液之循環作用，得以永相賡續。且此項動作，有一定之規律。即成年男子，每分鐘自六十次乃至七十次。女子則七十次至八十次。人當起立時，其心搏較坐臥時爲速。運動時則著明的促進心搏之加速。七情興奮，亦有使心搏增速者。又心搏與年齡之長幼有關，在初生兒每分鐘有達至一百四十次者，至三歲時減少至九十乃至一百次，成人平均爲七十次，老年者平均爲八十次。此種心膊，可由淺表之動脈之彈動而按知之。此因心臟收縮時，將血液迫入動脈管中，而使其管腔擴張，待心臟擴張時，血管中血量減少而管腔縮小，因之血管作一張一縮狀，而形成所謂脈搏者。普通多按橈骨動脈而檢察之。

心臟搏動發生時，有一種聲息，是曰心聲。此聲可分爲第一聲及第二聲之兩者，即心室收縮時，使三尖瓣與僧帽瓣閉鎖，而發生第一聲，至第二聲，則發自半月狀瓣之忽然閉鎖也。故第一聲乃心臟之收縮聲，第二聲則爲心臟之擴張聲，而第一聲較第二聲爲響朗，且第二聲較爲短銳。

**動脈**

動脈爲離心性輸血之管，其管壁富於彈力性，故能屈曲。其壁由內中外三層而成。內層薄而平滑，與心之內膜相連；中層係彈力纖維及平滑肌；外層係由堅韌有力之纖維組織而成。

**靜脈**

靜脈爲向心性輸血之管，乃毛細血管聯合而成者。起始端甚細，名小靜脈，迨互相聯合後，以漸粗大而成大靜脈。其經路中，常再分再合，以達於心之右房。靜脈之壁，亦與動脈相似而分內中外三層，但其中層之彈力性與肌，不及動脈之堅強，故於血液空虛時卽癟。又靜脈內層，間有半月狀之皺襞，作成囊狀，是名靜脈瓣。有阻血液回流之效能。當靜脈內充血時，常可由外方看見瓣之所在，卽該處因血液充盈而膨成球狀而凸起也。

**毛細管**

毛細血管，爲將動脈之血，介流入於靜脈管者。身體各部，除毛髮，爪甲，表皮及眼之角膜而外，莫不有此。其壁祇有一內

第五十四圖

切開之靜脈管顯明其瓣

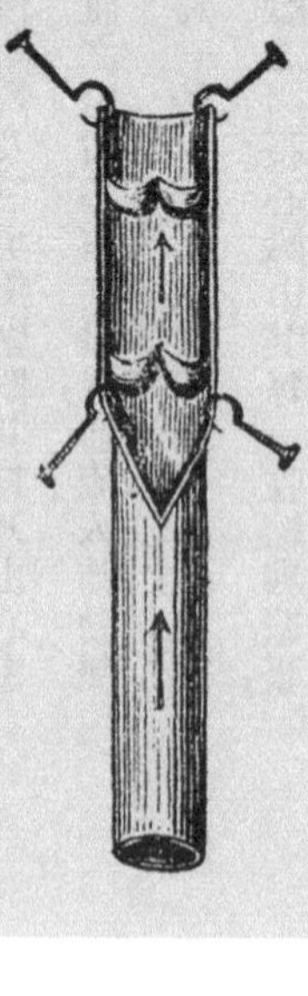

層，卽由一層細胞而成，名曰內皮，故其壁甚薄；並因此而使血液與全體各組織，易於完成交換作用（卽由血中將滋養分付與組織，而由組織接受廢料）。此作用尤著見於肺，皮膚粘液膜，肝，腎及腺等部。毛細管之數，在此等部亦特多。

**血液**

血液爲生體中重要之液體，約占體重十二分之一。其在人體內之分配狀況，約四分之一在肌內，四分之一在肝內，四分之一在心臟及血管，而其他各器官內，亦占四分之一。但當身體某一部份工作緊張時，如食後之消化器部，思慮時之腦部，則血量之來注量較多，同時他部則暫時的減少。但此種支配上之變動，不能超過一定程度，否則血液較少部卽是貧血的症候，而陷於病變，甚或壞死。其血量較多處，因充血而致發生炎症。尤其在重要器官，病變尤易發生，如腦貧血或充血之發生神識昏迷者是。

**血液之成分**

血液在肉眼上觀之，雖屬液體，但其本體，實有血漿與血球之分。血漿係黃色之液，血球則爲小圓形細胞，而分爲赤血球與白血球之兩種。

**赤血球**

赤血球無核而有彈力性，在一立方粍之血液中，其數約有四百五十萬乃至五百萬之多。其形則作兩面內凹之圓片狀。至其赤色，係由血色素而來，乃係一種特殊的蛋白質。其色視含氧氣量之多寡而不同，卽含氧量較多時，其色亦較赤，含氧量少則暗赤。

白血球

白血球爲不定形，在血漿內行動較緩。其數亦特少，每一立方粍中，僅有七千五百之數。有核亦有彈力性。有穿過毛細管壁的能力。就中更有多形核白血球者，能聯合淋巴球，撲噬病原菌。當人患傳染病時，此白血球之數突增，而大展其噬菌威力，以抗病機。有人擬白血球爲體內扞衛兵士，信有以也。

血漿

血漿係稀薄如水之鹽液，赤白血球浮游於其中，幷含滋養質與廢料，及纖維素所由生之一定原質及酵素。纖維素爲血液凝固上之要素，而亦天然止血的主成分。蓋血管壁受傷而破裂之創口，常可因血液之凝固而堵塞之，以達自然止血之目的也。

血行大循環與小循環

血液因心臟之收縮與擴張，而環行於全身。其循行於全身的途徑，可分爲大循環及小循環之二途。所謂大循環者，即左心室中之動脈血，因左心室之收縮，壓送至大動脈，再分流到全身，直至末梢部，改由靜脈運回至右心房之謂也。至於小循環，係由右心室之收縮，將自右心房回流而來之血，壓入肺動脈內，經肺胞之氣體交換作用後，仍變爲動脈血而流送至左心房之經路。

又大循環中在經胃腸及脾臟動脈時，分歧爲多數毛細血管，而後再合成胃靜脈，腸間膜靜脈及脾靜脈。而此三靜脈，更彙合成門脈，以入肝臟。更由毛細血管而注入於下大靜脈，此部循環，稱爲門脈循環。實際上爲大循環中之一部。

### 心臟與大血管之聯絡

心臟與較大動靜脈之聯絡概況，爲左心室隔半月瓣而通至一大動脈管，此大動脈管，即名大動脈。初向左上方行，旋即彎向下行，此彎曲部名大動脈弓。由此分歧向上之幹枝，有頸動脈，鎖骨下動脈。其分向下行之幹枝，有腸動脈及腎動脈。各幹枝隨行隨分支脈。最後更分爲極微之毛細管，密佈如網，分配於全身各部組織中。此等毛細管，又漸次集合而成小靜脈，終乃分別彙於上及下大靜脈，以歸流至右心房。

第五十五圖 血液循環
(大小及門脈循環)

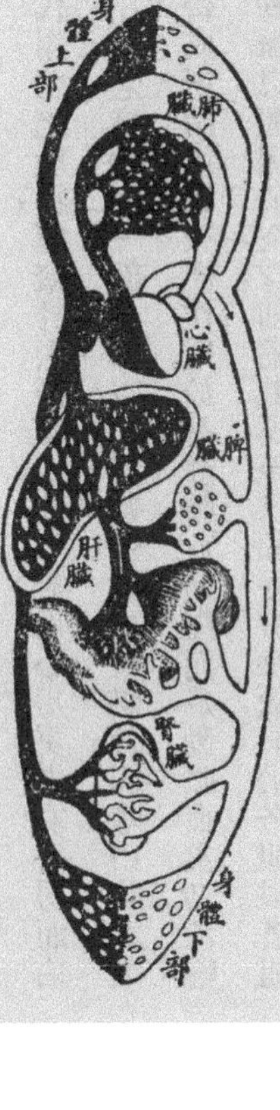


右心室亦隔以半月瓣而接肺動脈，此動脈分左右兩幹枝，伸入於肺之組織中，亦再分爲無數毛細管，分配於肺之全部。此毛細管更次第相集，遂成左右兩幹，即肺靜脈是也。更由此兩靜脈開口於左心房。

就上所述，可知右心房有上大靜脈及下大靜脈之開口，左心房則有左肺靜脈及左肺靜脈之開口，而右心室流向肺動脈之血，係爲由全身歸流之靜脈血，故名義上雖爲肺動脈，而血之本體則爲靜脈血。至由肺靜脈流入左心房之血，係經由肺泡呼吸而作氣體交換後之血，故事實上已成爲鮮紅之動脈血。是以在小循環經路中之血液，不能以其色澤而作爲動脈血（鮮紅）或靜脈血（暗紅）之判別也。

血液循環之功用

血液在體內循環不息，果何爲耶？曰靜脈血自胃腸受取營養分（由菲薄之毛細管壁吸收），以及由體內組織中攜同新陳代謝之老廢物，運聚於大靜脈中，輸入於右心房，更由右心房而右心室，而肺動脈。由肺之呼息作用，將老廢物之一部（即碳酸氣體）排出於體外，同時由肺之吸息作用，吸入空氣中之氧氣，而營成所謂氣流交換作用，於是靜脈血一變而爲動脈血矣。乃流輸於左心房，而左心室，更通入大動脈以運用於全身，即隨其所至供給養分及氧氣於各組織。各組織賴此以維持其生活之健康。其餘之老廢物，則悉輸給排泄器如由尿糞汗汁而排出於體外。

## 第二節　國術與循環器之關係

循環與呼吸，有極親密之關係。如行深呼吸時，心臟之動作，卽隨之增快，血流亦加速。吾人於作劇烈運動之餘，一方既使呼吸數加多，同時亦使心搏加速。而心之搏動加速，卽使供給於各組織之營養分，增加其供應量。組織能多得營養分之供給量，則自屬有利於其健康與發育。則是操練國術，無異促進組織之健康與發育也。

操練國術，直接的可增長心搏，間接的可促進組織之健康與發育，其理既明述如上。然凡事莫不應循守中庸之道，所謂適可而止，庶乎其可。蓋過與不及，皆不足取。卽就上文所述者而言，增進心搏，固可以促進組織之健康與發育，但吾人亦當顧及心乃肌所構成，其力量自屬有限。設吾人祇知一意以促進組織健康與發育是務，求所以增強心搏之道，而無限制的作操練國術之舉。是則未計及操練過度之餘，心臟受過度的鼓舞，隨之而營過度的搏動，必將發生心肌之疲勞，日久或將陷於心臟衰弱之弊。迨心臟患及衰弱之症，其日後之工作效能，必反較之以前減弱。工作效能既減弱，則體內各組織之營養分之供給量，自必隨之低減，不獨組織無增進健康與發育的可能，甚或反見萎縮也。是故操練國術，固可強身，但亦須計及體內各器官之本體之勿使過勞。苟能按步就班的進行，因組織有養成耐勞與習慣性之可能，來日方長，必能達到忍耐極劇烈的鼓舞而不倦之目的。是故初練國術者，應擇其輕而簡者爲入手，以漸增進其動力。此可以舉例證吾說之非誣。譬如初練國術之人，雖作輕簡之動作至十餘動態，常呈呼吸迫促，心搏震跳之象。但久於此道者，雖五花八門，蹤躍多時，及其止也，心氣和平如恆。此全因功候攸久，以次養成者，所謂其所由來也漸，非一朝一夕之故也。吾於此不得不勉諸有志國術者，若冀有成，必須有恆，書曰大器晚成，其斯之謂歟。

人體內任何組織，不能離血而生，雖暫時間無血供養，不獨組織自身，立呈貧血現象，更因分佈於該部組織之神經，亦感營養缺乏。如爲知覺神經，卽失知覺。如爲運動神經，卽失其運動官能。是故撲擊家大可以智取勝。卽如前曾述及於兩相扭搏之際，認定某部（通常爲上肢）重要血管神經之所在，而加以緊握壓迫，以消滅其抵抗力。惟此等行爲，除雙方正式決鬬時，卽如戰時雙方肉搏而作你死我活的解決時外，不應率爾輕用。此項解條，我國由來爲國術家所重視。例如術師收徒，先令宣誓於術有所成後，不得濫用傷人者是，所謂攻究國術，亦自有其武德也。

以國術對敵，其能致人於死命之途雖多，要以使敵受創而失去多量之血，爲最習見者。此外重要器官的受傷中，尤以心臟受傷爲難治。大抵人體如失血至全量四分之一，便無能爲力，若再

第五十六圖 全身血液循環

動脈紅色 靜脈藍色

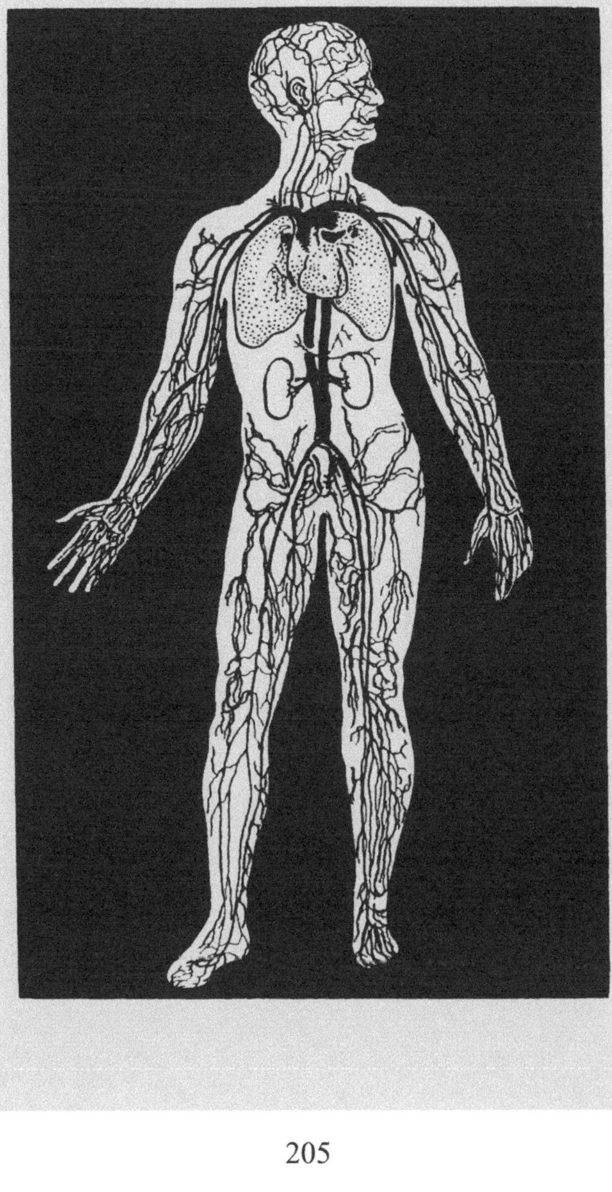

（國術與健康一〇六頁後插頁）

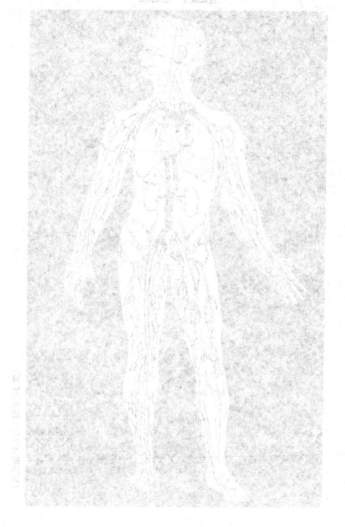

增量，則立生痙攣而昏倒。是故從事國術者，當略知體內血管支配的概況，蓋如此（一）則可以作緊急時制敵之標的，（二）則自身方面，知要害之所在，而不時可以加意的防護，免授敵人以可乘之機。吾嘗謂具有同等術力者之相角逐，如就中能有一人，有生體解剖學識者，必能出奇制勝也。茲爲使攻究國術者，明瞭人體重大血管支配之概況計，又不願浪費筆墨，使讀者徒傷腦力，特將繁雜的說明從略，附一全身血液循環圖於後，俾便一望而知，且圖表本較文字說明易於了解，並較易記憶。凡圖中較爲粗大之紅藍線，即以重要血管視之可也。至各血管之名稱，爲醫家所應知，國術家祇須熟誌其經過可耳。至於血管已受傷之處治方法，容在急救法篇下再詳論之。

# 第七章　國術與消化器之健康

人之所以能生活，由於體內各組織不斷的接受營養素而運化之。此項營養素，係源於飲食物之攝取；然任何營養素，不能直接的作用於組織，而必先經過體內的種種運化。即飲食物先由消化器攝入體內，經過相當的消化作用，先使成糊狀液，更擷其精華，去其渣滓，乃成爲有效的營養素，於是由腸壁之毛細管（小腸壁上之絨毛），以交流作用，而吸入於血液之中。復賴循環作用，而分別的配給各組織，其渣滓則排出於體外。又以上項之營養素，配給於組織之後，經相當的運化時間，卽失其效用，而急需新營養素以補償之，乃不得不再度的作飲食物之攝取。似此交替循序的進行，而人之生活，乃得維持。

人體主要之營養素

人體主要之營養素，爲（一）水，（二）蛋白質，（三）脂肪，（四）碳水化物及（五）無機鹽類等。水之含量，占約全體百分之六十五。蛋白質於身體各組織中皆有之，而爲構成細胞之主成分。脂肪及碳水化物（糖與澱粉），爲發生體溫及生活力之中堅要素。鹽類則含於骨骼暨體內諸液中。凡此數項，人體中不能或缺其一，否則卽與健康有礙，且各物配備失其平衡，亦將引起病的症候。

攝取食物時應注意於配合適當

適用的飲食物，必須含有上項各營養素之一種或多種，始得名之曰營養品。此項營養品，可大別之爲動物性者與植物性者之兩種。前者多富於脂肪及蛋白質，而少碳水化物，如乳汁含有分配適當的五種營養素，鷄蛋則卵白富於蛋白質，卵黃富於脂肪。肉類中之鳥肉，獸肉及魚肉等，皆含有蛋白質、脂肪、鹽類及水分。至植物性營養品富於碳水化物，而少脂肪與蛋白質，惟更含有纖維素。又此類營養品，對於消化及吸收兩作用，均遜於動物性營養品。例如穀類之米富於碳水化物中之澱粉，應與富於脂肪蛋白質之肉類混合食之，方合生體營養素上需要的原則。是故吾人對於食物之原素，須有大體上的認識，始得措施適宜。就吾人日常取食之品而言，如豆類中之大豆及蠶豆等，均含多量之蛋白質，而大豆更富於脂肪。芋類中之芋艿、馬鈴薯及甘藷等，皆富於碳水化物，惟少脂肪蛋白質及鹽類。菜類多碳水化物及鹽類而少蛋白質。果類除炭水化物及鹽類而外，更多水分。此外嗜好品雖無營養素之可言，但能興奮神經，用得適量，有促進消化機能之益。如茶及咖啡含有興奮神經之茶精（Caffein），飲之有益無害。酒類之主成分爲醇（Alcohol），用其少量，亦屬興奮無礙，但有麻醉性，如一味酗酒，則易致醇中毒。首蒙其害者爲神經與消化器。菸草的主成分爲菸鹼（Nicatin）吸其少量，有興奮性，過量即行中毒，以戒吸爲妙。香料中之番椒、胡椒及生薑等，雖能助長消化，但濫用亦能刺戟過度而有礙。以上不過略舉其大概，要皆爲人人必應知曉之常識。又由動物性營養品而來之蛋白質，其化學的組合與人體組織中之蛋白質，較由植物而來者更爲相似。因植物的蛋白質中多缺乏蛋白質分子之一定部分者，故有不完全的蛋白質之稱。又其所缺乏的分子，實爲人體細胞必不可少者，因此欲維持生命及相當的健康與發育時，應注意於動植物之同時採作食品也。吾人既攝得營養素後，有兩種最大的效用，即（一）造成組織細胞之用。例如蛋白質，爲細胞之主要成分，食物之蛋白質，必先變爲生體內通常之蛋白質，始能應用。鹽類則爲造成骨骼之必要物質。鐵更爲造成赤血球所必不可少者。碳水化物與脂肪，亦用以造成組織者。（二）爲生活力之用，例如碳水化物中之澱粉與糖，均變爲葡萄糖，以充體內燃料之用。此在細胞內消費時，能生活力。此活力即爲體溫與行動。脂肪亦爲一重要之燃料，消費時生力。故凡操練國術者，因須大事動作，故對於炭水化物與脂肪之攝取量，應較行充分，始屬合理。

近時對於營養素之已如上舉者外，更知尙有所謂維他命（Vitamin）者，此更有多種，其切要者如（一）維他命甲見於乳油脂，蛋黃、腺狀器官如肝腎等之細胞內，又在植物中如菠菜及萵菁並胡蘿蔔及甜馬鈴薯中。(二)維他命乙，見於乳、蛋、各種蔬菜、水果及穀糠之中。(三)維他命丙，見於新鮮牛乳，水果及蔬菜之內但此每因殺菌保藏及乾燥而破壞。

吾人對於飲食物之配合，既須使各項食品之比例分配妥當，更須攷慮消化器消化食物之容量與其烹調之得法。俾一以引起食慾之亢進，一以刺戟消化液分泌之旺盛。如此則生體必能獲得健康與盡量發育也。

## 第一節 消化器之生理解剖（新陳代謝附）

第五十七圖 稍化器之仝經過

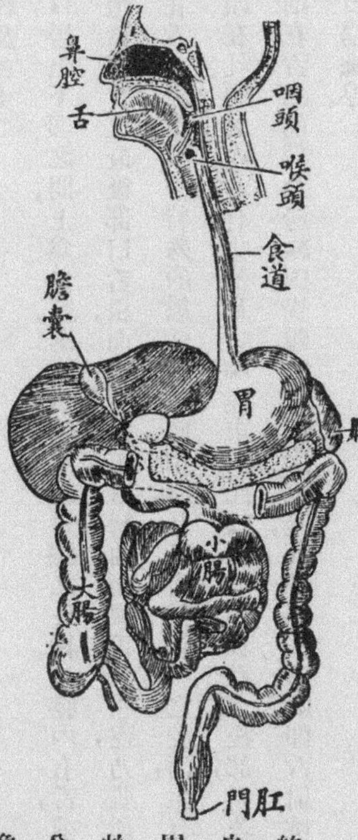


消化器自始至終為一管狀器官。起自口腔，經咽頭、食道、胃、小腸、大腸等而終於肛門。中途尙包含分泌消化液之腺如膽、肝、脾及膵等。全管之長，約及二丈。

口居上下顎之間，上爲口蓋，兩旁曰頰，唇爲口腔之外緣。口腔內有舌，前方游離，分爲舌尖，舌緣，舌體諸部。舌之最後部曰舌根，向口之後下方彎曲，而與舌骨相連，乃肌所成之葉狀物，被以粘膜。此在舌尖之下，成一特殊的皺襞，與口底相連，是名舌繫帶。舌之表面，生有多數之粒狀凸起，是名乳頭。在乳頭之內，含有味蕾及味神經末梢。此種味神經，在舌之後部，對苦味特別敏捷。甜酸鹽等味，則在舌之前部及邊緣，感覺銳敏。舌底之兩邊，其粘膜突起處，卽舌扁桃體之所在。乃淋巴組織。亦曰扁桃腺。

口腔中有主要之唾液腺三對。最大者曰耳下腺，其分泌管開口於上顎第二小臼齒之附近，中等大者曰顎下腺，最小者曰舌下腺，皆開口於舌之下面。各腺皆分泌唾液，由排泄管輸至口腔之內。一以滋潤口腔粘膜常使濕潤，一以助食物之消化。

口腔中尙有最要之消化器，卽齒是也。分列於上下顎之緣上。幼時祇有廿枚，是曰乳齒，至七八歲時卽脫落，而代以新生之齒，此在成人共有三十二枚，名曰永久齒。永久齒中上下顎各有門齒四枚，犬齒二枚，小臼齒四枚，大臼齒六枚。乳齒無大臼齒。又大臼齒最後出生者曰智齒。齒之構

第五十八圖

唾液腺

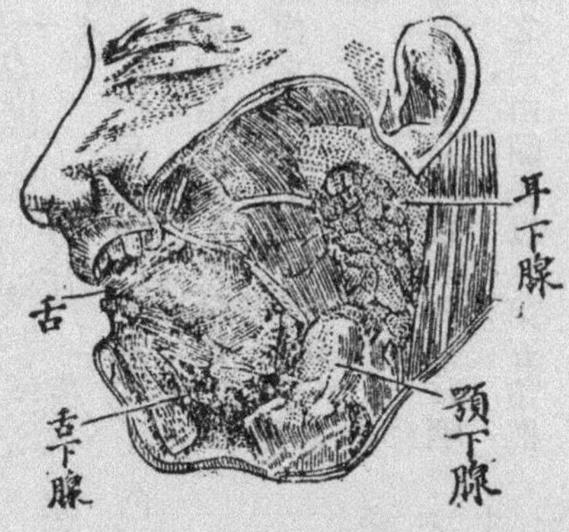


第五十九圖

壯年永久齒(半數)

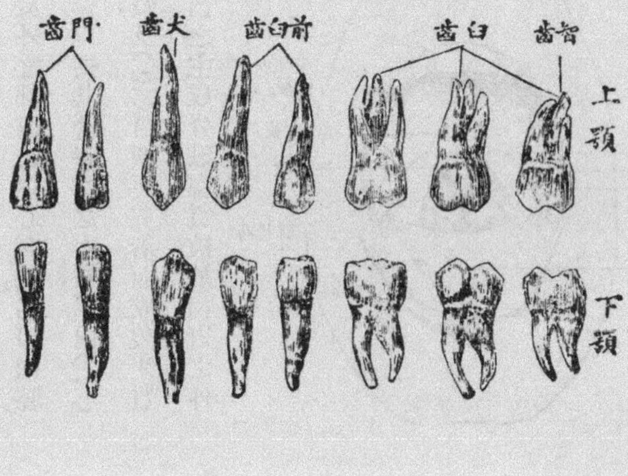

第六十圖　齒之構造（縱剖面）

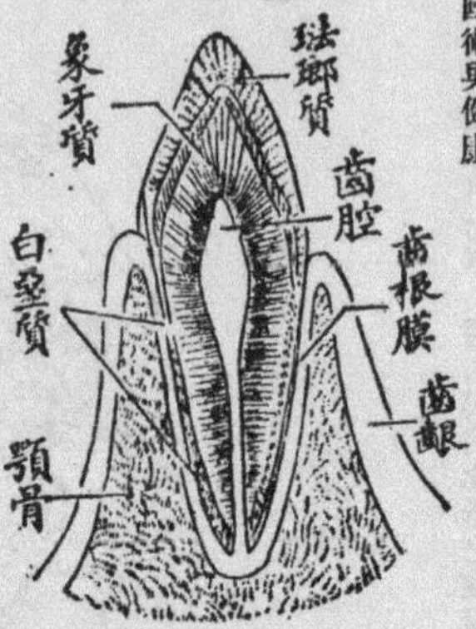


造，分爲齒根齒冠兩部。齒根嵌着於顎骨之上，而包以齒齦。齒冠係曝露於外之部。齒之中心有腔，名曰齒腔。內藏齒髓，中富血管以供其營養。齒之本質，係由(一)象牙質，(二)琺瑯質及(三)白堊質三者而成。象牙質色白而不透明，爲齒之主成分，琺瑯質被於齒冠之外部，有光澤，爲身體中組織之最爲堅硬者。白堊質被於齒之根部。其外更被以富有神經之齒膜。

口腔後下部，有漏斗狀之口，是爲咽頭。位於脊柱之前，由顱底以至第五頸椎之處。咽頭之壁，由三肌所圍成，即上中下縮肌是也。更有一纖維層使其鞏固。咽頭共有七孔。通於鼻後者二，曰鼻咽孔。通於

第六十一圖　口腔

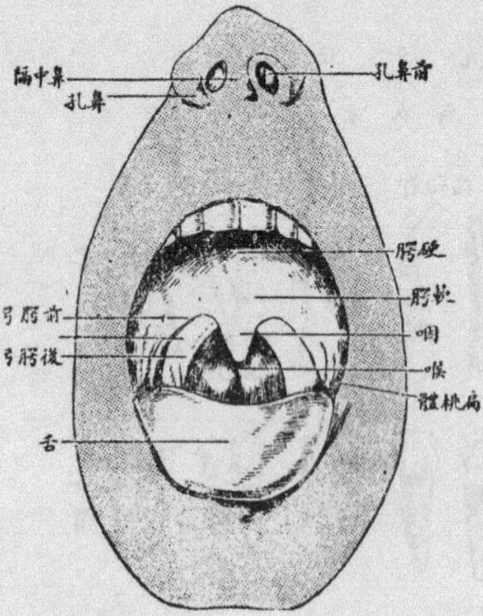

中耳者二，曰耳咽管。通於口者曰咽頭峽。通於喉頭之孔，有會厭司其啓閉。最後之口，通連於食道。

食道起於咽頭之最後部，循頸椎之前，向下行入於胸腔之內，最後在大動脈之前，通過橫膈膜之孔，而與胃相接。為長約九英吋之管狀物。其壁成於內環外直兩層之肌。內面更被以粘膜。因肌之由上向下的縮力，故能將飲食物向下運輸而入胃。食道上部之肌係橫紋肌，故可由意志的促其發生咽下運動。其下部為平滑肌。但因上部咽下運動發生時，受其影響而共同動作。其與胃相接之部，有多數有力的環狀纖維，即為形成賁門括約肌者。因此能制止胃之內容物，逆流至食道部。刺戟此部或咽頭部，即引起嘔吐。此種嘔吐，實即賁門括約肌的異常狀態也。

第六十二圖

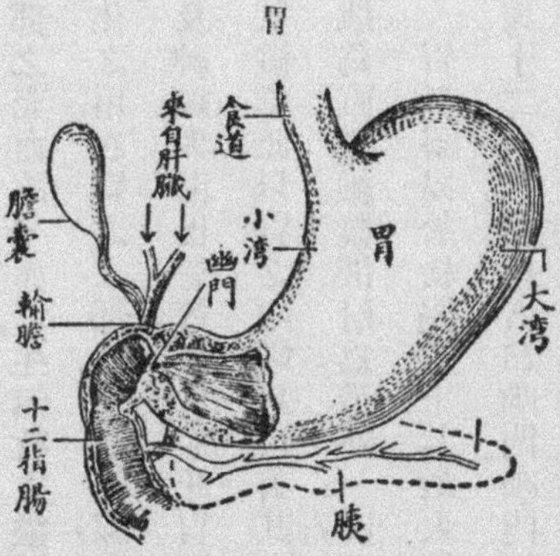


胃為消化管之最膨大部分，形似嬰兒乳瓶，作彎曲之囊狀。橫位於橫膈膜之下，長約十乃至十二英吋，寬約六乃至八英吋。平均容量在膨大時約為五磅，平時為二磅。其壁成於(一)黏液層，(二)黏膜下層，(三)肌層及(四)漿液層。粘液層平時為粉紅色，在攝取食物，即消化工作緊張時，因該部之充血，故呈赤色。生無數之皺襞，皺襞間有多數凹陷，胃腺開口處卽在其中。分泌胃液，以供消化之用。在胃之上部者爲噴門腺，在下部者曰幽門腺。粘膜下層，乃結締組織網所成者。毛細血管及神經與淋巴管等，寄居於此。胃壁之肌，成於內中外三層之平滑肌。內層有斜行纖維，中層乃環狀纖維。此以胃之兩端爲最著。其在上端者形成噴門括約肌，在下端則形成幽門括約肌。外層之肌爲直纖維。漿液層爲最外一層，乃腹膜之一部。

胃係斜臥於橫膈膜下，其最大端偏在腹之左部，名曰胃底。上口之與食道相接者曰噴門，下口與十二指腸相接者曰幽門。幽門端較噴門端爲低。其下面之灣曲部曰胃大彎，上面彎曲部曰胃小彎。

腸自胃之幽門起始，紆回曲折，充滿於腹腔前部。長約二丈五尺之譜。分爲大腸及小腸之兩種。

小腸之全長，占全部之腸的五分之四。其由幽門部出發之直下部曰十二指腸，再下爲空腸，更下爲迴腸，最後乃與大腸相連。腸壁之構造，亦與胃相同而有四層，分泌腸液之腺，亦隱居於粘液層之中。更有淋巴結之小腺形體，散布於此層。茲將小腸各部，略爲分述如次。

十二指腸爲小腸之最上部份，長約十英吋。其起點在幽門，初向上向後，復向右向下，然後橫行至脊柱之左方。其距幽門端約四英吋處，粘液膜有一隆起名曰膽乳頭，爲膽及胰腺總管之開口處。又十二指腸之下部，居於腹膜之後。此處之壁，無漿液層，是其特點。

空腸爲自十二指腸末端以後起始者。因常空虛，故曰空腸。但與小腸他處之構造相同，如乳頭，環皺襞腸腺及腸淋巴結等，皆應有盡有。其位置居於臍部及左右腰部。

迴腸爲小腸之最後一段，因其迂迴曲折而行，故曰迴腸。直至右腸骨窩部，而與大腸相接。此處有兩特殊組織，即(一)兩摺之黏液膜，有纖維組織以使其堅固，是名結腸瓣。(二)由環肌而成之迴結腸括約肌。小腸黏液層之橫皺襞間各處，皆密生突起，狀如天鵝絨，名曰絨毛。腸腺開口於其間。絨毛內有血管及乳糜管，乃吸收腸內消化之營養液者。

大腸長約五英尺，起始於右腸骨窩部，由腰部向上，於小腸之前橫過腹部，至右腰部又向下行，至左腸骨窩部，乃作乙字狀彎曲而下入骨盤，然後直行達於肛門。大腸之黏液層平滑而色白，無頭及皺襞，但有多數之淋巴結及管狀腺。

大腸之全部，又可分爲盲腸結腸及直腸之三部。其黏膜部並無絨毛。

盲腸之形如袋，爲大腸之開端部。其前端有一小管，是名蟲樣突。長約三乃至四英寸。

結腸更分爲五部。其自右腸骨窩部向上升至腰部轉彎部止者，曰上行結腸（或升結腸）。其由肝下方轉向左彎以至左腰部彎曲處止者曰横行結腸。由此彎向下行以至於左腸骨窩部者曰下行結腸（或稱降結腸）。由此更向下作S狀彎曲而入於骨盤者名乙字狀結腸。更向下則直行至肛門部者曰直腸。

直腸長約五乃至七英吋，極易膨脹，其末部約一英吋處，向後彎曲，是爲肛管，其末端之口曰肛門，此處有極發達之環狀纖維，以形成肛門內括約肌。

小腸雖多迂迴曲折，但常能保駐其固有之位置，此實由於被覆於其上之腸膜的維持力使然。此膜係由腹膜之一部份皺摺而來。其腸之一部與腹壁相連之膜，名曰腸系膜。結腸與腹壁相連之膜曰結腸系膜。網膜亦爲腹膜皺襞。由胃大彎下垂者爲大網膜，其胃與肝相連之膜曰小網膜。

消化器除上述之管狀系統外，尚有胰腺（亦名脺），肝及脾三物，皆與消化上有密切關係者，茲特分述如次。

（一）胰腺　居於胃底之後下方。其形如錘，長約七英吋。其頭向右，居於十二指腸彎曲部之內方，向左橫臥，尾達於脾。胰腺由多數小葉及管連合而成胰腺管，由管與十二指腸交通。其分泌液有消化澱粉蛋白及脂肪之作用。

（二）肝　爲人體內最大之腺，居於橫膈膜之下，亙於腹之右上部。有左葉右葉之分，左葉薄而覆於胃之前，右葉較厚。下面有罅裂，分爲五小葉，最大之裂名曰肝門，爲神經血管之出入口。肝係肝細胞組成小葉，內有多數血管淋巴管及神經，而以結締組織支持之。在細胞之間，有細密如網之肝門及血管與淋巴間隙，又有膽道。膽道與小膽管相通，聯合小膽管以成肝管。肝因其圓韌帶，鐮狀韌帶，冠狀韌帶及兩側韌帶以維持其位置。

肝分泌一種黃色鹼性之液，名曰膽汁，由左右兩肝管輸送，經過肝門，左右兩管彙合而成肝總管，卽與膽囊之管相連。膽囊爲一梨形之囊，居於肝下面之一罅裂內。其中常儲有膽汁，有一管名膽囊管，此與肝管相連而成輸膽總管，而開口於十二指腸。當消化作用工作時，膽汁卽由此輸入十二指腸，但在不消化時，則存儲於膽囊中。

（三）脾　居於胃之左，橫膈膜著於其上，作長圓形，外側稍凸，內側凹進。凹處爲脾門之所在，卽血管神經之通路。組成脾面之纖維囊，發出多數中隔，向脾內伸入。此中隔之間有隙，內含脾髓。脾之功用，現今雖尚未完全明瞭，但其能生出白血球，並貯藏由毀壞之組織中來之鐵，而促成赤血球之產生，則已得相當之證實。

消化作用概述

消化器系各器官既述畢於前，茲將其生理作用再加以籠統的說明。按消化作用，始自口腔，而終於小腸之末。卽食物入口，由齒切割與咀嚼，而變爲細碎之塊粒，同時以唾液混和之，是曰液化作用。然後由咽頭肌之收縮作用，將已液化之食物嚥入食道，此時因軟口蓋之作用，免食物誤入鼻腔，又因會厭而免食物之竄入喉頭氣管內。食物由嚥下作用，經食道而入於胃，胃乃起消化作用，卽食物趨儲於胃底部，時時將食物之一小部分，分送至胃較活動之處，卽幽門部與幽門前部。因受胃壁肌層活動壓迫，使食物受胃液之滲潤，而以漸變爲液狀之食糜。乃經過幽門，而入於十二指腸，於是由腸液，胰腺液及膽汁共同之作用，而進行消化作用。直至胃內所儲食物，分次如此消化完竣爲止。

營養素之吸收

食物之消化情形，既如上述，而既經消化後之食物，卽已成營養物，使吸收作用並其他器官之協同工作，而配給於體內各組織，所謂吸收，大約在胃內，縱有若干能力，但屬極少。惟胃中食糜轉入十二指腸，受腸液膵腺液及膽汁等作用後，卽已爲營養素時，由小腸之絨毛儘量的行其吸收作用。卽腸絨毛之上皮細胞，將營養素送至絨毛內之淋巴間隙，再由此處入於絨毛內之血管或淋巴毛細管，然後入於組織間隙爲淋巴液，滋潤細胞，使其能得所需之材料，以資活動及生長。至於消化結果所產生之廢物，則排泄於體外。然循環於血肉之營養素所以能達於各組織，及組織之廢物所以能入血液中者，係因一種滲透力之作用。若此滲透力失其平衡，卽供給太多，或流出被阻時，立卽發生病狀。如水腫與發炎者，尤屬常見之事實。

**淋巴系與生體之功用**

身體各部，有多數之淋巴腺，殆如血管之自成一系統。此種淋巴系在人體內之功用甚偉，約略言之，有如下之四種。(一)淋巴能使組織得適當之滋養，亦受容因新陳代謝而來之廢物。(二)因有淋巴間隙，血內之營養素可輸送至組織，而組織內之廢物，亦得輸入血液。(三)淋巴毛細管及淋巴管輸送淋巴至大靜脈內之血中。(四)淋巴結及淋巴腺，產生淋巴球，並由淋巴流中，濾出有毒或有害之物質，而成其所謂濾過作用，宛如水渠中溝口之濾過網蓋。

**新陳代謝**

食物因消化作用，而變爲營養素，更由吸收作用，以資組織之活動及滋長，此可謂爲生體之建設作用。將有害及無用之廢物，由濾過及排泄作用而摒棄之，亦可謂爲生體之破壞作用。合人體之建設與破壞兩作用的協力工作，以完成所謂新陳代謝作用。欲明瞭新陳代謝之大體，應當知主要各器官與組織之分泌或排泄的關係重要，或其活動與身體健康及滋長之功用有關係處。此中之屬於分泌的器官爲（一）凡表面的粘膜，與腔穴裏膜之上皮細胞，均分泌液質，使其膜常濕潤而柔軟，並使滑澤而免摩擦。此如粘膜上皮之分泌粘液，漿液膜分泌漿液，滑液膜之分泌滑液者是也。（二）由上皮細胞團結而成特別之腺。由其導管輸出其分泌液於需要的組織內，如唾液腺分泌唾液於口腔，胃腺分泌胃液於胃內，腸腺分泌腸液於腸內，胰腺膽囊分泌胰腺液膽汁而入於十二指腸者是也。又如乳腺分泌乳汁以育嬰，皮脂腺分泌皮脂以護皮，淚腺分泌淚液以滑潤結膜，並免異物之入眼，亦其例也。（三）上皮細胞與其他細胞，變形團結而成內分泌系統之無管腺，以吸收入血循環全體，以收其調節生活力之功，如胰腺之內分泌，與肝製動物澱粉之功有關。腎上腺之內分泌，增加血壓，使心搏緩慢，並使體內糖之組成較易。甲狀腺之內分泌，增加心之活動，並與組織之新陳代謝有關。卵巢之內分泌，由黃體而來，與乳腺及子宮之功用有關，且與女子青春期之發育攸關。睪丸之內分泌，與男子青春期之發育攸關。是故以上各分泌器官，莫不與組織之滋養或助成需要的物質組成上，有重大關係。至屬於排泄方面者，則有腎臟之排泄尿，皮膚排泄汗，肺之呼出炭酸氣，肝於膽中排泄一定之廢物，並於血中取出他種廢物，成爲尿素，帶至腎臟排泄。腸管排泄少量組織之廢料及一定之藥物及毒素。

### 第二節　國術與消化器之關係

吾人於攝取食物，並經消化作用而成爲營養素後，由吸收作用的結果，一方面助長身體之各組織，一方則增加各組織之活動力。其所以能得此結果者，端賴營養素在人體內因運化作用而能產生熱與力之故也。熱爲組織生活之源，而力爲身體各部活動之本。於組織生活及身體活動的結果，更產生新產物，此新產物有於身體爲有用者，有於身體爲無用者，斯即新陳代謝上應有的現象。就與國術方面有關係者而言，莫如作爲燃料生力以供身體活動之食物的研究。此項研究的之主體，即爲食物對於身體生熱與力的價值問題。經研究之結果，知吾人欲維持身體生活健康的常態，對於攝取飲食物時，務使所含之蛋白質，脂肪與碳水化物及維他命等之量，須得適當的比例，並其適宜之種類。又因在體內熱與機械的工作，一同產生，故可以工作所生之熱度量，以算出由食物所供給之力，即所謂食物之價值也。

熱之度量的單位爲卡路里(Kallonie)簡稱卡即使一公升(立脫Liter)之水，增高攝氏一度所需之熱力，亦即食物於燃燒作用之下，有此熱力時，稱曰一卡之價值。各營養物平均產熱之力爲(一)蛋白質一公釐生熱四乃至四・一卡。(二)脂肪一公釐生熱九・三卡。(三)碳水化物一公釐生熱四・一卡。平常工作之人，體重一百五十磅者，於二十四小時內約需能產生三千乃至三千五百卡之營養料。如此人不事工作，則僅需能產生二千五百卡之營養料已足。如在睡眠中，則二十四小時內，普通只需能產生一千五百乃至二千卡之營養料。反之彼勞工因須多費其力，故營養料之攝取量，自須增益。此因吾人活動所需之力，全由營養料以供給之也。如作過勞之工作，而所攝取之營養料不足，必生疲乏之感，或無力活動，遂致怠於工作並生不愉快的現象。吾人除應攝取適當量之營養料以供給活動力外，更應注意於維他命之攝取，如新鮮牛乳，蔬菜及水果等之採食是也。

操練國術者，因動的原因，須消耗多量之力，故對於營養料之攝取，亦應增益相當之量。故有志國術者，對於飲食物之消化而成營養素以發生力的常識，應有相當的注意也。夫力本爲宇宙間萬象存在之基本與夫推進之原素，因大自然之力，而四時行焉，萬物育焉。人類生息於自然環境之中，端賴力之準備以與抗鬬。個人之力的準備充分，亦即國家力的準備充分。而國與國之間，民族與民族之間，欲各求其存在與光大，惟有隨時隨地準備相當的力，以適應此優勝劣敗之局。吾人固知欲強其國，必先強其民矣。而此之所謂強者，即指各人之力而言也。夫人生本以服務爲目的，無力何能服務。故欲服務，即當先行準備其力。而力之本源，固由乎飲食物運化而生。但同一飲食物之攝取，其所能產生之力雖應相同，然亦視各人生活狀況之不盡同，有能儘量發揮其力之產生者，有不能儘量發揮其力之產生者。故吾人對於生活狀況，允當力求其合理化，俾免飲食物攝取後，不能儘量利用，而受無謂之損耗也。蓋維合理的生活，可引起體內各器官運化作用之旺盛；否則雖攝取多量之飲食物，而不能運化之以盡收其利，如俗所謂虛不受補者，其又何足尙哉。古語有曰，『戶樞不蠹，流水不腐』此以其活動不息之故也。人之生活，亦正應活動不息而生存，如心之搏動，呼吸之賡續，血行之循環，皆有不能已於動者。然此尙屬於不隨意之自動。於此種之動，只能維持普通之生機。苟欲生體之趨於強健，即力之準備逾恆，自必賴於定式的隨意的動作。如運動與操練國術，實爲必要。吾人明知運動與操練國術，爲消耗『力』的行爲，但須知一方因需要過量『力』的消耗，一方即有促進體內各器官努力於『力』的產生之機能，即使運化力增盛。另一方面，即自然的需要飲食物攝取之量的增益。故運動與練術者之食量，自然的較常人爲大。又因時時運動與練術，體內亦自然的作適量『力』的供給。卽於休息之時，體內亦必準備若干量之『力』以備不時之需。寖久而養成習慣，故體內常有充分量之『力』的潛伏。並隨運動及練術經時之漸久，而此『力』之潛伏量亦漸大。此爲運動與練術者之所以能食慾漸增與『力』量日大之基原也。嘗見說部中某武士力能扛鼎，又謂其一食須斗米擔肉，雖屬過甚其詞，但自亦有其過於常人之處，並非完全無稽之說也。

運動之可以促進消化機能的亢進，可用極淺而易知的事實以證明之。如吾人於飽食之後，卽行就眠，雖經過三四小時，醒後必仍有飽滿之感，甚或發生積食不消化之象。又如好靜而不甚健食之人，一旦作特殊的運動（如予曾於服務軍醫時，每早四時卽起，作騎馬野行一小時），則食量卽逾於常時。此因一方面由運動而促進消化之機能，一方面因運動而需特殊量的力之供給。故其時食量自然的增益，以應需要。更因攝取多量食品，由體內運化而爲熱與力之量，未必全行消費淨盡，而所餘之熱與力，卽作爲體內組織發育之需。是故運動家，常能獲得體壯力強的結果，然則國術與消化器之關係，可以知矣。

# 第八章　國術與泌尿生殖器之健康

泌尿器爲身體內之排泄器官。屬於此者，爲腎臟，輸尿管，膀胱及尿道等。又皮膚除司體表之維護外，亦具有排泄機能。如毛孔之換氣及汗腺之發汗，卽其例也。茲將泌尿器之生理解剖，略述如次。

## 第一節　泌尿器之生理解剖

腎臟有二，在腹腔之後壁，分踞於腰椎之兩側。其形宛似蠶豆，色赤褐，其內側向內凹陷，卽腎門是也。爲腎動脈及腎靜脈出入之口，而輸尿管亦由此處相連而下行。其凹陷處面向脊椎，並藏於腹膜後面之脂肪中。腎內部髓質中有腔通腎門名曰腎盂。腎之構造，係由許多小管而成。此名腎小管，管之內面之上皮細胞，爲營腎排泄工作之主體。各小管之起點，漲大如蒂形，卽曰球囊。此處成一深凹，包裹一簇腎毛細管。球囊與毛細管合成一腎小體。各小管由蒂向外時，屈曲旋繞多次，故有腎曲細管之名。此管入後變直，最後數直管相連，成一集合管，以通腎盂。腎小體與曲細管，占腎面之大部，作成腎之皮質。直管或集合管連成八乃至十八個稜錐體形，其尖端向內，名腎乳

第六十三圖 排泄器

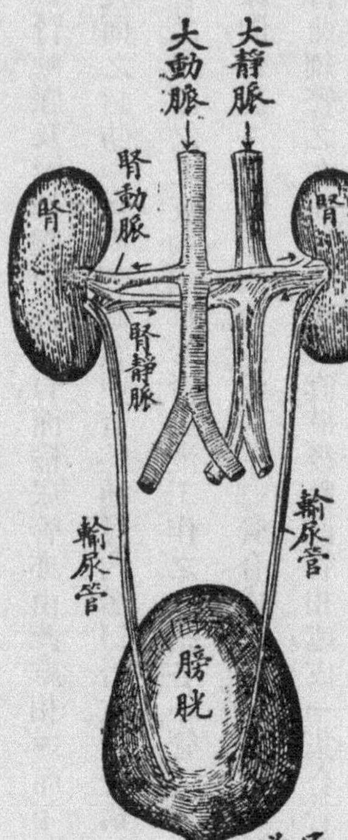


頭，構成腎之髓質。集合管內之細胞，有使尿與血質分離之機能。故有毒質或廢質，得以排泄於體外。

輸尿管爲一細長之肌纖維導管，長約十二英吋。其上端承繼腎盂而膨大。管向下行，入小骨盤，斜其下口以與膀胱之後下壁（膀胱底）相接通。

膀胱在骨盤腔內，爲富於彈力性之囊狀體。乃受尿及貯尿之器。內被粘膜，外爲肌質，其前下部有孔，與尿道交通。

第六十四圖 腎臟

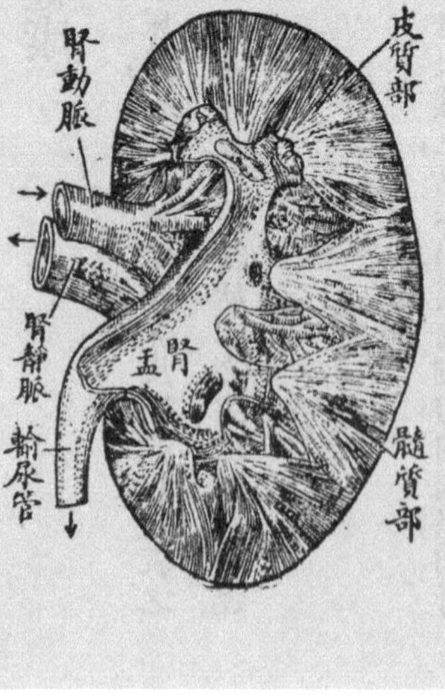

尿道為排泄器通於體外之管，其與膀胱口相連處曰內口，有環狀肌纖維形成膀胱括約肌，以節制尿之任意溢流。尿道之末端曰外口為尿離體之最後出口。男子尿道長約七乃至八英吋，女子尿道長祇一英吋半。

排泄器之生理上機能，係將體內廢物，驅出於體外。即血液循環於全體時，所有收容老廢物，如蛋白質所變之尿素，尿酸，尿色素及無用之鹽類水分等，由腎動脈輸入腎臟。其通行至球囊者，乃由毛細管壁濾出鹽類水分於囊內而出。其通行至細尿管者，由毛細管壁濾出尿素，尿酸及尿色素於細尿管內，與自球囊流來之鹽類水分混合而成尿，乃通過腎乳頭而入腎盂，再經輸尿管而集貯於膀胱，終乃由尿道以排泄於體外。

成人每日所排泄之尿，在健康狀況之下，平均約為三磅，但此仍依液體之攝取量與出汗之多少而不同。如攝取多量之液體，尿量自多，但如出汗多，則尿量減少。兒童按其身體之大小，比成人出尿為多。在五歲時，其出尿之多，平均及成人之半。其原因殆為其所攝取之營養料中，多含液體，並其體內新陳代謝機能，較為旺盛之故也。尿之比重為一、〇一〇乃至一、〇二〇，有特殊的臭氣，色如琥珀，乃由膽汁染成，然此等比重與色澤，常與其量之多少為比例。如尿多，則色淡而輕，尿少則色暗而重。

## 第二節　皮膚與泌汗作用

表皮

皮膚爲包被全身外表之保護物。有彈力性，有深淺兩層。在淺表者曰表皮，而眞皮則爲在深部者。表皮分爲角質層與粘質層，角質層之細胞乾燥而半透明，時時剝落，而由粘質層新生代償細胞以補充之。皮膚之色澤，由於粘質層中所含之色素而來。世界人種之分，卽基於是。表皮部無血管神經，故傷之不痛亦不流血。

眞皮

眞皮在表皮之下，其質緻密而有彈力性。與表皮相接處，有多數之突起，名曰乳頭。眞皮色紅，其處多血管神經，故感覺銳敏。在乳頭內，含有特別之神經末梢，名觸小體。此處至少含一小圈之血管，亦有含數圈者。乳頭排列成行，在指尖前面爲圓形。最奇者手指與足趾之紋，人各相異，且至老不變。故現代指紋成爲專門科學，藉以識別各人。司法界中，尤賴以作檢察罪犯之工具，而免寃獄之不白焉。

皮膚之附屬品

皮膚方面，尚有多數之附屬物，特爲分別述之如次。

汗腺

眞皮層內，尙有腺質，此有汗腺，皮脂腺及乳腺等三者。汗腺在眞皮內，有多數毛細血管纏絡之。其排泄管開口於表皮面，全身體表除口脣外，無處無之，而在手掌足蹠與腋窩部爲尤多。眞皮下部爲疏鬆之結締織，通常多含脂肪，卽所謂脂肪組織者是也。

**皮脂腺**

皮脂腺在眞皮之網狀部，其分佈亦如汗腺，除手掌足蹠外，亦無處無之，尤以顏面及頭部爲最多。其排泄管多依毛髮而開口於毛囊中，無毛髮之處，則直接開口於表皮面。分泌脂肪性液體，以滋潤毛髮，是名皮脂。

**乳腺**

乳腺在胸部皮膚之內。人體成熟時，女子之乳腺特爲發育，開口於乳頭。生產以後，腺細胞更形擴大，分泌乳白色不透明之汁，內含乳糖而味甘。以顯微鏡測之，則見有無數脂肪小球，名曰乳球。當分娩前後所分泌者曰初乳，色黃白，味亦甘而有乳球，初乳小體及上皮細胞等。

**毛**

毛爲表皮細胞變化而成。狀如絲縷，其幹露出於皮外，其根植於眞皮，周圍有毛囊包之。末端膨大部曰乳頭，富含血管神經，爲毛滋長之源。故拔毛而不損及乳頭者，仍能重生。毛幹由毛根長茁，達於體表，內含色素。幹之體乃纖維質或皮質所成，黑髮之色澤，卽含於此質之內。如此色質消失，則髮變爲白色。除頭上之髮以外，其他粗毛並多數毛根，其纖維質內有毛髓。毛幹斜豎於皮上，但若根部肌收縮時，可使之豎直。毛之在眼瞼邊者曰睫毛，此外尙有眉毛，鼻毛與鬚髮之名，皆由

爪甲

脂肪組織

所在地位之不同而異稱謂者。又毛形隨人種而異，黃種爲眞圓形，白種則爲橢圓形。

自眞皮上部起至毛囊外面有平滑肌附着，是名舉毛肌。此肌收縮，則如前述而毛直立，同時皮膚增厚，汗口狹小，而增加其禦寒作用。

第六十五圖　皮膚之放大觀

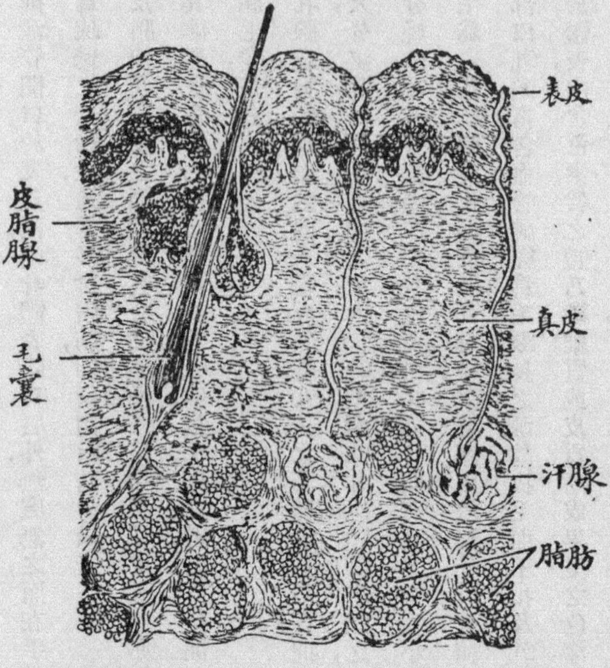


爪甲係堅硬而有彈力性物，乃表皮角質層所變化而成者。用以保護指趾之末端，並增長動作時的力量。分爲爪體，爪根及爪床三部。爪體露於外面。爪根嵌入皮膚。爪床爲爪甲接着於眞皮之部，爪甲卽由此生長，富於血管神經。脂肪組織爲皮下需要之物，蓋藉以充塡肌

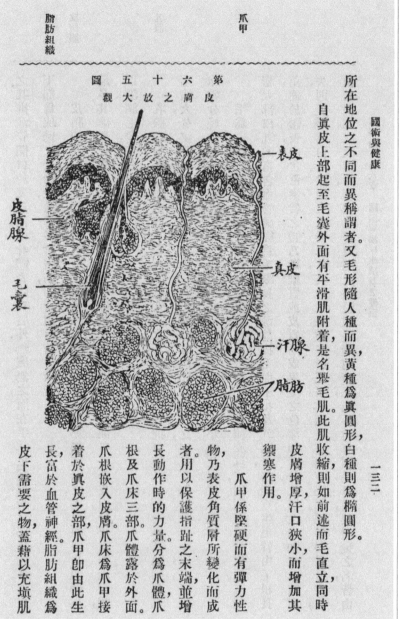

之凹陷處，使皮膚表面呈平坦狀態，而完成人體美者。又因其爲熱的不良導體，而有防止體溫之外散過度，實爲體溫之保衛者。

皮膚在生理上之功用，最要者爲汗之分泌。汗係含有新陳代謝而來之廢物的液體，爲酸性反應。其中雖含固體之廢物不多，然當腎臟不能工作時，亦足以分其一部份之工作，而減輕身體之累。否則多量廢物，存於體內，卽累及健康。尿素原亦汗內之一質，若腎臟患病時，皮膚可因工作之緊張，而代其排泄此質。此外皮膚固尙有保護體表並調節體溫之作用，其尤有俾於吾人生活者，則爲其富於觸覺，而得避免多種危害也。如盲者之手，觸及過冷過熱之物而退縮，足蹠能辨崎嶇之途而免傾跌，是其例也。

## 第三節　生殖器之生理解剖

生殖器爲繁衍種族之器官，男女各有不同，茲爲分別述之如次。

### 甲　男性生殖器

男生殖器之重要部份爲睪丸，副睪丸，精囊，輸精管，前列腺，並陰莖等。就中精囊，輸精管之一部及前列腺在骨盤以內，餘則處於身體外部。茲更分述於後。

(一)睾丸　計有二枚，由鼠蹊管處以精系懸位，分居於左右，而由皮與肌膜組成之陰囊包容之。作卵圓形，乃由曲細管與曲細精管所組成之腺質體。外有血管圍繞，而以結締組織聯合之。曲細管內襯有上皮細胞，卽爲產生精蟲之源，屬於內分泌腺。

(二)副睾丸　在睾丸之後上方，爲一扁平體。係由曲細管迴旋翻上而組成，由睾丸曲細管連續而出，最後相互結合入一總管，成所謂輸精管者，卽爲睾丸之排泄管也。

在胎生男嬰，其睾丸本在腹腔內脊柱兩側腎臟之下，至八個月時，則降及鼠蹊管內口，迨出生後，卽降入於陰囊之內。

第六十六圖
睾丸之斷面

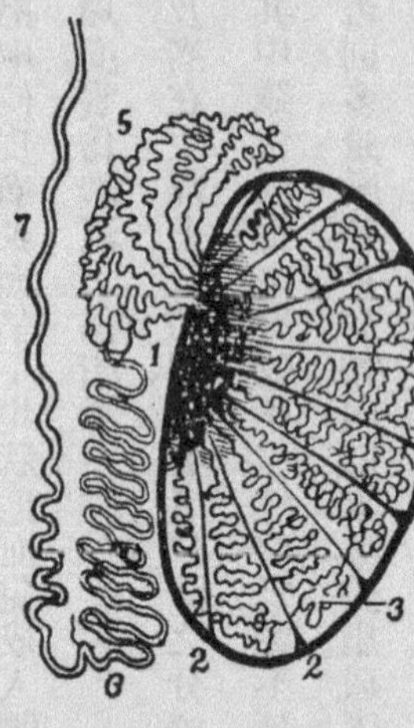


1. 睾丸縱隔
2. 小梁
3. 小葉之一
4. 直管
5. 副睾頭
6. 副睾尾
7. 輸精管

(三)精囊及輸精管　骨盤內有兩小支囊，分居左右，在膀胱與直腸之間，各自發展成輸精管之分支。而爲儲藏精液之囊，卽爲精囊。其排泄管，在每邊與輸精管聯合。此聯合之管名射精管，開口於尿道。輸精管

尿道球腺

由睾丸而上行，經過鼠蹊管而下至骨盤內，以與射精管相通。

第六十七圖
男生殖器之剖面
（一部份）

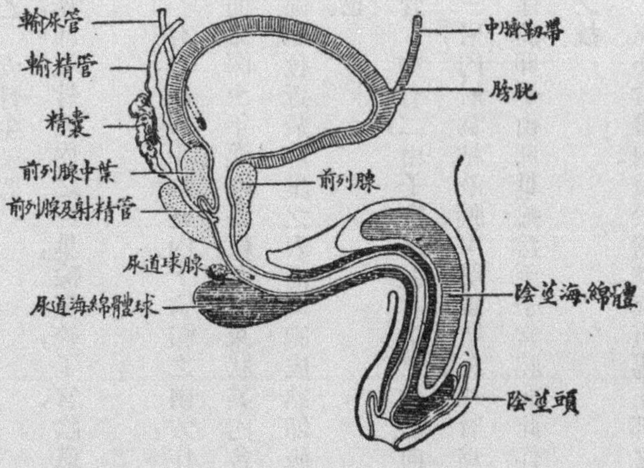


（四）前列腺　係一小腺，頗爲堅固。在尿道之後段，與膀胱頸之前面及周圍處。其分泌液經數小管而入尿道，與精蟲混合，一同排出於體外。此外尚有尿道球腺者，係兩小腺，在前列腺之前，分居尿道之兩邊。亦分泌一種分泌液，於此和入精液。

（五）陰莖　位於恥骨前下部，成於二陰莖海綿體及一尿道海綿體。其質粗鬆，宛如海綿。有鬆皮包蓋之。內含血管神經甚富。當其血管充血時，則呈勃起狀態。陰莖之末端名龜頭或陰莖頭，尿道即開口於此。感覺非常銳敏，有一疊摺之皮蓋之，是名包皮。

前庭等。

## 乙　女性生殖器

女性生殖器，卽在骨盤內之卵巢，輸卵管，子宮，陰道及外陰部之大及小陰唇，陰核，陰阜，陰道

（一）卵巢　有二，位於小骨盤內子宮體之兩旁，作扁平橢圓形，呈薔薇色。凹凸不平。處女月經之未潮者，其面光澤。至年邁則萎縮而爲束狀。其內含大小不同之無數濾胞。其大者名葛拉芬（Graafian）氏濾胞。位近於卵巢之表面。此胞成熟卽破裂，排出其中之胞液及卵子於輸卵管。卽所謂排卵者是也。

（二）輸卵管　亦有二，由子宮之左右兩上角展向於外。作喇叭形，故又名喇叭管。上與卵巢相連。其構造分三層，內層爲粘液膜，中層爲肌質，外層爲漿液膜，係腹膜之一層所移行者。管長約四英吋。其作用係將卵子由卵巢輸送至子宮腔。而此作用，係由於其內面粘膜上有細毛，作波狀行動吸吮其卵之故。

（三）子宮　在小骨盤內，位於膀胱與直腸上部之間，乃梨狀中空之體。其上方較大之一端，爲子宮底。中空之部曰子宮腔。此腔在子宮底部作三角形，在子宮頸部則呈圓形。在子宮底上面

之左右兩角各有一孔，以與輸卵管相導。子宮下端有頸部，分有內口及外口二部。子宮頸外口，乃由子宮前後唇所圍成。子宮之前面，有腹膜被蓋，惟子宮頸之前面一部份，貼近於膀胱後壁處，則無腹膜被蓋。但子宮頸之突入陰道之一部份，仍有粘膜遮蓋。子宮在生理上之功用爲(一)接受孕卵，(二)保育孕卵。卽於孕卵入子宮後，子宮粘膜漸漸變厚而包擁之，旋成胎盤之一部。(三)逼出胎兒及胎盤，然後仍縮成原狀。

(四)陰道　係一肌管，上接子宮口，下達陰唇。其在陰唇處之口曰陰道口。陰道之位置，在膀胱直腸之前，而略向前彎。其內面之粘膜，作橫摺狀，以便陰道擴大時增加其面積。陰道之上端，在子宮頸外口略上處相接，此處名陰道穹窿。陰道口之一部份，爲環狀摺疊之膜所蔽，是卽所謂處女膜。此膜雖經破壞，仍在其邊緣處存有遺迹，是名處女膜痕。其膜之將全陰道口蔽沒者，名無孔處女膜。

(五)大小陰唇　大陰唇係兩摺之皮瓣，內有脂肪與粗鬆結締組織。前與陰阜相接，後至陰唇後連合爲終點。兩大陰唇間之裂以名陰部裂。小陰唇係大陰唇中間之皺襞。前接陰核，後止於繫帶。兩小陰唇間之裂，名曰陰道前庭。

(六)陰阜　在恥骨體前面，係脂肪與纖維組織所成之阜，成年後陰毛叢生於其上。

(七)陰核　係一小體，中含許多血管神經，知覺極爲鋭敏，在胎生上無異男生殖器中之陰莖，惟較小不及寸耳。充血時亦呈勃起現象。

(八)陰道前庭　爲陰核下三角形之空隙，在小陰脣中間，陰道前庭之中央。其外面以大小

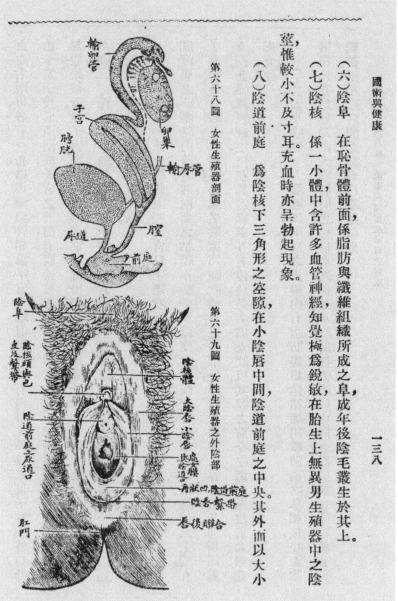


第六十八圖　女性生殖器剖面

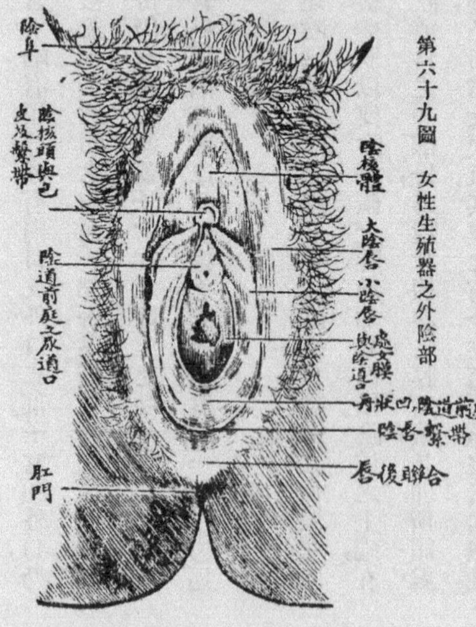


第六十九圖　女性生殖器之外陰部

陰唇掩護之。

女性生殖器，在生理上有一特種定期性的工作，即所謂月經是也。此卽子宮內定期排出含血液之物質。當每次月經來潮時，子宮之粘膜漸厚而充血，子宮內腺則延長扭曲，最後因子宮粘膜破裂，血遂由上皮細胞間壓出，以成所謂月經。繼而子宮內膜，自行復其原狀。月經來時，凡未受孕之卵子，皆隨之而排出。大凡女子平均至十四歲時（熱帶女子較早，寒帶較遲），始有月經，約至四十八九歲時而停止。又平常行經一次，於月經之前四日爲行經預備期，通常流行五日。再越七日，則子宮粘膜復其原狀。此後有十二日之休息。

男精女卵相會，則懷孕。卽精子經由陰道，子宮而入輸卵管，與卵遇。其精頭竄入於卵之核而結合成一新母細胞。此細胞因分裂作用，生成多數新細胞。每新細胞內，均含有原來混合之成分。旋新細胞重行排列，分爲外葉中葉及內葉之三層。人體各部，皆發源於此。旣懷孕之卵，卽安居於子宮壁，由子宮裏層變厚增大之粘膜作成軟床。此膜於胎成熟分娩後，隨亦娩出，故名子宮脫落膜或名眞脫落膜。孕卵至三四個月，名爲胚，再後則爲胎，此胚胎，皆有羊膜囊包之，囊內有液，是名羊水，胎卽浮於其中。

胎盤係羊膜囊之外層所謂絨毛膜者所生發。乃子宮與胎兒之血骨淋巴管，疎鬆團結而成。其貼近胎兒之面平滑，而在母體之一面則崎嶇不平。胎兒以二百八十日而成熟，屆期與胎盤先後娩出。而民族之繁衍，賴由此耳。

## 第四節　國術與泌尿生殖器之關係

吾人既已知國術與呼吸器之關係矣，當更知泌尿器中之腎臟每日所生之尿，其量與肺，皮膚及腸管所共同排泄之廢料相等。若腎臟不能儘量工作則排泄廢料之作用不全，積存體內，而患尿毒症。

汗內所含固體廢料，雖屬無多，但腎臟不能儘量工作時，如能加多發汗，亦足以減輕體內過剩之廢料。故腎臟病人，應有相當的運動，以促汗量之增多。蓋肌體運動之際，可以增加體內所生之熱，而汗腺亦加緊動員。故肌體所生過量之熱，因水汽蒸發而放散於體外。又環境氣溫高時，則皮下血管擴張，故出汗多，而水汽蒸發量亦大，反之氣候冷時，則皮下血管收縮，阻止發汗。此等作用，雖由腦中樞神經所主宰而調節之，但吾人亦可利用國術運動以變更之。如嚴寒之際，皮下血管收縮，因而有寒冷之感，若操練國術至某階段時，則體內之熱度卽行增高，血管隨而擴大充血，立可將寒冷之感驅除。同時體內廢料，亦隨發汗而排出其一部份於體外。換言之，卽體內新陳代謝機能增益，則其結果爲有益於身心，自不待言。而國術與排泄器之關係，亦不待辭費而明矣。

至國術與生殖器之關係，爲我國自古卽加以注意之者。特其所注意者，多趨於過與不及之弊。實有急加以糾正之必要者。

在昔我國人對於操練國術，以爲欲冀成就者大，首須戒之在色。若謂終身不能開色戒，此實不諳生理學之過度主張也。人生至春情發動期，在男子則睪丸成熟而分泌精蟲，女子則卵巢成熟，自生固有的卵子。此等精蟲與卵子，隨時日之進展，而自然好生不息，卽應有相當的排泄的機會。苟任令積儲，則每有因而患抑鬱症者，殊非生理上之合理的現象。故醫學上對於男子每月遺精一二次，多有認爲並非可慮的症象，反以爲生理上必然的趨勢者。夫操練國術，原冀其有利於生理；寧能爲操練國術之故，反使墨守違反生理之禁而絕對的作戒之在色哉。況因睪丸分泌旺盛之時，正多因色戒太嚴，而反足以惹起手淫之舉，造成不良之結果。是故人當壯年，雖月開色戒一二次，不獨無礙於國術操練上的進功，反足以活潑精神，所謂陰陽和而萬事興者，實有至理之言也。特色戒雖可開，但極應有適度的限制。過度則自屬有損於元氣，又不但與國術之進功上有礙，即對生理任何方面皆蒙不利。須知性慾爲人情所不能免，而國家民族之繁衍，又爲應行注意之要務。若操練國術而完全偏重於純陽，純陰之說，則積久養成風氣，勢必陷於民族之絕滅，夫豈提倡國術之初旨哉。於此所當注意所謂優生學者，即欲得健壯之民族，男女皆當於生體發育完全後，始行結婚。結婚後對性慾切戒放縱。忠實的言之，月行二次之性交乃爲最適當者。能守此種限制，則其產生之新國民，必能得健壯的體格。苟能如此，則於國術之進功與夫民族之興盛，誠所謂一舉兩得也。

女子方面，當月經來潮的預備期，及行經之五日間與其後七日內，不宜從事於劇烈活動性的國術之操練，尤忌撲擊類的活動，最好祇操演太極拳，或連環刀等和平式的演習。凡有跳躍顚撲性的操練，祇合在月經休息期間之十二日內，可以毫無顧忌的演習之。蓋因月經來潮前後，子宮粘膜破裂，理應安靜休養，俾易於復原。又卵巢方面，於排卵時，有相當的充血狀態，亦不適於劇烈運動之波及也。

男子在性交之後，須俟睪丸內分泌狀況趨於常態後，始得作劇烈的運動，即至少須間隔二十四小時以後也。如患遺精病者，亦須作此禁忌。

**妊娠時之注意**

女子在懷孕時，在最初即宜摒絕一切劇烈動作的國術，但亦不能無相當的運動。蓋劇烈的運動，難免影響及於子宮體的不安，而有流產的危機，而輕度的運動，則有增進血行，旺盛胚胎營養的效益。即如操練太極拳時，本屬最合適的一種運動，但對於其中的海底針上左步栽錐及下式等動姿，應注意勿使蹲下之度過低，否則有過度壓迫子宮底，而使胚胎不安之虞。又對於分左或右脚時，亦應勿使兩腿提高過甚，否則亦有使子宮不安，影響於胎兒之安定之虞。夫以不需用力之太極拳上，尚應如此顧忌，則其他需勁之拳術，更可知矣。待至妊娠已屆六七個月之際，祇能就樹木花草較多，空氣清鮮處，作呼吸運動與散步。對於身體之扭轉的動作，亦須愼重行之。

**產後之注意**

產後非惡露完全肅清，約兩個月後，亦不能作一般的國術之操練。蓋因子宮在未收縮復原之際，最易因不適宜的運動，而發生子宮前屈後屈等位置不正之病態，而有礙於嗣後之孕育也。

**陰部護衛之重要性**

男女性生殖器，雖大部份在骨盤之內，有骨掩護，不易受外力傷害，但內外生殖器之關係，至爲密切，外生殖器如受傷害，影響及於內生殖器者至切。尤其在男子之陰囊，因懸垂於股間，極易受外力之侵襲（曾憶古諺有『男怕腿襠，女怕奶傍』之說，良有以也），故於決鬬之際，當加意護衛，勿爲敵乘。蓋此項生命線，確與生命有重大關係也。

# 第九章　國術與神經系之健康

神經系爲主宰人生各項之動作，並爲意志發動的淵源。例如肌雖有其固有的收縮伸展性，使無神經爲之主宰，則失其固性，陷爲無用之廢物。心臟之搏動，肺臟之呼吸，胃腸之蠕動，在在皆賴神經之策動。且神經不獨有策動身體各部使其營相當的工作，且有節制各項動作而調整之之能力。苟其失此節制調整之力，則心搏無序，呼吸失和，胃腸亦不能神其消化之功。肌則舉動失常，試問將何以爲人。更如意志之活動，尤爲人生之中堅要務。如教育之接受，善惡之辨別，環境吉凶之趨避，禮貌待人，守法自處，以及種種事態之應付，殆無不茁發自腦神經。抑人之動止，有由於意志之支配者，有不須意志之支配者。如熟睡之人，以針刺體，常不待睡之已醒，然後再事縮手遁避者。又如手觸高度寒熱之物，迅即退縮，異物飛侵眼目，瞬即閉眼者，亦非完全賴於意志之支配而後作。此則由於不隨意的交感神經系，暗中予以感應者也。是故神經系統，亦可分別爲隨意與不隨意之兩者，以節制隨意與不隨意之動作。其隨意者係腦神經系，不隨意者，爲交感神經系。夫人生以服務爲原則，服務以動作而完成。欲服務之盡職，必動作之健全。欲動作之健全，須神經系之無恙，是爲理有固然者。吾人操練國術，卽爲養成動作健全之舉。然則對於主宰動作之神經系，自有須知其底蘊之必要，爲之歷述如次。

## 第一節　神經系之生理解剖

神經系係由大小腦，延髓，脊髓及神經枝並交感神經所組成。通常大別之爲腦脊髓神經系及交感神經系兩大部，而各系又可分爲(一)中樞部，(二)傳達部及(三)末梢部等三者。至神經之構造，係由神經細胞及神經纖維而組成。神經細胞作星芒狀而有不規則之多數突起，或一條延長成軸索。包圍軸索者，爲白色之髓質。其外更被以透明之神經鞘，是卽所謂神經纖維也。神經纖維集合部呈白色，故名白質。神經細胞集合部呈灰白色，故稱灰白質。

第七十圖

神經細胞及神經纖維

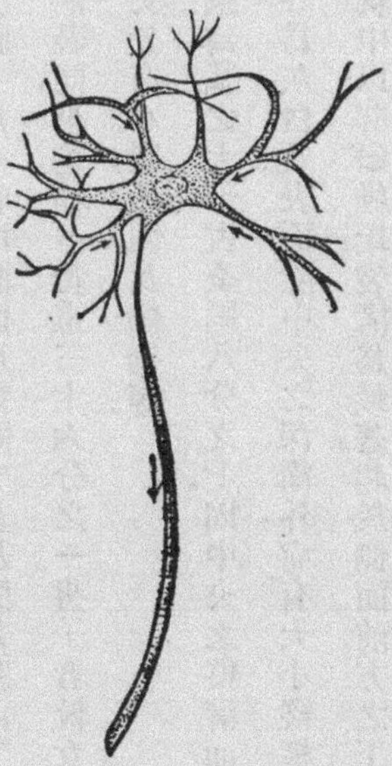

茲將腦脊髓神經與交感神經兩系，分別述之如次。

(甲)腦脊髓神經系　此中更分爲腦，脊髓及神經之三部。

（一）腦　爲柔軟而橢圓形之體。充盈於頭蓋腔內。其外有三層之膜包被之。其體積重量，雖人各不能盡同，平均約占體重三十六分之一。男子者較女子者稍大。中央有溝，區分爲左右兩半。其後部，更分有小腦，延髓及髓橋等。

大腦爲腦之大部，占全腦八分之七。因中央之縱溝而分爲左腦半球及右腦半球之二部。內爲白質，外爲灰白質。表面除中央之深溝外，尙有大小縱橫不一之裂溝。裂溝之間，又有皺襞，是名腦回轉。就中以薛爾維氏裂溝爲最著。起於側面前方之下部，斜向後上方經行。此外爲正中溝，在半球外面之正中部。自上裂下，分半球爲前後兩部。因此兩大裂溝，分腦爲四葉，卽在正中溝之前者曰前頭葉，在薛爾維氏溝之下者曰顳顬葉，在後頭部者曰後頭葉，在前後頭葉之間者曰顱頂葉。

大腦之兩半球，各包裹一腔，名曰腦側室。有左右之分。在兩側室之間者爲第三腦室。第三腦室之後，爲第四腦室。已在延髓與髓橋之內部。尙有第五腦室，居於第三腦室之前，並眞作室狀，乃一狹小之間隙。兩側室與第三第四腦室，皆以室間孔互相連通，惟第五腦室則無口。又腦之五室，皆與脊髓腔相通，因此腦脊髓液可以通流。

大腦爲生體貴重器官。其灰白質部，實爲精神發源之區。意志中樞在前頭葉內，凡意識，記憶，思想，判斷等之智能，胥司於此。後頭葉爲視覺中樞之所在，聽覺中樞則在顳顬葉之上部言語中樞則在薛爾維氏溝之前下部，四肢顏面軀幹等部隨意運動中樞，則沿在正中溝一帶。

第七十一圖　左腦半球

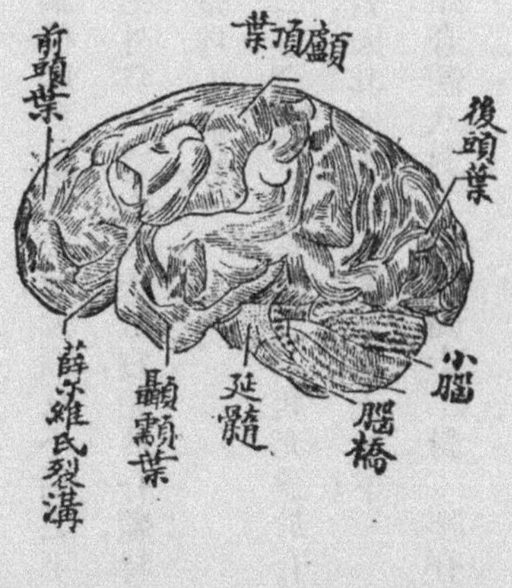


第七十二圖　大腦各中樞

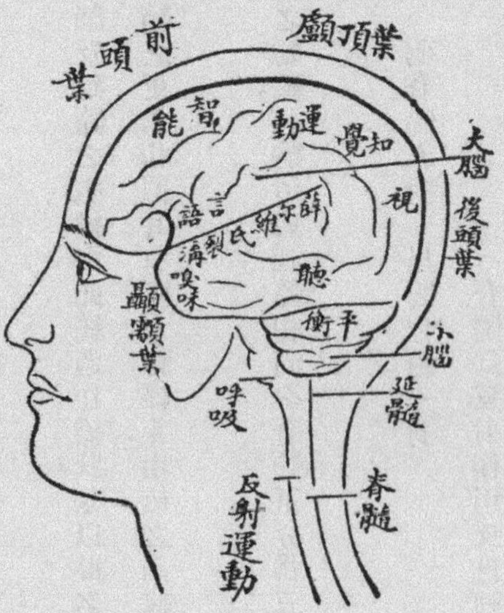


小腦亦分爲兩半球，惟兩球界限，不若大腦之明顯。其兩球相連處曰蚓部，亦如大腦之成自白質與灰白質，亦有腦溝及迴轉位居大腦後部之下，略作扁橢圓形。其主要功用，係維持身體之

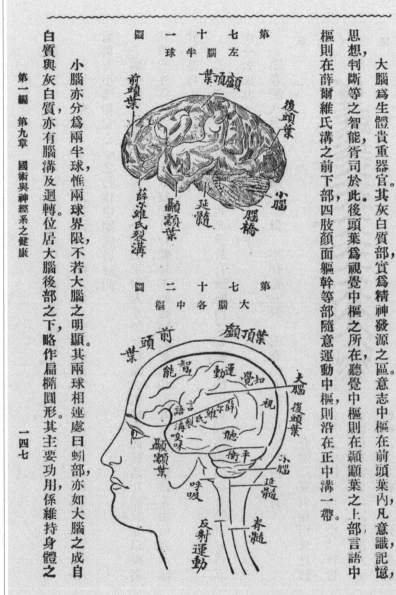

平衡。如小腦有病，即發生眩暈，尤其於閉眼時，即不能直立。

延髓在腦之後下方，爲連接腦與脊髓之媒介部。形似錐體，其構造內爲灰白質，而白質在外，適與大小腦相反。心肺之動作中樞，咸居於此。

腦橋居於延髓之前，大腦及小腦之下。因大小腦及延髓之纖維，由此經過作橋狀，是以得名。其構造外爲白質，內爲灰白質，類於脊髓，特不如延髓之更爲相似耳。有兩大神經束，由橋之前緣分出，是爲大腦脚。

(二)脊髓　自延髓以下起，充盈於脊髓腔內之髓體，其構造與延髓相同。全脊髓可分爲三十一對，因其地位之不同，可別之如下：

頸脊髓八對　胸脊髓十二對　腰脊髓五對　薦脊髓五對　尾閭脊髓一對

脊髓爲反射作用及自動作用之中樞。分爲前後二枝，皆有運動及感覺神經纖維。其前枝發出之神經，行及頸與軀幹

第七十三圖　脊髓

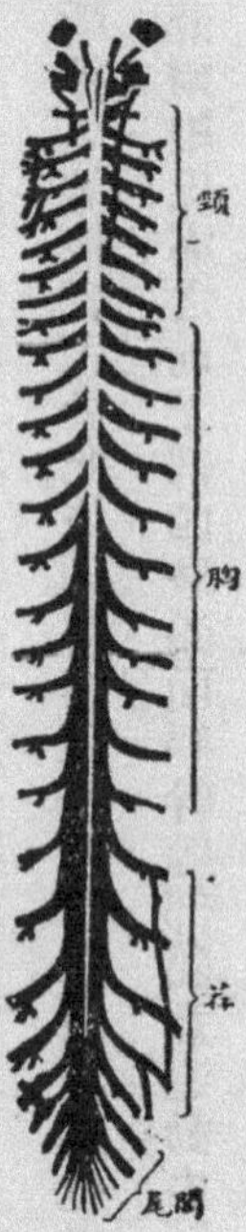

之前及外側並四肢。除胸部外，前枝之神經，彼此交叉，成爲神經叢，然後再發出神經。後枝所發出之神經，行及於頸與軀幹之後部。

脊髓體作近圓形。在中央部之前後，皆有裂溝。在前者曰前縱溝，在後者名曰後縱溝。其外有三層之膜包被之。卽（一）軟脊髓膜，（二）蜘蛛膜，（三）硬脊髓膜。硬脊髓膜與蜘蛛膜之中間處，有隙名硬脊髓膜下腔。蜘蛛膜與軟脊髓膜之間，亦有隙名蜘蛛膜下腔。此兩腔內，皆滿有脊髓液。

第七十四圖

脊髓橫斷面

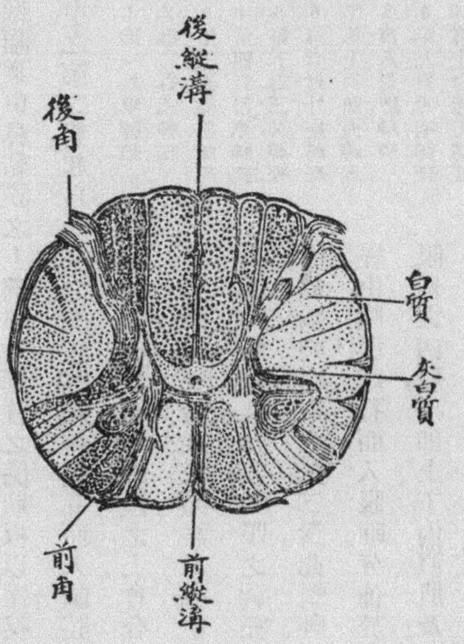


按脊髓膜與腦膜一致，並各相通。軟腦膜隨腦迴轉及高低不平之面，而緊附於腦，此爲腦之生命所必需，正如骨之發生之由於骨膜也。腦之營養血管，皆居於此。蜘蛛膜貼近於軟股膜，但伸張過溝，而留餘蜘蛛膜下腔，以瀦腦脊髓液。硬腦膜堅韌色白，鬆鬆遮蓋以上兩膜，而爲頭蓋腔內之裏膜，以代骨膜。有許多腦動脈分佈於其上。

（三）腦神經　由腦出發之神經，名曰腦神經，計有十二對。卽(1)嗅神經乃司嗅覺之神經而爲腦神經中之第一對神經。其中樞在腦之顳顬葉。由鼻黏膜之上部，經過篩骨之篩狀板，以達嗅球。(2)視神經乃司視覺之神經而爲腦神經中之第二對，起自眼底之網膜，經視神經孔而入顱腔。兩視神經在蝴蝶骨體之上會合交叉而分至於腦後頭葉之視中樞。(3)動眼神經乃運動眼之神經而爲腦神經中之第三對。此對神經由腦底起行而入眼眶。分佈於眼球之四肌，（卽上下內直肌及下斜肌）及提上眼瞼肌。更分佈及於眼之虹彩，而能使瞳孔縮小。

第七十五圖

腦神經位置

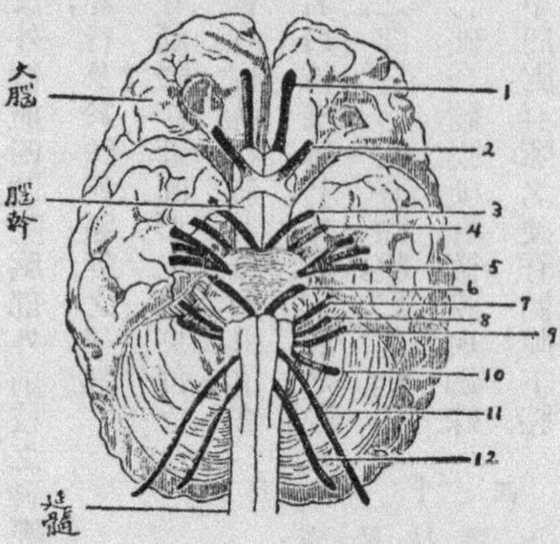


1. 第一對嗅神經
2. 第二對視神經
3. 第三對動眼神經
4. 第四對滑車神經
5. 第五對三叉神經
6. 第六對外旋神經
7. 第七對顏面神經
8. 第八對聽神經
9. 第九對舌咽神經
10. 第十對迷走神經
11. 第十一對副神經
12. 第十二對舌下神經

並因其分佈及於眼調節肌之故，而能使眼聚光以視遠近各物。(4)滑車神經司眼向下向外轉之動作，而爲腦神經中之第四對。因其腱經過一肌膜襻，而彎曲如滑車上之繩，故有此名。(5)三叉神經乃顏面鼻及咽頭之知覺神經，並有咀嚼肌之運動纖維與知覺纖維同行，故此神經有運動及知覺二根，而爲腦神經中之第五對。其知覺根有一大神經節，在其前面分爲三部，即眼神經，上顎神經及下顎神經。眼神經居於眼眶內，以司該部之知覺，亦司眼瞼及鼻側之知覺。上顎神經，在眼眶下孔，爲上齒兩頰及顳顬部之知覺神經。下顎神經在顳顬下凹，爲下齒及下顎之知覺神經。至其運動根則與此枝聯合，以分佈於咀嚼肌。(6)外旋神經乃分佈於眼外直肌而司眼球向外方旋展者，係一運動性神經，而爲腦神經中之第六對。(7)顏面神經分佈於顏面諸肌，係運動性神經，而爲腦神經中之第七對。(8)聽神經係知覺性神經，而爲腦神經中之第八對。此神經分爲二部，其一爲耳蝸神經，其二爲前庭神經，均經由內耳道以達延髓。(9)舌咽神經，此乃知覺與運動兩性混合的神經，而爲腦神經中之第九對。其知覺性纖維由舌尖及舌之後部傳達味覺於腦中樞。其運動性纖維由延髓經過頸靜脈而分佈於舌咽之肌。(10)迷走神經亦係知覺與運動兩性混合的神經。其分枝有行至喉頭者，有行走咽頭者，更有遠達心臟，肺臟者，尚有他枝間接而達於胃腸肝脾等器官者，爲腦神經中之第十對。除司心搏之節制及嚥下動作外，並兼司氣道自喉頭以下，消化管自咽頭以下之知覺。(11)副神經爲腦神經中之第十一對。與第九第十兩對腦神經，同由延髓經過頸靜脈孔，連同運動性神經分佈於胸鎖乳突肌及斜方肌。(12)舌下神經爲腦神經中最末的第十二對。分佈於舌肌及前頸之肌。

十二對腦神經之分佈於各肌的狀況，既略如上述，茲爲便於檢索計，更爲列一簡表如次。

| 部位 | 肌名 | 神經名 |
|---|---|---|
| 頭部 | 顱頂肌、顏面肌 | 顏面神經（第七對） |
| 同右 | 舌肌 | 舌下神經（第十二對） |
| 同右 | 咀嚼肌（顳顬肌、咀嚼肌、頰肌、兩翼肌） | 三叉神經（第五對） |
| 同右 | 助咀嚼肌（二腹肌） | 三叉、顏面神經（第五第七對） |
| 同右 | 眼眶肌（下斜肌、提上瞼肌、上直肌、下直肌、內直肌、） | 動眼神經（第三對） |
| 同右 | 眼外直肌 | 外旋神經（第六對） |
| 同右 | 眼上斜肌 | 滑車神經（第四對） |
| 側頸部 | 胸鎖乳突肌 | 副神經（第十一對） |

| | | |
|---|---|---|
| 前頸部 | 舌肌及使舌與頤及舌骨相連之肌 | 舌下神經（第十二對） |
| 項部 | 斜方肌 | 副神經（第十一對） |
| 咽喉部 | 咽頭喉頭各肌及食道 | 迷走神經（第十對） |
| 同右 | 咽喉之肌 | 舌咽神經（第九對） |

（四）交感神經　此係許多與神經幹相連之神經節，及使神經節與各器官相連之神經所組織而成。故交感神經之中樞器，即爲神經節。乃含有神經細胞之細節狀小體。爲數約有二十二對，排列於椎骨之兩側，而於尾閭骨之前面相連合。即爲椎神經節或中央神經節。其纖維之一部份與脊髓神經相交通，其餘纖維漸分漸細，聯合爲神經叢。分布於全身血管及諸內臟，以主司內臟及血管等之不隨意運動。凡有交感神經分布之器官，其工作均爲反射性的（即不期即不隨意的），且爲不自覺的（即不期其然而然），但能知結果。彼內臟之肌，血管壁及分泌細胞等，均直接受交感神經

第七十六圖

交感神經系

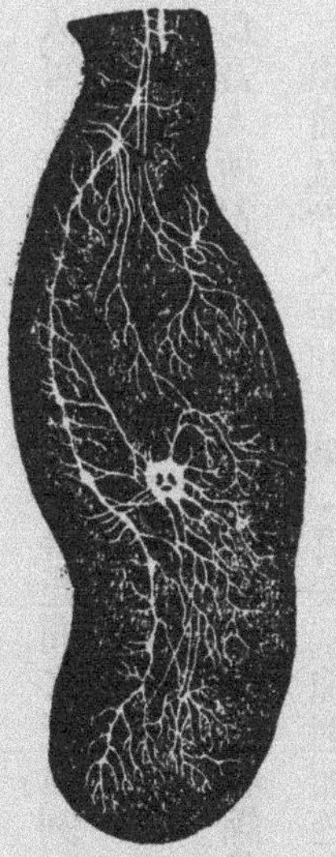

節與交感神經之節制。其運動與知覺纖維，由交通枝而成爲身體大神經系統之一部份。

吾人可以事實證明腦與交感神經間之交通，例如思食則流涎，恐懼憂慮，則阻涎之分泌。此與其他消化液，或尙有同一之現象發生，而妨礙消化。又如乳腺之分泌，常與情思及某情緒而起變化，則爲吾人所習知者。其對於血管之擴張與收縮等運動，亦有至密切的關係，如受驚恐則顔面蒼白（顔面血管收縮的結果），喜樂羞愧則面色潮紅（卽血管擴張而充血的結果。）至於受窘之耳紅面赤等，皆交感神經因心理而起之反應也。又如以極冷之物施接皮膚，亦可見血管呈收縮現象而蒼白；若以熱物接觸皮膚，則呈相反之狀態而皮色潮紅。又當一器官工作之時，該部之血管卽擴張，以供給所需要之血量，工作旣畢，卽由血管壁本身神經之力，而回復原狀。例如消化食物時，須有多量之血，肌運動時亦然。故於飽食之後，不宜作劇烈之運動，因肌將奪去消化器官所需額外之血量，易使消化力減退也。卽不至完全減退，其消化工作，亦必陷於遲緩，故食後須經過相當時間之休息，始可運動也。

## 第二節　國術與神經系之關係

肌與骨愈活動，則其本質愈趨強勁，是爲人所共知者。而神經系方面，亦與肌骨有同樣之現象，卽神經系愈用亦愈靈敏。吾人生活之要點，在使全體器官，能作平衡的活動，而不容有一部份之偏勞，亦不容有一部份之過逸。在昔士途中人，徒知兀兀窮年埋頭窗下，此則對於腦神經方面，可謂竭盡其應用之能事。固不難滿腹經綸，使身登龍門，而飛黃騰達。然因此輩儒生，對於腦神經系方面，實屬用之過勞。乃因對於肌及骨骼方面縱使過於安逸，而不作合理及適當的運動。遂致學富五車之流，常淪爲縛鷄無力之輩。須知身體各部，不作平衡的健康與發育的促進，則不能成爲全人。如久於埋頭窗下者，因胸襟抑鬱及背部前曲，其肺臟之呼吸作用，卽不能運動暢達，結果多有因此而惹生肺病者。此外如心臟，腎臟以及胃腸等，亦多有因缺乏相當的運動而陷於機能滯弱者。則是雖學識兼優，奈無健全之體格以運用之，何能發揮一切。甚或與『出師未捷身先死，長使英雄淚沾襟，』之嘆。晚近科學發達，對於人體各器官，已知非謀其平衡的健康與發育之進展不可。故雖致身仕途，仍不容其不講體育也。且近人深感偉大之事業，胥賴有健全之體格者以竟其功，故對於身體衛生與器官之鍛鍊，務爲各種教育之先決要件。最近提倡國術之所以不分士農工商，務求普及者，職是故也。

國術爲有條理的運動，能使身體各部，得相當的平均健康與發育。腦神經系，本爲吾人生活之淵藪，應使其健全，尤爲必要之務。吾人既知腦神經愈用愈靈敏矣，但用之過度，亦復易陷於病。攷吾人於身體某一部份工作時，該部之血量，即因而增益。則是對於某事務之攻究，事理之探討等時，腦部之血管必應運而擴張，即血量之來歸者劇增，如使此項血管擴張過久，則血管壁因長時間的伸張，必致疲勞，甚或陷於一時性的麻痺。故用腦稍久，必須轉移其注意力於他部，庶該部擴張之血管壁，得以恢復原狀，而獲得一休養的機會。是故讀書或思索至經過某時間以後，即須作適當的運動。使向來擴張之腦部血管恢復原狀，使肌骨方面得到需要的滋養。蓋運動時肌骨間之血量，即隨之而增益故也。是以吾人能於用腦稍久之後，繼以國術之操練，不獨收身體肌骨鍛鍊之效，且能調節用腦過度而使趨於平衡，更能達腦神經愈用愈靈敏之目的焉。

交感神經系，爲主司不隨意運動之樞紐，此在操練國術上，尤有冀其趨於極端敏捷之必要。蓋當國術應用於對敵之時，常遇有以一敵衆並意外來襲之情事。此時因一人目力視野（視野即目力所能視及的邊際）有限，即同時不能環顧四方，但來襲者，決難免夫四方同時進取情事，此時不獨目力難以周顧，且有腦中樞之靈感亦不遑兼及之虞。斯則難免夫顧左失右，瞻前遺後之苦。然技術精進者，每能應付裕如，不致爲敵所乘者，則又何說耶？曰此交感神經系於茫茫中資助之功也。例如精於國術者，多能對飛彈及其他暗器來襲時，未必盡待目力所及，卽能作安然之規避。此則因聞得暗器飛舞之聲息（兵器在空氣中活動因激動空氣而發聲），由交感神經系之靈感，於間不容髮之一瞬間，驅使肢體作有效的趨吉避凶之活動，以致得免於難。而此種交感神經之靈感的敏捷，多能由於操練國術及臨敵經驗以增進之。

以強健身體爲目的而操練國術時，因一舉一動皆屬有規定的動姿，不容稍紊；故有賴於相當的記憶力俾得按步就班，循序演習。爲動定得體，運展應心起見，又非知覺與運動神經之健全不可。至以國術應用於相互攻擊時，旣須對敵方謀應如何的乘虛而入，又須對來擊者謀如何規避而不爲所乘，此則胥賴乎臨機的善於應變。原來我之攻人，或人之來擊，自不能悉本於練習時有規律的方式而對敵，故亦不能以徒讀父書的方式而應用，非卽景生情，動定萬變不可。而欲遂此目的，一由於平日對於國術中各項動態能有純熟的操練與夫敏捷的變化，俾隨機採用，一由於腦神經之認識與指南力的健捷。設不能合此兩方面的性能以施展，不獨難以制敵，必將爲敵所乘。又據吾人所知，技術精巧之人，設無臨陣經驗，亦難操必勝之劵。蓋有以聲東襲西之術來攻者，端賴夫敏捷之手腕與夫應變之經驗以對之，否則其敗可翹足而待焉。而此項敏捷的手腕及應變之經驗，悉基於腦神經之健全與靈敏，否則調度乖方，亦爲失敗之母。然則腦神經及交感神經之與國術的關係，不待辭費而可以大白矣。

## 第三節　點穴術概況

吾人既知神經系與國術之關係，卽一舉一動，莫不由於神經系中樞之指使。故有靈敏之神經系，始有活潑的動作。反之神經系之遲鈍者，其人舉止亦必蠢笨。所謂點穴術者，概而言之，卽加害於使某部肢體活動之該管神經，使陷於麻痺，則該管部之肢體，隨而失去其活動的能力。欲明瞭此項原理，必須先明瞭吾人一舉一動的神經上演進，卽神經系反射作用的情形。茲特約略的申述如次。

例如有球觸及於手指，則接觸於球之手指部的神經末稍，受球之刺戟。此處之神經末稍，本有知覺神經及運動神經之兩者存在。最初由知覺神經末稍將所受刺戟，迅速的傳至脊髓的後根，更循行至於脊髓，更上達於腦之知覺中樞。腦知覺中樞既感到相當的知覺，設該球爲過冷或過熱之體，腦中樞乃立卽發出命令，傳至脊髓，激動前根，更循運動神經直達於手指。手指運動神經既受到此項命令，爲避免過冷或過熱球的危害，立卽驅使該運動神經所轄的手肌，作遽急的收縮，俾該過冷或過熱的球，與手指速即離開，以免於危害（參觀第七十七圖）。

第七十七圖
反射作用圖式

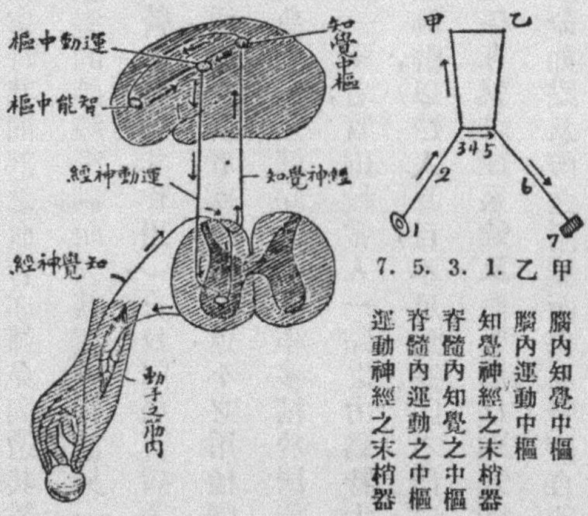


甲 腦內知覺中樞
乙 腦內運動中樞
1. 知覺神經之末梢器
3. 脊髓內知覺之中樞
5. 脊髓內運動之中樞
7. 運動神經之末梢器

上項所述，以該種運動，完全受腦之意志的驅使而發生，故名之曰隨意作用。此外更有於受到某項刺戟時，由受刺戟之末稍知覺神經，傳至後根後，不必更達於腦中樞，即由前根之運動神經，達於受刺戟部之肌，使生收縮，形成種種動作，此則名曰反射作用，如目接強光而急閉，睡夢中蚊蠅相擾時之肢體畏縮者皆是。

就上項所述觀之，吾人一舉一動，既由神經系之主宰，而肢體各部，更由各該管神經各別的主其動作，故吾人欲制人之某部肢體失其動作官能，祇須將該管神經加以處治，如使其麻痺或離斷即可。如動眼神經，爲眼球活動之主體，苟使動眼神經麻痺，則其人立即呈目定狀態。又如呼吸中樞在延髓，設吾人將敵人之延髓中呼吸中樞處，加以危害，則其人立即呼吸停止。又如小腦爲維持吾人身體平衡者，設將小腦部加以襲擊，則其人必立感眩暈並使身體失其平衡而立時暈倒。又如將腋窩神經加以侵害，則上肢立失其運動官能。將危害加諸股神經，則下肢立失運動官能。苟將腰髓加以侵害，則骨盤以下部份，可完全無能爲力。且神經大部份皆伴血管而行，當某神經受侵害時，其同部之血管亦難免同遭其難，甚有血行停止或中斷者。此時一方面既將肢體之運動主宰的神經受制，而失其運動官能，另一方面因血流障礙，而組織感受營養障礙（神經亦需血液營養而神其作用），自致陷於百病叢生，頓失其本能。此即點穴術原理之所在。

或謂通點穴術者，據說部所述，不必用猛劇之力，祇輕輕一點，何能即傷及神經血管而陷於官能障礙哉。予曰凡精點穴術者，率多精於國術者，而精於國術者，其能力自必異於常人，在旁人視爲輕輕一點者，實則較常人一點之力爲特大。況說部所述，常爲形容術者能力廣大起見，故作輕輕一點飾辭，以炫人耳目，不足爲據。固不能以無稽之說，以反我點術之原理也。

以上係專就神經系兼及血管以爲點穴術立說。此外對於體內重要臟器之點襲，自亦足以制敵之死命。如點及腰之兩側而傷及腎臟，自能使其患腎臟病（如輕則腎臟炎重則腎臟破裂而患尿毒症等）而喪生。點觸胸部而傷及心臟或肺臟，自有其致死之道。點觸陰囊內之睾丸，亦足以制其死命。點穿腸管以致發生腹膜炎（腐敗性腹膜炎，）亦爲死路一條。則又爲不待詳申理由而爲人所易知者。然此與其謂爲點穴術，毋甯謂爲係法醫學上致命傷爲較合理。故雖贅述於點穴術項下，實屬含有勉強性焉。

點穴術中有所謂蘇（甦）生法者，即將點傷之處，予以相當的處治，便可恢復原狀。其傷及神經者，如係捻轉關係，祇須作反對方面的矯正，即可仍復常態。如致神經於痲痺者，祇須予以興奮刺戟劑（如樟腦酒或火酒等）或徒手按摩，亦不難恢復原狀。有時更爲時間性的神經痲痺，則經過相當時間，雖不加以處治，亦能自愈。以上僅指神經本質之未受傷損者而言。如致神經發炎，則須用消炎劑治之。如神經或血管斷裂，則非行神經或血管縫合術不可，此則爲醫學昌明時代所能達其目的者，古國術家恐未能有此偉大的能力。大抵點穴術中，以使神經捻轉或強力壓迫爲本體。蓋吾國民族，向來富於好生之德，雖在制服敵人之際，猶不忘將其降服後而謀其甦生之道。是以凡行點穴術者，於恢復其原狀的處置上，常由於一舉手之勞，即能矯正其被點之變故。蓋神經本質原有伸展之本能，在一端點使捻轉，若反點他端，自有復原之可能。此更足證吾點穴術之主要的關鍵在神經之說也。

# 第十章 國術與身體各器官健康之總回顧

前文爲便於說明計，已將國術與身體各器官之關係，分別略述之。然吾人身體各器官，在工作上雖可分爲呼吸器，循環器，消化器，泌尿生殖器，感覺器及神經系等等，而其對於生理的效用上，實莫不互相爲用，而不可須臾離間者。所謂牽一髮而動全身者，此之謂也。國術之動作，又何異一髮之牽，則其一舉一動之必影響於全體器官。例如伸拳襲敵，首須認識對方是否爲吾之敵，此乃下腦皮質中認識力所司之務。既認識對方爲敵矣，又須認明其所處之地位，此又由於腦中指南力中樞，及目之視力而辨別之者。既認清對方爲吾之敵與其所在矣，因某種意識的刺戟，使腦指使運動神經，傳令於上肢，握拳伸臂以襲之。並爲制敵於不利計，必求此拳一出，而傷其要害，此又有賴於視力及指南力之驅使。而在一拳擊出之際，固由於運動神經之驅使，同時肌之伸展力，肘臂兩關節之活動力，皆爲中堅之立動體。又當茲一伸拳之際，肩胛背部及全身肌肉及關節，殆莫不隨之而發生適應乎此伸拳之運動。如右拳向外伸展襲敵之際，其左臂每自動的向後退縮，而右下肢，亦每於不知不覺不知中，隨右臂之伸展而前進。又當右臂前伸，左臂後退之時，胸廓亦必隨之而擴張，呼吸器方面之吸息作用，亦隨之而生。而因此一吸息，則體內新陳代謝方面，即有多種之變動。反而言之，如無消化器攝取營養物，如攝取磷鈣之質以堅其骨，攝取造血原素以成血液，既成血液乃由循環器運行於腦之營養血管以養腦，則首先之意識及指南力，即無從發生。又如肌不得血之營養則失其生機，遑論鼓其伸展之勇氣以襲敵哉。

又吾人於拳之一伸展間，因用力之關係，必消耗多少之體力，為補償此項消耗之體力起見，除物質代謝機，首須作相當之努力外，此時組成器官之多種細胞，亦紛紛各就所耗死者而努力於補償之工作。而所有耗死之細胞及其他新陳代謝產物，又須排泄器官，作相當之擯出於體外。

總之，吾人於一舉手一投足之勞，其與身體各器官，莫不發生相當的影響。苟欲加以詳釋，雖萬言亦難盡其辭。要不能誤認一動在臂，其影響僅及於該臂之一局部或其附近機體也。是故欲盡國術方面種種動作之能事，須先有身體全器官之健全而後可。

吾人於操練國術之際，因所操練國術的種類之不同，對於體內各器官之效能，雖有畸輕畸重之分，要不能謂為僅影響於某器官之一部份也。如操練呼吸運動時，雖在表面上視之，係偏於肺臟及胸部肌肉強健的增進，其實因肺臟深呼吸的結果，氧之攝入增益，首蒙其惠者，為血液之清肅。須知因血液之清肅，全身所賴血液以營養之器官，亦莫不蒙其惠。且操練有素者，因氧之涵蓄量漸增，足以應付不時之需。故吾人初練國術時，動作稍多，即感呼吸迫促及心搏增進。如操練有素，則雖操練一較爲費力之國術，亦無呼吸迫促及心搏增進的現象。此蓋由氧涵蓄量之多寡而別者。且不徒呼吸及心搏因氧之涵蓄而能耐勞，即肌之方面，亦因物質代謝力之增進，並適宜的運動，亦增強其耐勞力。即如操勞雖久，鮮有發生疲勞及痙攣性麻痺之患者。此不獨肌之耐勞力增進，即分配於該肌部之神經，亦因習於運動，其伸展力及對刺戟之抵抗，亦同時增強之故也。

操練國術，自以使身體各器官平均發展爲主，尤宜擇在身體各器官均趨於平衡時爲最佳。如在飲食之後，因消化器方面，其工作之努力，必較其他器官爲甚，即身體各器官生理機能失其平衡之時也。如在此時操練國術，則有多少之失宜。而操練國術最適宜之時間，爲清晨起身以後，此時身體因一夜間睡眠的休息，各器官之機能，因休息的調節而趨於平衡，如於此時操練並無畸輕畸重於某一器官之國術，允爲最適當之舉。此國術家操練國術，必在黎明空腹時也。若雖在黎明而身體各器官已失其平衡，如晨餐之後，操練國術，亦屬不當。此爲國術家所當慎重注意者。

在操練國術之後，如有汗流浹背之現象時，萬勿招風受涼，因此時毛孔怒開，最易感冒風寒之侵襲，最好以溫水拂拭出汗部，待其漸入清涼之境，則自屬最適宜的處置。

在操練國術之後，全身各器官大都趨於緊張，此時允宜戒除暴飲暴食，免使全部緊張之器官，突然轉趨於消化器之一途，以惹起消化器種種之病症的發生。通常在操練後及飲食後至少隔至三十分鐘乃至一小時後，方可進食或練術。

飽食之後，因胃部積有食物，並因積食重量的關係，如作暴烈的動作如跳躍等，每可引起胃擴張症，又或形成胃肌弛緩症，遂致消化不良。更因消化不良，而影響於全身的營養障礙。如此操練國術，不但不能增強體力，反能致身體於衰弱也。故操練國術者，最宜注意於消化器的病變也。

有一故事，足爲食後作暴力動作者戒：在昔德國有一店夥，食後如廁，其時有一德醫經過廁所前之街衢，此醫學識深造，按人之脈能知其死期之遠近，該店夥爲欲知其壽命之永促，旣見此醫經過，恐失去採詢的機會，急由廁內躍至街心，攔此醫者之道而叩以己之壽命永促。此醫知店夥之在食後，以其一躍之故，並不按脈，卽告以君之壽命，難逭日內，店夥怏怏而返，次日果死。以不按脈而卽知其壽命難逭日內，甯非近於神話。詎知該店夥本無病症足以致死，乃因食後暴躍，胃腸因暴力而生損，是以隔日而亡。以此作食後暴動之戒，允屬甚當之例。

夫操練國術，可使身體活潑而強健，已述其理於前；然回顧吾國人衆，對於強身之道，大半不事相當運動及操練國術以強身，而惟知服用所謂補藥。商人乃利用此心理，不顧各人之體質如何，製售種種未必適合於服用者體質之補藥。在服用者，亦徒以商家廣告誇張之辭，邊計利害，羣起購服，其結果眞能服得其當者，百難得一；且即使服用補劑而得益，亦不過一時的成效，不久即行消失，而耗費每屬甚鉅。時或服失其當，則不獨無益，反而有害。吾人披閱報張，其廣告欄中補藥廣告之多，誠不能無感於衷。須知強身之道，以攝取相當需要之營養物並行相當之運動，最爲妥善。如一日三餐之際，使脂肪、蛋白、碳水化物等質，有相當的供給，如青菜、豆腐、鷄蛋、魚肉之類，實爲增進人體健康無上之妙品，並無乞靈於藥物以營生之必要。蓋攝取相當營養物之餘，更作相當運動，以促進新陳代謝機能之增進，自可使身體日趨堅強。是故操練國術，實爲強身之道，且不致有如以補藥強身者之服失其當，反遭意外之弊；又且無需花費。據統計所知吾國人民每年消費於補藥中之金錢，爲數超出千萬元以上。設將此項金錢，捐助國防的設備，一方面應用可靠的操練國術以強身，則是人民身體既可轉弱爲強，而國防又得趨鞏固，不出十年，民族復興，可操左劵。願有服用補藥癖者，其猛省吾言。

# 第二編　國術與外科

吾人操練國術之目的，原以強身為體，以自衛為用。前編已述強身之原理，茲編所述，係側重於應用國術以對敵時極易發生之種種傷害，以及療治傷害之方。吾國向有所謂跌打損傷科者，專負療治此項傷害之責。然陳腐不適於現代之用。原夫輕微之傷，設療治不得其法，每足以喪命。此非吾故甚其辭，請讀吾書創傷傳染論，必能了然吾言之非虛。更讀吾書創傷傳染預防法後，自能得轉危為安，化險如夷之神效。

我國多數國術家，對於刀槍創傷，每各有其秘方的療法。惜乎皆自嚴守秘密，不輕易傳人。論者謂係國家專利法尚未趨於具體化之故，亦未嘗無理也。著者雖曾得國術家私授秘方數起，試之亦頗神驗，然以未能得其允予公開之故，未便列入本籍。吾書所述，係就現代科學醫方而之有關者，詳為採述。但據本人實施的所見，科學醫方面對於種種傷害之治療方術，不獨並不見遜於秘方，且多數為舊式跌打損傷科力所不逮者，亦得處置裕如。此種公開而切於實用的新療法，使人人得而知之，不獨自善其身，且可兼善於人，固大有補於國術之提倡也。

# 第一章　致命傷概論

傷及重要臟器（要害），無法救濟必致喪失生命者，是曰致命傷，此爲對敵上習見之事。人體重要臟器如腦，如心與大血管，如肺及其他消化，泌尿生殖器等是。腦若受傷至相當程度，全身即失其知覺與活動能力，自爲致命之源泉。心臟受傷至某程度，或停止搏動，或心體破裂，固足以致命，而深部大血管破裂不及結紮時之大失血，亦能致死。凡此皆屬無法可以救治者。至於肺臟輕者之受傷，尚可療治，但傷勢較重時，其足以致死之道甚多。如肺膜破裂而生氣胸，凶器不潔而惹起不潔性肺炎，呼吸失常等皆是。又如以指壓迫氣管而致窒息過度以死（輕度窒息，每可因人工呼吸法而蘇甦，詳見急救項下）。前項所述各致命傷，皆可於瞬間而喪命。此外如消化器之胃腸，泌尿器之腎臟及膀胱，以及生殖器等之損傷，雖無前項致命傷合併，亦多有於受傷後經過相當時間而致死者。如腸管穿孔而起腐敗性腹膜炎以致死是。但此種腐敗性腹膜炎（起因或由於腸管內容，或由於凶器之病原菌），亦多經數日始致於死。

除重要臟器之外，人體中雖受較大之損傷，每不致於喪命。據吾人經驗上所見，如人損失其四肢之一肢，或全部上下肢斷去，祗須不使失去大量之血液，而加以適宜之處置，可照常維持其生命。又如受火傷時，如僅及於體表三分之一以下，或二分之一以下，多能免於死。若一肢高度之火傷，雖完全炭化，亦有生望。是知傷害之與生命，不必以受傷部位之輕重大小相關，而與傷處之是否要害爲斷。例如以針穿通血管，而注入些許之空氣，則可生空氣血栓，而頃刻致命。反之大血管破裂時，若立卽作適宜之結紮以止血，殆可謂與生命無礙。

是以吾人無論在任何狀況之下，與人對敵，皆當以謹護身體要害部爲務。嘗讀說部，當以國術取人命時，不曰以泰山壓頂之勢，向頭部下擊，則曰一槍向前，直取咽喉，或曰當胸刺去。凡此皆所以取敵人要害以制其命之途。最近作戰之際，有鋼盔以護頭，鋼背心以護胸腹，卽所以維護要害之道也。在舊式戰將服飾中，頭部必戴相當之盔帽，身體必披以刀槍難入之鎧甲，亦足見維護要害之道，古人早有認識，未必僅爲觀瞻華麗也。

現時操練國術中之長兵時，所戴之護面及護衣，亦維護要害之意也。至於臨陣作戰之兵將，設非因礮火之力過猛，爲普通護身服飾所無法抵制，則吾知其必仍用相當維護要害之服飾。試觀固守戰壕之士兵，猶襲用古代化之鋼盔，以防步鎗或機關鎗子彈者，可以知矣。

國術中之任何拳術，苟精詳的觀察之，殆無不以維護要害爲主體。就現時通行於各步隊中之應用拳及流行之太極拳之任何一動作以言，如應用拳之預備式，其身體必半向左而兩手並置於左腰胯處者，卽維護要害最著之例也。蓋身體半左轉，則外來之傷害物，不至平直傷及吾人之胸腹，益以兩上肢之部位，無異以右上膊護胸，右前膊護腰腹。至其接續之第一動作，卽爲右上肢，向右前方伸轉，此正爲應付敵人由前面加害之外力，向體之右側撇開，以免頭胸腹部之來襲也。至以太極拳而言，吾人驟視開左步單鞭時，頗似將胸腹部之要害，完全開放，而失去維護要害之意，實則此時因身軀作半左轉勢，外力已不能直貫胸腹之要害。且開左步單鞭之後，多接以轉身琵琶式或摟手。而此式之主要動作在一右轉之際，將右手轉圈向下劈而翻上，及兩臂分別在胸前向外方摟出，此係應付敵人由前右上方來襲時之武力而撇向身體右部之外。至左手由後向下劈，又爲應付敵人由前左側方來襲之武力使之被擋至體之左外方。故此轉身琵琶式或摟手，可謂爲應付敵人由前，左右，側，來襲時之動作。就上例而言，已深知各種拳術，無不以維護要害爲主體，要卽所以避免遭受致命傷之要道也。

對敵時遭受致命傷，自屬無法作事後之救治，惟有束手待斃，故吾於此章，亦無治療法可述。

# 第二章　創傷傳染概論

## 第一節　創傷傳染之意義

自科學中之光學獲得顯著之進步，而發明所謂顯微鏡，得以窺得爲吾人肉眼所不能視之細微體以後，在醫學方面，隨亦獲得一意外之收穫。即賴高度擴大之顯微鏡，以發見細菌之存在也。而又由學者之更進一步的研究所得，知此項細菌，分病原菌及非病原菌二種。非病原菌與本文無關，姑置勿論，而所謂病原菌者，乃係一種足以致人於病者之細微植物性之小體。（致動物於病之病原菌，茲亦不論。）此項病原菌種類甚多，如竄入人體，即能使此人生各別之病。而由某某種細菌竄入人體而生之病，是名傳染病。因其每可由某一病人，將其病原菌傳至另一人，而生同樣之病故也。又此等病原菌竄入人體之途徑，各有不同。有由消化器竄入者，如俗所謂病從口入者之一類。有由呼吸器竄入者，如肺癆病，鼠疫者是。今就創傷傳染言，即指病原菌，由於人體表面，哆開之創口處而竄入者一類而言。而此種人體表面哆開之創口，在本文中，更係指由於操練國術，（如撲擊或摔角之練習時）或以國術對敵時所生之創口而言。換言之，即由跌打損傷而使體表發生哆開的創口。病原菌由此創口竄入，遂致引起病症者是也。故吾人體表，雖非在要害之區，如發生哆開的創口，即有受病原菌竄入而致病之危險。此又視竄入病原菌之種類，而病機之危害程度，各有不同。其病原之劇烈者，每足以致命，故不得視體表創口之細微，而謂爲無生命之虞也。關於此點，要爲舊式跌打損傷科中所不知者。

## 第二節 創傷傳染病之種類

普通由創口竄入病原菌所起的病，大致有化膿，限局性蜂窩織（皮下結締組織部）炎、急性淋巴管炎、急性動靜脈管炎、丹毒、膿毒症、敗血症、病院壞疽、以及破傷風等。而此項創傷傳染病，因細菌毒素之作用，除發生局部症候外，時更惹起發熱的全身症候。有時同一創口竄入兩種以上之病原菌，則發生兩種以上的病症。所謂混合傳染者此也。茲略將上列各項創傷傳染病症候及療法，敍述於次，俾因施行國術對敵而生創傷者，知所警惕，並知所以自處之道。

### 甲 創傷傳染之化膿症（Die wunde infections Eiterungen）

化膿菌有種種。如爲黃色黃膿，則於傳染局部形成黃色膿汁。如爲綠膿桿菌，則形成綠色膿汁。因此項膿汁之積儲，多形成膿瘍（即膿性之疱）。遇有此項膿瘍發生時，祇須將其切開排去膿汁，再以雙氧水注入膿巢內洗淨，然後以消毒紗布包裹之（，有時須塞入碘仿紗布）不日必可痊癒。（此專療法，係就最簡而易於自行處置者而言）以愈早處置爲愈妙。否則恐其有蔓延於周圍部或深部，以致形成蜂窩織炎之慮。

乙　急性淋巴管及血管炎（Die acute Entzundungen der Lymphgefässe und Blutgefässe）

淋巴管炎，卽在傳染部發生線狀紅色之墳起。有時更使附近部淋巴腺，（如上肢之肘腺及腋窩腺，下肢時之鼠蹊腺。）發生炎性腫脹疼痛。本症亦當早爲治療。卽始則高舉局部，同時用冰濕布罨包之或用依希豈窩兒油膏貼布之（依希豈窩兒油膏西藥房有製成者出售）。對於哆開性之創口，另須以消毒液（如千倍昇汞水百分之二硼酸水或雙氧水等）洗後，包以消毒紗布。

血管炎以靜脈炎爲多，其爲傳染性者（另由單純之外傷而無病原菌竄入亦可起炎症），多由化膿菌之作祟。其症狀如爲靜脈管炎，以血流障礙而生局部浮腫，在該靜脈之經過途徑，呈硬固而痛之索條狀。

療法與淋巴管炎相同。惟包紮或罨包時，不可有加以壓迫患部之傾向。

丙　蜂窩織炎（Phlegmone）

炎症之在皮下疏鬆結締組織部者，曰蜂窩織炎。有限局性及蔓延性之二種。此由於化膿菌竄入於創口內而起。創口不問大小，雖指爪搔傷或以針刺傷之微口，皆有受此等病原菌侵入之可能，但炎症發生處，則又未必即在創口本處，每由淋巴流攜帶病原菌至創口相隔遠處而致病。其限局性者，在皮下呈紅腫外觀，觸之灼熱而有壓痛。該部初多作硬結狀，繼則漸趨於軟化。以指按腫處，能感波狀動態。如其膿汁，向周圍侵行，則轉成蔓延性蜂窩織炎。病之重者，每發生化膿性全身熱。凡生於指趾尖端之蜂窩織炎，特名之曰瘭疽。此乃由於指趾尖端受傷而起之限局性病。此處因富於神經，故疼痛劇烈，非迅加切開排膿，則有深入侵及腱鞘，沿疏鬆結締組織而成蔓延性蜂窩織炎，以至喪命者。

蔓延性蜂窩織炎，常能極迅速的由某一局部侵至周圍，引起患者惡寒戰慄，更有深入肌膜下以致發生膿毒症而亡者。常見劇症之發生於四肢者，經四五日後，雖急行患肢切斷術，亦難得救者；即幸而能維持生命，亦必陷於官能障礙而成殘疾。故國術家愼勿以遭受微傷，而泰然任之，不加以相當之防範。否則將不死於傷，而寃死於微傷後之創傷傳染焉。對於蜂窩織炎之療法，不論其爲限局性或蔓延性者，要以提早施行切開排膿爲唯一要務。切開之口，尤宜較廣，固不必問膿量之多寡也，且須就疼痛最劇之處切開之。既切開之後，即以消毒液（見前）儘量洗滌之，庶免全身中毒之危機。洗滌後對創口內須充填碘仿或尼瓦羅兒紗布條，外面更包以消毒紗布。凡遇重症而有蔓延之虞者，允宜施行離斷術（在四肢者），爲顧及生命之保全計，切勿稍有猶豫爲要。

### 丁　丹毒（Eryoeplas, Rose）

丹毒爲眞正的創傷傳染病，於受傷後，不問創口之大小，甚或爲肉芽面（將長成之皮肉曰肉芽），如爲丹毒連鎖狀球菌所侵入，約經過七八小時乃至二三日之潛伏期（已感染病機，而尙在醞釀中而未發生症候時，曰潛伏期），即發現本病。此病通常皆限局於皮膚部，沿眞皮之淋巴道進行。起丹毒性皮膚炎，即皮膚潮紅作薔薇色。以指壓此潮紅部，即能退色，但指壓一去，仍復潮紅如故。此潮紅部之皮膚，較周圍無病之皮膚稍墳起，觸之覺有灼熱而自感微痛。發病之初，多呈惡寒戰慄，體溫昇騰。經數日後，體溫突然下降，每降至常溫（攝氏三十七度）以下。有因續發肺炎而死者。丹毒之種類甚多，如粘膜丹毒、瘢狀丹毒、游走性丹毒、浮腫性丹毒、蜂窩織炎性丹毒、膿疱性丹毒、壞疽性丹毒及習慣性丹毒等。就中以游走性丹毒爲勢最凶，往往能由發病部，經一夜之間，而延及廣汎之處。其特異的症狀爲病部之潮紅，與健康部界限非常清晰。至其病勢之預後，有因輕症丹毒忽繼發腦膜炎或聲門浮腫而死者，有自始病勢似極凶猛而易於恢復治癒者，有因細菌產生毒素以致中毒而致命者。大抵年老及小兒及身體虛弱而有心腎肝病者，其預後較爲危險。

丹毒症本可以預防得法而不致傳染，即受傷後，不問創口之大小，即行嚴密的加以消毒防腐，不與患丹毒者接近。既染本症，先預使患部安靜。如在四肢，則高位舉起之。對於疼痛及消炎，可用冷濕布罨包。其患部較廣者，可在患部用亂刺法（以消毒針刺皮膚作小創口）後，以百分之五石炭酸液或千倍昇汞水洗滌之，又可用器械壓迫患部之側（我國習用繩線緊縛患部左近亦通），使其鄰近部之淋巴管迂塞，以防止其蔓延。在患部表面則貼以依希豈窩兒油膏，蕈消退其炎症。內服藥方面，如發熱則服用清涼劑並解熱劑（如鹽酸金雞納霜），每次服半公厘，大致可治。

## 戊　病院壞疽（Hospital brad）

本病在國術方面關係至微，從略。

## 己　破傷風（Tetanus）

本症為創傷傳染病中之危險者，其病原菌因係嫌氣菌，故不能在空氣中生活，而多潛滋於土壤中。大都由創傷哆口侵入人體，故又有創傷破傷風之名。不問創口之大小，如觸及含有破傷風菌之土壤，即能竄入體內。約經一乃至二週的潛伏期，或傳染不久，發生精神不安，失眠，傳染部異常感覺等前驅症候後，發生正式症候。其主要者如顎肌及其他一定肌簇，或全身諸肌發生痙攣性收縮（俗稱抽筋）。而其痙攣常自咀呷肌或頸肌開始而呈牙關緊閉症狀。其痙攣或為強直性，或為間代性（強直性指常時間持續而言，間代性係一陣一陣的發作之謂）。身體的反射機能亢進（即對外界之刺戟，作過敏的應付）。但患者意識始終清明。大都頑固的失眠，時訴肌肉強勁，運動官能阻礙。其他顏面部諸肌，亦呈強直性痙攣，口裂橫徑加廣，兩唇微啓，齒牙稍露，故面之下部，宛呈笑容；而以鼻唇溝加深，鼻翼向外上方牽引，眼瞼縮小之故，而面之中部，反呈悲哀狀。前額有皺襞，狀似恐怖。上述各現象，統名之曰破傷風顏。又因咽喉肌痙攣之故，故言語及嚥下動作困難，甚或不能言語與嚥下。如更延至項肌及背肌，則呈角弓反張現象，延及胸肌，則呼吸困難。此外腹部及四肢，亦可延及而發生痙攣。此等痙攣之發作，常由於外界微細之刺戟，如聲音、光線、輕觸或微壓等而誘發。發作時患者倍呈苦象。有持續數分鐘者，有稽延至十數分鐘者。至患者之體溫，或發微熱，或熱至四十度以上，此每在死前見之。如發高熱，則每陷於神識不清。其病之劇者，每可在數小時後而致命，但病勢能延至一週，則頗有生望。

對於破傷風之傳染，不難預防。即使已受傳染，因細菌不致迅即蔓延於全身，故苟能即時將受傳染之創口部，嚴予消毒，每可倖免於厄。碘仿（藥房有買）對本症有特效，故在患部撒佈碘仿，則可在創內還元。斯時不獨可以殺菌，兼可中和毒素。法將創口開大，以銳匙搔爬不潔之創面，使與空氣暢適，並用十倍碘仿醚（醚九十分碘仿十分配合溶解之液）洗滌之，更以碘仿粉末撒布創面，大致能奏奇效。但破傷風侵入創口經過十小時至十五小時之久而毒素已入血者，即使用上法，甚或施行四肢離斷術，亦難望生。

除行上項局部治療以外，對患者尚須納諸暗室，凡足以誘起痙攣之刺戟，皆當嚴爲屏去。一面內服或注射麻醉鎮痙劑（如鴉片酒、嗎啡、溴素劑、安眠劑）。此等藥劑，不獨可以減少患者痛苦，且可使病機延久，使趨於易加治療的機會。血清療法，亦以愈早施行爲愈有希望。要之凡國術家，偶於對敵之際，不幸而遭受創傷或複雜骨折而沾有泥土者時，允宜未雨綢繆。即不問其是否受破傷風菌之傳染，皆當於創傷部急行嚴密的消毒，則每能收事半功倍之效。萬不能以創口微細而忽略之。蓋縱使創口較大，如處置得宜，亦能安然渡過危厄也。

關於創傷傳染的病症，除上述者外，尚有多種，以其與國術方面，殊少直接關係，故概行從略。

## 第三節　創傷傳染之預防

科學醫進步至細菌發明，並證實多種病症係由細菌傳染後的作祟而起之時，正如哥倫布之發見新大陸，而另登一新世界。尤其因巴士德、克賴潑司及柯哈（Pasteur Krebs, R. Koch）諸氏先後發明病原細菌，並創抑制微生體有害作用之法，得有相當業績之餘，乃得由制腐法而進爲防腐法，遂使疾病之來侵，而得預爲之備。實又開醫學界之新紀元。即如茲章所述之創傷傳染的預防，要爲防腐法之濫觴。即吾人於不幸而遭受創傷時，若能及早的對於創口加以適當之處置，一方面免病原菌之竄入，一方面使雖已竄入創內之病原菌，失其優生作祟之能力，則病自可免。其法之最普通者，即以百分之五石炭酸水或千倍昇汞水洗滌創口，更以消毒紗布，包護創口，使與外界相隔絕。如此則雖有病原菌作種種之侵略，奈不得其門而入，其技自窮。而吾人亦得安然度其生涯矣。是故國術家當其挾技與敵人相周旋時，至少應攜帶千倍昇汞水浸漬之棉花，消毒之紗布並清潔之編帶若干，以備萬一之不測。則雖受傷，必能消未來之隱患而此種極簡單之急救的需要，實爲攻究國術者，所當深加認識者也。蓋臨傷雖不能謂僅行上項處置，即可安然而無後顧之憂；然因得此處置後，再從容就醫，亦不爲晚也。且上項所述預防處置，係擇其極易施行，而其應用之藥料又極易羅致者。且所需之品不多，祇須油紙一張，包大不過數寸見方，衣袋中不難收藏。又何樂不作此維護安全之準備哉。

# 第三章　國術與身體軟部之外傷及其療法

國術對敵之時，有僅爲徒手者，有應用十八般武器者，且因武器各異，並同一武器運用方法之不同，其致傷之種類，自屬千變萬化，殆無法予以預料。雖然，科學重歸納，傷之種類雖多，要可應用科學的方法，作次列之歸納（骨折及脫臼，不入此章，在後章專論之）。

外傷係由外來之器械的襲擊而起（其因溫熱、電流及化學等作用而引起之外傷，與以國術相加之傷，關係至少，不在此列）。此器械作用所引起之外傷，因器械的種類不同，所生外傷亦異。大致如爲鈍器，則足以形成打撲傷，如爲銳器，則能形成刺割傷。其因肌肉劇強之收縮或強力所致之骨折及脫臼，容另章詳論。今姑將一般的器械對人體軟部所形成之損傷，加以剖述於次。

就器械來襲之方向而言，有所謂縱創，橫創之分。就創口邊緣而言，則分爲整形創，不整形創，鋸齒狀創，組織一部份割離而他部份連體之瓣狀創，以及某一部組織完全割脫之缺損創等。

就致傷武器之性質形狀而言，則有切創，打創，刺創，挫創，裂創等之分（尚有銃創以其不屬於國術範圍以内故略）

就創傷之性質而言，有清潔創及不潔創之分。大抵打創切創時，其創內常清潔。而裂創挫創，則每有不潔物如泥土破衣片等之攙入。

就受創之久暫而言，則有新創及舊創之分。

在國術家對敵時，因所用武器之不同，而所生創傷各不一致。普通就用刀槍劍棒而言，則所生之創，多以切創，刺創，裂創與挫創爲習見。至於徒手交鋒時，如撲擊，摔角時，則多生打創（不開放性創傷如皮下溢血而呈褐色浮腫）及挫創。其遭受強度拳擊之軟部，雖無哆口創，但有時因爲力甚猛之故，多損及深部組織。茲將用武器如刀槍劍棒等所生之切創，刺創，裂創及挫創之四種，述其概況並其治療方法於次。

## 第一節　切創（Die schnittwunde）

切創由於有銳利鋒刃之兵器，向身體之垂直，斜度或横斷等方向來襲時所生之創。其主徵，爲發生哆開性創緣，如兵刃面平滑則創壁亦平整，此外出血與疼痛，尤爲必然的症候。其創口之深淺，視武器之種類及來勢之輕重而不同。如在四肢，遇銳利而強力之切創，每有將其一部切斷者。其疼痛則因人之個性及部位而有輕劇之分。如在健壯之武夫，雖受廣大之切創，亦有不覺十分痛苦者，而在婦女雖受微創，每感痛不堪忍。對於部位上，亦與疼痛有多少之關係。如在手指，唇，鼻，外陰部及骨膜等處之切創，則疼痛殊覺劇烈。又與銳器之鋒利與否有關，如在交鋒之際，以銳器迅速的將某一部組織如一上肢完全切去，竟有毫不覺痛苦者。

在切創中之出血，亦爲主要症候。此項出血，有動脈性及靜脈性之分。此可以視其出血之現象而分別之。即動脈性出血，其勢噴射成線狀。血之色澤，又屬鮮紅。靜脈出血，則作間歇性的湧流，血色殆多屬暗赤色。凡遇大血管破裂時，出血量較多，設不速爲止血之處置，每致因失血過量而死。小動脈出血，每因其管壁之收縮牽引，及周圍組織之壓束而自止。而小靜脈之出血，亦因管壁之收縮牽引，及血液本體之具有凝固性，將裂口堵塞而自止。出血之量稍多，則續發種種現象，如皮膚蒼白，四肢厥冷，眩暈，耳鳴，惡心，嘔吐，乃致虛脫。其時呼吸困難，瞳孔散大，大小便失禁，終以痙攣發作而致命。大抵雖極健壯之夫，如失血至原有量二分之一，即致於死。若素來纖弱之人，每有因失去少量之血而虛脫者。又靜脈破裂時，如有空氣竄入，則每致速死。此外患血友病者，每因小出血，不能自止，而陷於失去多量之血液而死。

切創時常伴有神經之切斷，因之而其遠心端每生官能障礙。設主神經切斷而附近未傷之副行吻合神經無恙，則知覺方面的障礙，每不甚顯著，否則知覺必同生障礙。末梢神經斷離後所起之現象，爲該神經領域內有高度寒冷或針刺狀之痛感。該神經所支配之肌，每減少或消失其興奮性。

對於切創的治療法，其傷勢極淺創口不大而僅有毛細血管破裂者，祇須將創口消毒，蓋以消毒紗布，包以壓迫繃帶，不久多能自癒，而不致有甚危險。如創口較大而哆開者，首應檢其傷痕之深淺，及肌與血管神經等之有無切斷，創口內有無兵刃之殘缺片及其他異物，如有異物，務須取出。其創口僅有裂痕而不哆開者，可以消毒手指或鑷子，將創口撥開而檢視其內部。如稍大之血管破裂而流血者，可用壓迫止血法，或以消毒紗布充塞之。如有止血藥，亦可施用，但此皆爲臨時的緊急止血處置。其正規之止血法，爲結紮破裂血管口之上流部或該血管發源的主血管。如血管通至骨內而不便結紮者，則可用蠟充填之。此皆須經醫師行之，而爲永久的止血法。如見有肌之斷裂者，可行肌縫合術。創內異物，務須剔出盡淨。如遇不潔之創口，而有創傷傳染之虞者，除以消毒液嚴加洗滌外，更須用碘仿紗布充填創內，冀達預防之目的，以絕後患。

## 第二節　刺創（die Stichwunde）

在國術對敵上之刺創，多由於刀槍劍等武器所造成。除刺傷後武器不作其他方向轉動外，其創口每不甚大而創緣率多平滑，挫損甚少。而創口之深度常較創緣口徑爲大，甚至有貫通體腔而成所謂貫通性刺創者。又因空氣竄入創內，每起外傷性氣腫。如刺及重要內臟，有立即致命者。普通刺創，危險不甚。如未傷及深部之大血管，其出血亦不致甚多。惟遇武器之不潔或脆折者，則難免發生意外。故刺創內時或發見異物，苟處置失當，不無隱憂之足慮。

刺創之療法，如有異物摻入之懷疑時，務須儘量搜索而取出之。如創口小而異物較大，則儘可將創口切廣而取出之。此外療法，可摻用切創療法。

## 第三節　挫創（Die Quetswunde）

國術的武器中，不少並無鋒刃之件，如棍棒槌鐧等，即所謂鈍器者是也。凡由此等鈍器襲擊，以及板狀或圓形面並木石墜落車輪軋過馬蹴手拳撲擊等，皆造成挫創，故創面複雜。其輕度者，並不見有多大之哆開性創口，僅形成皮下溢血而呈青褐色之瘀腫。其重度之傷，有時傷及軟部以下之骨或關節，全部呈糜爛狀，大概出血不多。然在高度挫創時，每併發腦震盪症，即時眩暈卒倒。又因血管挫傷，生局部循環障礙而浮腫。甚者心臟衰弱，血壓低降，呈一切不安狀態。然此等腦震盪症，經過相當時間（數小時乃至次日）漸趨恢復。心臟亦回復原狀，或血壓反見亢進。但亦有發生血塞化膿，或血管化膿。又或被挫之血管，因營養障礙而趨於壞死而脫落，以致發生後出血者。設不預爲之謀，則每有因而致命者。此外又有因血管壁之受傷，而形成動脈瘤者。如合併骨折時，則疼痛較劇，稍加動彈其傷部，疼痛更甚。

挫創之療法，如係輕度而組織挫損不甚廣大者，祇將創口內外消毒，並將創緣切成整齊之新創面，加以縫合卽可。如軟部受挫損較甚，而有趨於壞死之傾向者，應將其剪除，然後再縫合創口之一部份，而留下一口，以便充塡碘仿紗布，更於其外面加以防腐被覆繃帶。此時愼勿忘創口周圍之消毒。倘創口深廣，而有創液瀦積之勢者，須插入排膿管，俾創內分泌之創液易於流出。設四肢劇甚之挫創，已無治愈希望者，或卽使能治而終須殘廢者，反不如執行肢節離斷術之爲愈。蓋如此反可免遺後患也。對於後出血發生者，則行上位止血帶以止之，更搜索破裂之血管，加以結紮。如血管損傷部之不便結紮者，則用止血鉗子，暫爲箝之。此每能於經過不久而自行止血。或用碘仿紗布塡塞，而外面包覆壓迫繃帶，如此亦可達止血之目的。

如創內已化膿，則切大創口，儘量的將膿汁排擠出之。如有腐敗性進行，並有繼起蜂窩織炎之越勢者，則僅行切開排膿，每不可靠，莫如逕行切斷術，以冀生命之保全。

以上任何病態處置時，要以嚴密施行制腐法，即以消毒液洗滌創部是也。其創面如已發生肉芽，當以無刺戟性油膏覆護之（無刺戟性之油膏，莫善於硼酸油膏）。如肉芽滋生過多，即作墳起於創口以上時，可用硝酸銀棒（藥房中有買），腐蝕其墳起部。如感劇痛，或滴以消毒的生理食鹽水（生理食鹽水，係八公分食鹽溶於九十二公分蒸溜水中，並再加以煮沸消毒者），或塗以百分之二的高根液，則腫痛之勢必殺。其皮膚缺損面過大，難以復生或即使復生而有遺留醜形之傾向者，可就醫師行植皮術，或自創口左近，作一莖皮瓣以彌補之，亦可速其治愈，並免生醜形之瘢痕。

### 第四節　裂創（Die Risswunde）

裂創爲創傷中最劇烈之傷害，大抵由於笨重武器以強力侵擊而起（在國術武器以外，如機器之碾擊，亦起裂創）。其傷損與挫創頗相似，惟因暴力重篤的結果，多起碎裂狀，在四肢方面，常見有一肢完全遭受斷裂者。受傷者每併發腦震盪症。如症候重劇，即足以致死。如由創口竄入病原菌，而起創傷傳染病，若不早爲制腐的處置，則後患殊深可畏。大抵裂創之治愈，較爲緩慢。且較廣之裂創，每非俟其創面上之壞死性或半死性組織完全脫落除去後，多不能治愈。如有污穢異物，於受傷時混入，則非將異物儘量剔除並加以防腐處置，則殆難免於創傷傳染病之發生。其最習見者，爲蔓延性腐敗性蜂窩織炎，要之對於任何創傷，如最初能作嚴密的防腐處置，必可免除後患之續發也。

## 第五節　末梢神經之外傷 (die verletzungen der Peripheren Nerven)

因器械的刺戟，每起末梢神經之外傷。其傷之重者，每致神經之斷裂。其輕度外傷而致急性神經炎者有之。前者對於其支配部份肌膚之知覺，每致發生障礙或完全消失。後者則沿神經徑路，發生如錐如刺之疼痛。此種疼痛，因壓迫或運動而增劇。此外更有知覺異常（過敏或遲鈍），肌之攣縮，腱反射消失，知覺消失，營養神經障礙，運動神經衰弱，肌之萎縮，並弛緩性麻痺及變性等現象。有時急性神經炎，轉成慢性神經炎，則經過較久，而官能障礙特著。

神經炎之治療，可用手術除去之。如將損傷之神經露出，以刀向中樞及末梢端，各切斷其愈着之神經鞘，或伸展其神經而分離之。內服藥以麻醉劑（如嗎啡、阿司匹林等）爲有效。在慢性神經炎，每因按摩術，溫浴及電氣療法而治愈其特著之疼痛。

## 第六節　肌之外傷性病（die Verletzungs Erkrankung der Musker）

肌因器械的外傷，每起肌炎。其病常以肌束間之結締組織及內肌膜爲主。在肌實質，或爲續發性變化，或爲原發症，卽肌之瘦削或變性。如外力劇烈，則陷肌於糜爛或斷裂。苟由創口竄入病原菌，則生創傷傳染病之合併症。在肌炎時，患部腫脹劇痛難忍。在四肢時往往發生攣縮，且多有陷於化膿者。在輕度之肌炎，每可用局部消炎法（如依希豈窩兒油膏之敷貼，鉛糖水，醋酸礬土水之罨包等）以治療之。如化膿則須切開排膿，並作制腐防腐等處置。其肌之斷裂者，可在嚴密消毒環境之下，行肌縫合術。

## 第七節　粘液囊之外傷性病（Die Verletzungs Erkrankungen der Schleimbeutel）

粘液囊係關節部之空隙，亦每因外傷而發生病變。如急性漿液性粘液囊炎，急性漿液纖維及化膿性粘液囊炎，並由急性轉成慢性之同名的等症。其急性漿液性粘液囊炎，多續發於皮膚之外傷。其症候爲在關節近傍作圓形或橢圓形限局性囊狀之腫瘤。以手按之有波動。外表皮膚如發炎，亦稍呈紅腫而疼痛。因腫脹的結果，關節的運動官能因而發生障礙。本病之療法先以安靜關節，再用碘酒塗布，一面更用鉛糖水罨包。如漿液之瀦積量多而緊張時，須用穿刺針（即中空之針管，）刺至漿液存在處而吸出之。此時應注意消毒，否則恐有轉成慢性病或致化膿之虞。如已成慢性而囊壁較厚者，則惟有就醫行粘液囊剔出之術。

## 第八節　軟部外傷性壞疽（Die Verletzungs Nekrose der Weichtheile）

凡身體軟部因外傷的結果，以致失去該部組織之生機者，是曰外傷性壞疽。此爲國術家相互對敵時所常見之病症。其主要原因爲局部組織之挫傷，並該部營養血管及支配之神經受損。據吾人所見，壞疽有乾性及濕性之二種。前者爲因組織失去水分而陷於乾枯，後者則先以著明之浮腫，以漸趨於壞死。其表面殆皆呈褐色青色或黑色之瘢。其爲腐敗菌而起者，因腐敗分解劇甚，故呈一種特殊的臭氣，所謂壞疽臭者是也（作硫化汞及硫化銨臭氣）。時或腐敗瓦斯充積於壞疽組織中，特呈氣腫之外觀。上述症候之外，在病之初期，患部知覺鈍麻，寒冷並疼痛，其後則官能障礙，終致壞疽形成。凡因外力傷斷身體軟部而陷於壞疽，固爲意中事，然時或以鈍體外力，未必斷離傷部組織，亦每可陷於壞疽。如傷及重要之內臟，有因官能障礙而立陷於死者。

外傷性壞疽之療法，對已壞疽部幾無法可使其甦生。惟爲防止其蔓延計，須在患部周圍，加以消毒，並施防腐處置。如壞疽之在四肢，且其與健康之界限淸白者，最好卽行切斷術。如在壞疽之近旁已起淋巴管炎或蜂窩織炎時，則更應行高位的切斷術（卽在壞疽部稍遠部之健康處切斷之）。此外四肢外傷而有趨壞疽之傾向時，宜鬆加包紮，不可有壓迫之勢。對充血之部，宜施行亂刺。對有溢血之處，則行深切開，以利血行。如有鬱血部，則向上高舉，以促靜脈血之還流。

## 第九節　國術家應備之藥材

諺云『天有不測風雲，人有旦夕禍福』。吾人操練國術，主在強健其身，固不能自詡技術超衆，而常思與人尋事，以一顯其身手。故古人於傳授國術於其徒衆時，必首先誡其暴動，而以養氣爲務。卽不得輕施其術以傷人，必在不得已而須自衛時，乃施展其技，方爲正規。夫人之技術，高下不一；於兩相交敵之時，除有魯仲連從中調解外，非至有一人受傷已不能抵抗時，雙方莫不勢如騎虎，而欲罷不能。非然者必待兩敗俱傷，然後息手。是故既至對敵，必有傷害情事發生。苟遇重傷，固須有待於醫師之療治。若傷不重而有自行療治之機會，自可卽行自家治療。況偏僻鄉村，有時覓醫無從，爲救濟眉急計，亦有自家治療之必要。而醫療傷害，要非徒手可以盡其能事者，自必有需乎相當的醫藥材料。茲特擇自家治療上簡便應備之藥品材料，略舉於次。甯可備而不用，不可臨渴掘井。凡事預則立，古人早有明訓。況所費有限，而事實上則獲益孔多也。

關於簡單外傷自療用之器械材料，列舉於次，並略加說明。

甲　器械材料

一、煮沸消毒器　凡金屬及玻璃製成之醫療器械，如刀、剪、鑷子、穿刺針、注射器、注射針等之消毒，皆可應用。如爲節約計，亦可以較大之搪瓷有蓋之杯或鍋代之。

二、貯槽　乃容置消毒紗布棉花之用者。普通以七寸徑者，即夠致用。即預將紗布剪成三四寸見方，重疊數十片至百片。更將脫脂棉剪成一二寸見方，或團成乒乓球大小之球狀，約數十枚，容置於其中。然後將此等裝滿紗布脫脂棉之貯槽在蒸飯鍋上蒸沸至三十分乃至一小時之久，即成消毒紗布及脫脂棉，以備應用。

三、鍍鎳剪刀大小各一把　大者用以剪紗布脫脂棉等，小者用以剪結紮線，絆創膏，挫傷組織及其他適用處所。皆須加以消毒後用之爲要。惟剪刀之刃，每因煮沸而變鈍，故煮時最好以紗布包纏三四匝以煮之。

四、外科刀三柄　尖頭刀一柄，彎頭剪一柄，鈍頭刀一柄。視其必要處，分別採用。如剪開創口時用尖頭刀。深入創口而切斷血管神經及其他組織時，則用鈍頭刀。彎頭刀則用於凹入之傷部。此不過僅舉其大概，仍在應用者之得當的選用。

在科學醫上所用之刀以其形狀本分為六項，即(1)直刃尖刀(2)圓刃刀(3)圓刃尖刀(4)球頭彎刃刀、(5)尖頭彎刃刀、(6)小頭直刃刀，茲為簡便計故祇取三種。

五、銳匙　係金屬鍍鎳的匙，其兩頭各有卵圓形匙狀之凹陷處，此用以搔爬腐爛組織者，用時非先煮沸消毒不可。

六、探針　係五寸左右之鍍鎳而頭部鈍圓之針。其粗略如美國標準的十四號電線，用以探索創口深淺及創內異物者。此外尚有有溝探針，係半管狀之物，如以尖頭刀或尖剪切剪組織時，將尖端納入溝內，可防傷及不須切剪之組織。

七、鑷子　成於細長平板狀之兩臂，一端相連，另兩端可分可合，用以箝取各物者。通常須備有三種，即(1)尋常鑷子，其分開之兩端內面備有橫齒，俾箝物吃緊，不致滑脫。(2)有鉤鑷子，即其分開兩端，有互相箝合之鉤，箝物可以夾入鉤間而牢固。(3)膝狀鑷子，即在臂五分之三處彎曲狀如屈膝，故名。

八、鉗子　此須備止血鉗子及麥粒鉗子之二種。前者用以箝住破傷之血管以止血者，後者則用以箝取創內異物者。

九、膿盤　乃腰圓形搪瓷製之盤，其邊緣有作淺圓形凹入者。蓋此可使與肢體相緊接，使洗滌液或膿汁等，不致狼籍也。

十、注射器　係玻璃製成之唧筒狀物。在其尖端套以中空之注射針，即可將藥液由空針尖口，注入人體。亦可刺入膿灶內，將膿汁吸出。普通的應備置皮下注射器，血清注射器，食鹽水注射器之三種。皮下注射器爲注射各種藥液於皮下之用。血清注射器爲注射血清（如創傷傳染病之破傷風血清治療時，即須用此器）。食鹽水注射器，係用於失血較多時，以生理食鹽水注入以補償血量者。此等注射器消毒法，須將唧筒及唧子抽出，分別以紗布包裹，行數分鐘之煮沸。在緊急時，以酒精反覆吸入射出亦可。對於針中所穿之細銅絲，用時除去，用畢仍插入，以防針腔之堵塞。若爲應用便利計，不妨久浸於酒精中（以半磅容量之廣口瓶，在瓶底部稍墊以脫脂棉，以防注射器與瓶底直接觸撞而破碎。瓶中再貯以能淹沒注射器體量之酒精，而將注射器放納其中。此時對注射針務須以銅絲通入針腔中，蓋恐有棉屑堵塞其腔也。又在以酒精消毒注射器而反覆吸入壓出酒精時，最好用未有脫脂棉加入之酒精，以防棉屑堵塞針腔也）。

十一、油膏刀　爲無刃之長形附以木柄之刀，用以括塗油膏於布片上者。

十二、棉紗　醫用紗布，係紗織鬆軟而漂白之布品。通常備置一磅，已足敷用。

十三、脫脂棉　普通棉花經過脫去脂肪者，取其易於吸收水分而潔淨也。

十四、法蘭絨（以國貨絨布之一面有絨毛者亦可）　用此以塗上油膏敷貼患部者。

十五、繃帶布　以白粗布剪成約二寸寬之長條，用以包紮創口上所蓋之消毒紗布之外方。免創部與空氣中不潔塵埃等接觸。以此用力緊紮創部，可達止血之目的。包裹繃帶至末端處，將帶由末端對撕開約至四五寸之譜，然後將兩撕端分開扣結於前裹之繃帶上。

十六、結紮線　通常較大之血管破裂而出血，須加以結紮。但自加結紮時，只能及於顯見而淺部之血管。如較深部而不易結紮者，非入病院中就醫師行之不可。在救急上，則僅能施行體表的高位壓迫止血帶止血，然後再送至醫院處置。普通自用之結紮線多以白色絲線，而加以蒸煮消毒者即可。法將碎裂之血管端，用止血鉗子箝其斷裂端，並略牽引至易着手結紮之部位，然後結紮之。而尋覓血管斷裂處之法，即以消毒紗布在出血處加以壓迫許時，然後離去，即得見血液湧出之處，如不能單純的箝住血管，不妨對血管周圍之組織稍爲箝着些許。

十七、絆創膏　俗稱膠布或名橡皮膏，係用以固定包被紗布者。此在繃帶不易包紮處，或爲求美觀時（如面部創上，多數人不願用繃帶）用以代替繃帶者。

十八、天平　爲用以稱平藥物之用者。通常可備置國貨中百公分雙皿天平，即足應用。

乙　藥品

一、酒精（Alkohol）　即可供作燃料（如煮沸消毒器下之燈，燃以酒精，則毫無烟污而清潔），又可用作普通之消毒液。（如刀、剪、消毒器、棉花、紗布、洗淨手指等）。惟此物刺戟性甚劇，對於創口內，千萬勿使沾染，否則必生劇痛。通常多以棉花浸入酒精中，以備不時之需。

二、石油苯（Benzin）　此爲擦除油膏及膠性黏物之品。如絆創膏貼着處，黏緊毫毛，強剝離之則不獨傷毛，且生疼痛。若以石油苯濕透絆創膏，則與毛及皮膚等之黏着性自然失去。

三、碘酒（Tinctura Iod）　此爲一般之消毒藥，且因其吸收性甚著，故對於未破之瘡癤，有消炎作用。但因其刺戟性強，故亦不可沾及創面，免生劇疼。凡在創口周圍皮膚上塗以碘酒，不獨可殺附着於皮膚面上之病原菌，且可免創傷傳染之虞，故對於小手術如切開腫癤時，多先以碘酒塗佈於該部或近接之皮膚面上以資消毒。此項碘酒，在藥房中多有製成者出售。如欲自製，可取碘十分或五分溶於無水酒精九十或九十五分中，待其溶解後以濾紙濾過，卽成百分之十及百分之五的碘酒。

四、阿莫尼亞水　凡遇偶爾失神時，可以棉花醮浸本品少許使患者嗅之，每可卽時醒覺。此外昆蟲等螫傷時，因大半由於蟻酸之作祟而發生腫痛，可用本品塗布而中和之，亦多可免除疼痛並消腫。

五、昇汞錠(Pill- subnimat)　此品毒性甚劇，切忌入口。事實上爲易於鑑別計，多製成紅色之錠而出售。每錠之含量，通常爲〇·五乃至一公釐。用以溶於半乃至一公升之淨水中，卽成千倍紅色之昇汞水。消毒力（卽殺死病原菌之力）甚強，或以洗滌創口，或以棉花浸透此水（浸至半小時之久，則棉花內病原菌皆可殺死，）以拭除創傷之不潔物。

六、石炭酸(Carbol)　亦爲強有力之消毒劑，其純品具有強力之腐蝕（卽糜爛）性。用時多以其五分溶於九十分之水中，使成百分之五的石炭酸水，可作一般的消毒之用。

七、止血棉(Antiblutungs Bottwen)　此品藥房中有製成品出售，但亦可自製。法用三氯化鐵液二十五分，酒精十五分，混合後以脫脂棉浸入，須使勻和，然後陰乾之即成。如遇不甚劇烈之出血，大都可以此棉按着於出血部，即可收止血之效。

八、硼酸珠及硼酸粉（Crystale und Pulvis Borsäure）　本品爲無刺戟性之消毒劑。其粉劑多用之以散布創面，或製成油膏以應用。其珠粒形者，易溶於水，取其二分加入淨水九十八分中溶成硼酸水，以作一般的消毒之用。

九、碘仿紗布　有製品出售。如自製則取碘仿（三碘甲烷）五十五分，流動石蠟三分，酒精二百分，醚八百分之混合液中，浸以紗布千分，務使均勻而布呈黃色，在陰乾之後即成。本品消毒力甚強，爲充塡或貼包創面中常用之品。如在創內有出血者，則除其有消毒作用而外，兼因其充塡之壓迫力，能奏止血之效，爲國術家藥室中不可少之品。

十、昇汞紗布（Subnimatgaze）　亦有製品出售。如欲自製，可以昇汞二分，氯化鉀二分，蒸餾水千三百分之混合液中浸入紗布千分，用微溫乾燥之即成。此品用以掩護創面，較爲可靠。蓋恐用消毒紗布時，苟消毒稍欠周密，有意外傳染之虞。惟此品不如消毒紗布（即蒸汽消毒過之紗布）之完全無刺戟性耳。

十一、碘仿粉末（Iodoform）　此爲有力之殺菌劑，凡對創面之有化膿者，如爲淺表時，可以此粉末敷上，即能收制腐之作用。如創口之較深者，則以碘仿紗布充塡之。乃創傷上最適用之藥品，即爲外科中必須置備之品。

十二、代買妥爾（Dermatol）　此爲藥粉，其作用與上述之碘仿相似，但無碘仿之臭氣。（有人不願用碘仿，如患花柳病而冀瞞人知者，可以此品代用）

十三、雙氧水（Peroxydral）　此水遇創面，則起泡沫，用以洗滌創面以制腐，頗爲一般醫學家所樂用。唯此水裝入瓶中時，應嚴與空氣相隔絕，（塞緊瓶塞）以防其中氧氣爲空氣所奪去。本品對於防制嫌氣性病原菌，如破傷風菌之傳染上，更爲有效。

十四、氯化鉀　爲粒狀藥。凡口內損傷時，多用其百分之二水溶液，作爲含嗽劑，能獲得收斂及防腐之效。

十五、各種油膏　在國術家藥室內應備之油膏如次。

(1)依希豈窩兒油膏（Umgeutum Ischthyol）　此爲消炎性的油膏。凡遇炎性腫脹性的患部，（無創口而紅腫部）皆可用之以消炎。

(2)碘仿及代買妥爾油膏(Umg. Jodoform U. Dermatol)　凡不潔創面而有化膿者，多可用此項油膏以敷貼之。

(3)顛茄油膏（Umg. Belladuna)　對於有疼痛性之炎性腫脹部，貼之有消炎止痛之功。

(4)硼酸油膏（Umg. Borsäure)　已有治愈傾向之創面，以用硼酸油膏爲妥。此品既能防腐，又能促進新肉芽之增生，並對創口有促進癒合之效。凡應用油膏之際，須先檢創面之大小，然後以絨布或紗布剪成較創口周圍更大（約比創緣大出半寸乃至一寸許）之片（如爲絨布祇須一片，若爲紗布至少須用三四層）。然後以油膏刀，括取油膏在布片塗至相當大小之油膏面，約厚如一銅元光景，然後貼於創面之上。爲防止油液浸沾衣服起見，可在布之外面加蓋一層油紙，以防止油浸之潤溢，而免汚漬衣服，然後再以繃帶或絆創膏固定之。

十六、內服藥　內服藥之在國術家，因醫藥常識之程度如何，所應備置之種類不能一定。茲僅擇其極急需而通俗者，約列數種。

(1)安替比林錠（Pill. Antipyrin)　本品有退熱及止痛之功，凡受有創傷而生化膿熱及頭痛並其他部份神經痛者，服一二粒，既可退熱，又能略止疼痛。

(2)硫酸金鷄納錠(Pill.Chinin sulfat) 本瘧疾特效藥，但對化膿性發熱，亦可用之。

(3)鹽酸嗎啡錠 此爲鎮痛之靈劑，凡各種疼痛以及氫攣症，皆可服之，以解痛苦。

(4)鴉片酊 (Tinktura Opü) 亦爲鎮痛之品每次可服一公分(本品功用甚多，因不屬本書範圍從略)。

(5)白蘭地 (Brandy) 本品爲強心劑，當遇有偶發的心臟衰弱及眩暈虛脫等時，約內服本品十五公分(平日有酒癖者可多服至三十公分。)每能不久卽恢復。

(6)三溴錠(Pill.Tribromi) 此爲鎮靜劑，凡神經衰弱及不眠症，可服此錠以治之通常不眠症，應服用安眠劑，然因中央管理藥品條例中，凡安眠藥，非經醫師正式處方簽字，不准常人購置，故國術家祇能以三溴錠代安眠劑之用。如果無效，自當就醫診治。

(7)凡拉蒙 (Veramon)或凡痛錠 爲各種疼痛鎮定劑，每次內服一片已足。

(8)樟腦酊 此爲一種強心劑，凡急切之心臟衰弱(心臟衰弱的現象之普通者，爲脈細速，或跳動不整，大致可以手按橈骨動脈而知，或患者自覺心跳甚急等)，可暫服此劑一二公分，然後再待醫師之來臨。

內服藥之內用，須先對疾病有相當的認識。但此非易言也。苟服用有誤，反於病不利。故本處不便責諸國術家備置內服藥太多，蓋除緊急不及就醫時，僅備上項藥品已可應急，且外傷之劇烈而合併內科病者，究不能自治，而以就醫爲妥也。

十六、注射藥　注射藥有皮下注射藥，肌肉注射藥及靜脈內注射藥與脊髓腔內注射藥諸種。爲一般人較易施行計，只列皮下注射用者。此項藥品應用時，務須先將注射器加以消毒，（煮沸或酒精消毒）然後以酒精棉花將注射藥之瓶頸部拭淨，始可用鋸（注射藥盒中附有此鋸）將瓶頸環鋸至將斷裂時爲止（鋸亦應以酒精棉拭淨），再以酒精棉將鋸屑拭淨，然後以鋸背擊瓶頸鋸口之上部，則可折斷。乃以注射針納入瓶中，將注射液吸入注射器管中，乃將針向上，則所有吸入之空氣，皆居注射管內之上方，須以唧子上抵，將空氣完全逐淨。於是將注射部之皮膚，以酒精棉拭之。此不但對皮膚有消毒之效，且稍有使皮膚面發生輕度麻痺之能力，庶注射時減少痛感（實則本不甚痛）再將注射部皮膚稍搯起使作皺襞，即可以注射針刺達皮下，針頭至多刺入至三分之一處爲止。針與皮膚面至多作二十度之斜角，能稍近平行更好，不可使針入深部。如發見針刺入而出血，則以換一部位注射爲宜，蓋恐注射液之竄入血管內也。茲擇注射液數種，列之於次。

(1)樟腦液（Amp. Camphornasin） 用於急症心臟衰弱並虛脫時。

(2)鹽酸嗎啡（Amp. Morphin muriat） 凡遇難忍之劇疼時，可注射本品一針。本品不可連續多用，蓋因其易成習慣性（即成癮），宜注意。

(3)福白隆（Amp. Febron） 發生化膿熱時，可以本品注射之以退熱。

(4)百病注射液（Amp. Omnadin） 本品係肌肉注射液，在外傷後發生不明之傳染病而有熱者用之。肌肉注射通常在臀部，將皮膚面以酒精拭淨消毒，然後以注射器直角向深部刺入而注入藥液。注射後用彈性膠棉（Collodium）塗布刺口，或貼以絆創膏。

統計上項所列之藥品材料，大抵足敷自家急救之用。除淺部單純之創傷，本可以自家治療者外，其外傷而兼及內臟之傷及合併發熱性疾患者，在緊急的自家治療之後，總以請醫師處置及檢查爲妥。蓋有傷勢在外觀上雖不甚沉重，實則深部有不得目視之傷者，倘加忽略，每足以引起意外之危害，願受傷者其慎諸。

# 第四章　骨之外傷及療法

本章所述之骨之外傷，係專就骨折而言。所謂骨折（Rnochenbrüchen Frakturen）者，即骨質發生裂痕或折斷之謂也。在國術對敵上所生之骨折，原於劇烈鈍器及銳器之襲擊而來，其主要原因，爲骨受外力之屈曲，捻轉牽引及壓迫等而生裂口折斷。但骨質本有其固有的抵力。（堅固性與彈力性。）故外力非強至某種程度時，不致發生骨折。即較輕之外力，如捻轉，屈曲，牽引及壓迫等，每祇能引起骨之暫時變形或變位，瞬即復原。緻密之骨，較粗鬆之骨的抵抗力爲強。據經驗所得，骨之對於牽引的抵抗力，殆等於黃銅及鑄鐵。對於壓迫，較強於木鉛之二倍。對於捻轉，則較弱於牽引。老年及幼年者，不及壯年者之骨的抵抗力。長管狀骨，有角度及彎曲之骨，易於折斷。如四肢骨，鎖骨及肋骨等是。

在國術家有一種意外之骨折，即舉手猛力擊敵之際，因對方避免得法，不能命中，而發生肱骨骨折，此由於三角肌強劇的緊張之結果。又如將人由高處擊落之際，以手支地而維持身體時，則因掌側腕韌帶之強力牽引，而發生橈骨下端之骨折。其他如四頭股肌、腓腸肌緊張，而附着部之骨片剝離，或足內外踝突，因韌帶不能伸展，至於斷裂者，是曰裂開骨折及斷裂骨折。

骨折之種類（一）由皮膚之狀態可分爲皮下骨折，及哆開骨折。其哆開性之骨折，因創口之開張，每易惹起創傷傳染。（二）由骨折之程度可分爲完全骨折及不完全骨折。不完全骨折又分爲骨屈折，骨龜裂及骨凹陷之三種。由骨折線之方向而區別者，可分爲橫骨折，斜骨折，縱骨折及螺旋狀骨折之四種。其由於外力之方向及種類而區別者，可分爲屈曲骨折，捻轉骨折，壓迫骨折及銃射骨折之四種。其由骨折之數而區別者，可分爲單數骨折（即一骨斷折爲二）、複數骨折、粉碎骨折之三種。

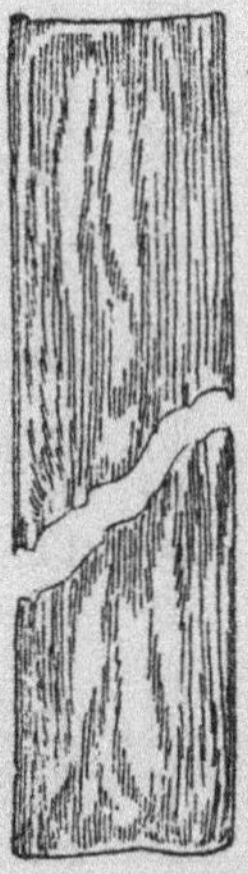

第七十八圖

完全骨折

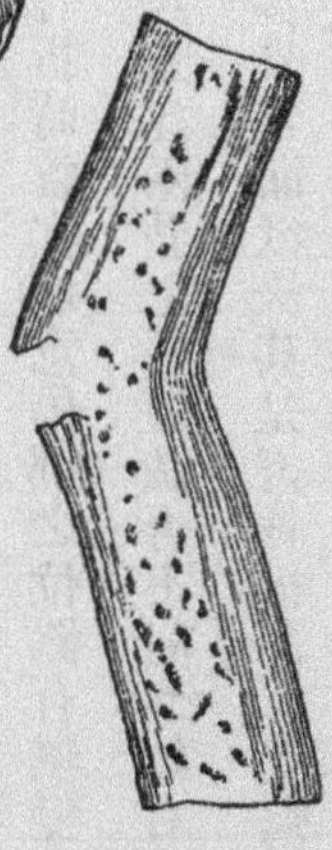

第七十九圖

骨屈折

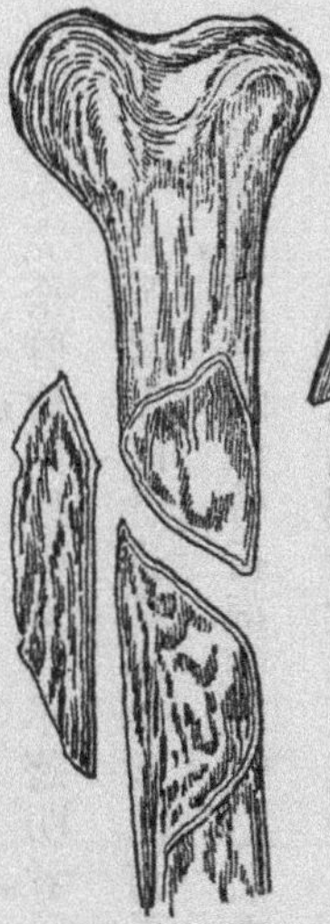

第八十圖

螺旋骨折

骨折之症候，可分爲自覺症候及他覺症候之二種。自覺症候中，以疼痛爲主。即動觸骨折部發生強劇難忍之疼痛。次爲官能障害如前膊骨折，則前膊不能舉動，上膊骨折，則上肢不能舉起，又如大腿骨折，則寸步難行。但此皆指完全骨折者而言。如不完全骨折，則疼痛殊有不著明者。

他覺症候，爲形動異常。卽骨折部作異常之腫突，又平常不能屈轉之處，而作異常屈折狀。以手可觸覺骨之斷端，以探針探骨折部，則呈粗糙面之感覺。

診斷骨折時，首宜注意傷部之位置有無變化，及官能異常。如疑及四肢之某一肢有骨折，平常可用捲尺量比兩肢之長短是否不同（如右上肢有骨折之疑者則比量左上肢之長短。）其外觀上無甚異常，而欲決其是否骨折，最好就醫以X光線檢視之。

骨折之經過，爲在骨折後，始以溢血及組織浸潤而腫脹。次因吸收而發熱。傷部之脂肪，經血行排泄於腎，故尿中常現脂肪。如治療得法，則在骨折後二三日，沿骨折部生紡錘狀硬性腫脹，此爲假骨之形成。入後腫脹漸消，硬度日增，疼痛漸減，骨之異常運動消失。終至腫脹全消而愈。小骨之粉碎骨折者，如無創傷傳染，不久卽可癒着，或包裹於假骨中。關節端骨折，必兼關節內溢血，非獨吸收不易，往往發生關節水腫。假骨發生較爲緩慢。

骨折時每發生種種合併症，略舉如次

（一）腦震盪症　（五）骨折端壞死　（九）麻痺
（二）震戰譫妄症　（六）脂肪栓塞　（十）下垂性肺炎
（三）創傷傳染症　（七）肺動脈栓塞　（十一）假骨形成
（四）軟部壞疽　（八）血管破裂　（十二）假關節

骨折之療法　處置骨折患者，首當注意骨折部之變動。在搬運之際，尤宜謹慎將事。如須脫去衣履者，爲避免變動骨折位置之故，可以剪刀剪去之。最急切之療法，爲設法使骨折部恢復原位，所謂骨折整復法是也。法將骨折之縱軸，加以牽引，以使錯壘處伸展至常位，更將骨折錯壘部向反對側牽引，同時於骨折部直壓，使兩折端恰能達於原來位置。如須強力執行而避免患者之劇痛者，則當在麻醉狀況下行之。如在復位之際，在兩斷端之間，有其他組織嵌入者，雖在麻醉之下，亦不能引去者，則須在嚴密防腐處置之下，將患部切開而剔除之，再行縫合切開部。通常能在整復之後，自然癒着而治癒。其不能用上法整復者，則須行骨縫合術。

骨之縫合上，如骨創大不祇縫合骨膜，即可使之癒着。若骨創稍大，須行骨縫合術。即將兩骨折端，擇適當部用牙科穿孔器鑿穿細孔，以銀線縫合之。此時須用力將兩骨折端牽引靠緊。如不用穿孔法，亦可在兩骨折端，各繞以銀線圈，次以岡着於兩環線之縱行銀線二條，固定骨折之兩端於原狀。

骨折經整復後，即須繼之以固定法。蓋整復後而不加以固定，則有重行變動之虞，而影響於治癒的轉機。大抵骨折整復後之固定，多用相當的副木，或石膏繃帶。副木即板狀物，作成種種適合於患部之形，在木片面包以棉花紗布，然後旁接於患部而縛定之。副木須較患部爲長，必要時附近之關節亦須納入副木固定之間。然副木之綳紮，有時亦不可太緊，蓋恐壓迫的結果，致患部血行不暢，反使患部發生營養障礙，而影響於治癒也。

對於皮下關節骨折之處置，以預防關節強直或攣縮爲務。法宜每五日至八日，交換綳帶一次。且每當綳帶交換時，當變換關節之位置，並行按摩及他動的運動法。

對於哆開性骨折之處置，在單純穿破骨折之新創，僅用防腐與制腐綳帶固定之即可。倘有廣大的軟部外傷，兼重症複雜骨折者，尤應注意於防腐的處置，以免創傷傳染症之發生。

凡遇骨折症之發生，以速加整復爲上策。否則經過稍久，每在骨折端發生假骨，而失去骨折端之原狀，使整復上發生棘手。其已形成假骨者，宜用適當的刺戟，如骨端交互摩擦法，鬱血法，刺戟藥物塗布或注射法，或以象牙或骨小桿釘入骨端以刺戟之，然後視其情形而執行可能的整復法。

在骨外傷之較輕而未致骨折程度或重致骨折者，尙有發生骨膜炎及骨髓炎並骨壞疽等症。其外傷性骨膜及骨髓炎，每於骨膜挫傷及創傷皮下及複雜骨折，骨創傷時發生。其骨壞疽，則起於骨營養障礙。其非化膿性之骨膜及骨髓炎，大抵可以濕性罨包消炎而得治。對骨壞疽之腐骨片未分離之前，惟有使瘻管保持清潔，及既分離，不能自然脫出者，須切闢創口而用麥粒鉗子箝出之。

## 第五章　外傷性脫臼

外傷性脫臼，（Die Traumatische Luxation）爲國術對敵時每可遭遇之疾患。乃指爲外力所襲及強劇的肌之伸縮引起之脫臼而言。此可分爲全脫臼及不全脫臼之二種。前者係兩關節面的接合完全脫離之謂，後者係兩關節面僅一部份脫離之謂。其脫臼而不合併外傷者，曰單純性脫臼。脫臼而兼有軟部或關節頭窩損傷者，曰複雜性脫臼。其在脫臼後以時間經過而言，更可分爲新鮮脫臼及陳久脫臼之兩種。至於引起脫臼之主因，常由於介達的外力，使關節部超越常規的運動範圍而起，間亦有自關節端受打擊衝突與牽引以直達的力量引起者。

原夫各關節之運動，皆各自有其範圍，而由靱帶及關節以制止之。當脫臼之際，即在此限制範圍運動處，作爲槓杆作用之支點，因強力將其關節端排壓於相當範圍以外。例如肘關節之脫臼，由於傾跌而手衝地面以支持身體。此時前膊即爲槓杆之長臂，乃因過度伸展之故，烏喙突之尖端，衝突於滑車後上窩，以爲槓杆之支點。若外力作用更劇，則烏喙突尖端，衝開關節囊而變位，乃與關節窩脫離，而脫臼形成。若外力祇將骨頭衝突至關節窩爲止，則僅生關節之捻轉，不致脫臼，且能在外力消失後迅即恢復原位。此外因肌之伸縮力過度，亦可發生脫臼，如臂之猛力伸縮，每能引起肘關節或肩胛關節之脫臼。在關節囊及靱帶未經長成堅固時，常因提攜而發生脫臼。又如張口過度（嘻哭之類），可使下顎脫臼等是也。脫臼以上肢多於下肢。

脫臼之症候，亦分為自覺症候與他覺症候之二種。其自覺症候為（一）患肢運動官能異常（二）患肢知覺異常（三）患肢不能自動等三項。

他覺症候（一）關節部變形。如肩胛關節脫臼，則肩胛失其固有的圓滿狀而上肢下垂成直角。肘關節脫臼則烏喙突顯然突隆於後方。惟深在性如股關節脫臼，則外形之變化較微。（二）患肢縱軸變更，外觀上可見其位置之異變。如肱骨前脫臼，則上肢外轉，而縱軸偏落於關節窩之內方。（三）患肢延長或縮短。如股關節前脫臼，則下肢延長，但後脫臼，則下肢縮短。（四）關節頭轉向，可以觸知關節窩之空虛，並觸得關節頭位於其近旁。

脫臼之處置，以及早的整復為主。整復以後，再加以固定。其非行麻痺不易整復者，則先行麻醉而後整復之。整復之法，即以脫臼之骨突或靱帶為支點。通常為整復之障礙者，為疼痛肌之收縮及軟部緊張之類，然在麻醉之下，此等障礙自然冰釋。其次為關節口過小，關節頭難以歸入，或裂口過大，納入而復出。又次爲關節窩與關節頭之間，嵌入關節囊，腱，肌及骨。故有須行相當的手術後，始能整復者。整復之法，首須認定脫臼之情形，及原來關節之固形。大致脫臼後，因肌之收縮力，而使關節頭錯叠於關節窩外上方。故須用力分別握着關節頭與關節窩，用力向反對方向牽引，並將轉向之關節頭，轉歸正位，使關節頭與關節窩對正，然後放鬆牽引力，並將關節頭向關節窩內送入。凡四肢單純之脫臼，不難以此法整復。如下顎關節脫臼，其整復之法，以拇指放於臼齒之上，用力將下顎骨髁向後向下推壓，卽可復原。惟放於口內之拇指，須預以紗布包裹，以防整復後猛然閉口時之咬傷也。

# 第六章　國術與急救

## 第一節　震盪症（Shock）

以國術對敵之際，常因外傷而惹起震盪症。此由於知覺神經受震盪或挫傷，並血管運動神經反射性麻痺所致。其症候爲皮膚粘膜之蒼白厥冷，顏貌悴憔，眼球無光而凝視，反應遲鈍。心臟搏動緩慢不整，時時停止，脈搏微細如絲，屢起結代（結代卽時跳時止之謂。）呼吸迫促而不整，深淺長短交錯。神識恍惚，如醉如醒，呼之不應，或僅唯唯。皮膚不知覺鈍麻，肌力減弱。時或惡心嘔吐。此等症候，常於撲擊場中見之。卽因外力傷及腦或神經所致。如無其他外傷或大失血等，每可經過數時而回復。頭部受外力而起腦震盪症，有損失其受傷時之記憶力者。卽如何受傷的情形，完全不知，甚或對於受傷以前的行爲，亦完全忘却，此雖在回復原狀後，亦不能加以追憶。如震盪症中有呼吸不整而呃逆者，爲凶多吉少的現象。其以純粹腦震盪症而死者，多在發生之二小時以內，但一般的腦震盪症，多能安然恢復。

震盪症之療法　對貧血則按摩心臟，高舉下肢，低垂頭部，但如發見顏面鬱血現象，立須改變此項處置。若呼吸不暢，則行人工呼吸法（詳另節），內服興奮劑如白蘭地或赤酒，一面用強心劑如樟腦注射劑（Camphonasin）注射於皮下，或以熱鹽水略加白蘭地灌腸。如有失血過多者，則以生理食鹽水注入靜脈以補償之。

## 第二節　外傷譫妄症（Traumasche Delirium）

國術家多有嗜酒者，而嗜酒成癖之國術家，苟受外傷，多有發生所謂外傷譫妄症者。初發時，呈不安不眠及多語等現象。若使患者伸上肢，或伸舌，則見上肢與舌尖皆呈顫震運動。乃本症之特徵。精神鈍麻而失眠，不時發生幻覺，時見惡獸相逼，而以手足衣服作防禦狀。且多妄想，或發狂。甚或雖有下肢骨折，亦不覺痛，起而狂奔。有以虛脫或失足而致命者。

對於本症發作時之處置，首須妥爲看護，如制止其興起出走以防不測。對於不眠症，可服以安眠劑，或大量的溴素鎮靜劑。對於有外傷症，則依法處置其創傷。

## 第三節　失神（Unmacht）

此與腦震盪症類似，每因頭部受外力所傷而起。其主要症候爲神識不清，呼吸及心搏失常，時或呃逆嘔吐，口湧涎沫，面色蒼白而作熟睡狀。

失神之處置，其簡單者，可以刺戟揮發性藥液如阿莫尼亞水（Aqua Ammoniak）送至鼻孔部嗅之，或行興奮強心劑皮下注射（樟腦水注射或毛地黃精液注射。）如無其他合併症，不久多可恢復原狀。

## 第四節　出血與止血（Blutung und Antiblutung）

因外傷而出血，為習見之事。小血管之出血，每能自止。稍大之血管出血，則有待於止血的處置，否則出血過多，或致衰弱，或致喪命。在國術家，尤應知一時的止血法以資急救。欲知止血法，須先了解出血之種類。

出血分動脈出血，靜脈出血及毛細血管出血之三種。動脈出血之現象，猶如射矢。靜脈出血則如湧如溢。毛細管出血，則如浸潤。凡遇偶然的外傷出血時，首須認清出血的種類，為急救起見，可行一時的止血法（尚有永久的止血法，大抵須由醫師行之），而一時的止血法，莫善於以防腐繃帶，壓迫出血部，大抵可達止血之目的。如出血部有創面而不便於壓迫者，則可行高位壓迫止血法。所謂高位壓迫止血法者，即遇動脈出血時，則在出血部與心臟相向之上部，即離心臟較近之部壓迫之。蓋動脈血流，係自心臟向外而流者。如係靜脈出血，則在遠心部即出血部之下方，壓迫以止之。處置時切忌慌張。

## 第五節　腦充血與腦貧血(Gehirn Hypernämie und Anämie)

腦充血與腦貧血，皆可使患者突然卒倒。其主要症候，在腦充血時，爲顏面潮紅，在腦貧血時，則顏面蒼白。兩者皆可引起患者失神而卒倒，同時呼吸及心搏異常，有四肢厥冷者，有牙關緊閉者，瞳孔散大或縮小，反應遲鈍。

對於腦充血之處置，使患者起坐，即頭部高抬，一面以冷布（毛巾最好）覆罩頭面部份，不久多可回復。對腦貧血的處置，爲使患者仰臥而低垂頭部，一面以熱巾掩覆頭面部分，亦不久多可回復。

## 第六節　人工呼吸法

延髓受震盪時，每致發生呼吸困難，或一時的呼吸停止，因呼吸中樞居此之故也。如一時的呼吸停止，則呈假死症候。如胸廓運動停止，腹壁緊張如板，牙關緊閉，舌反轉而縮於咽頭後壁，顏面青紫（Cyanose）。如能急加救治，不難起死回生也。

處置呼吸失常之唯一良法，爲人工呼吸法。其法雖有種種，普通多以左右手掌，抱患者之側胸部，作調節的壓迫以促其呼吸。此時並須先以開口器，將口開張，並拖出其舌，以便氣流之暢行。此法收效約須在三十分鐘以上。術者又易疲勞，故不如用上肢升舉法為妙。其法令患者仰臥於台上，略低垂其頭部，張口牽舌如前，術者則立於患者頭之前邊，寬解患者衣服，兩手各執患者之上膊，然後（一）壓低其上膊至胸側部，（二）將上膊強向上方伸展。如此（一）與（二）反覆行之。當舉其上膊時，則使胸肌緊張，肋骨高舉，肺部之壓力減少，而壓低其胸側部時，却呈上述之反對情形，使肺受壓迫而收縮。如此因肺一舒一縮之動作，以喚起呼吸運動之發生，其奏效較速於前法。

## 第七節　肌氫攣性麻痺（俗稱轉筋或抽筋）

常發生於下腿及足趾之部，此由於用力並轉捻該部之肌肉，該部之神經受壓迫或捻轉所引起者。患者頓覺下腿或足趾作強劇之拳縮，不能運動。於奔跑及作摔角運動時，最易發見。

處置之法，用樟腦酒精或松節油，或祇用酒精塗於患部，同時以手或按摩器在患部加以按摩，或用溫水浸洗患部，皆可不久即行回復原狀。亦可在事先以松節油或樟腦酒精擦摩下肢腓腸肌部，作為預防的處置。

與國術方面有關係的外科範圍，本不若本書之簡單，然因多種之手術及學理，或為國術家所不能自處，並難以了解而亦無了解之必要者，概行摒棄不錄。而本書範圍，根本上爲側重於臨時緊急的處置。即就止血而論，一時的止血法，純屬急救範圍以內，而爲國術家所易於施行之法。至於永久的止血法，則大部須就醫師行之。又如創傷傳染之預防，祇須於創傷部行臨時的防腐與制腐法，大都可免後患。苟臨時無防腐常識，不幸而受創傷傳染，使輕微無關之傷發生意外，事後雖可就醫，亦屬徒使治療上增益許多困難或棘手，甚或陷於一失足成千古恨，則其寃抑，必有不勝其懊喪者。是故本書所採外科範圍，雖屬殘缺不全，然能爲國術家所注意而效行之，至少可以救急而免後顧之憂。其與健康之維護上，則又爲切要而不可予以忽略者。

國術與健康終

民國三十年五月印刷
民國三十年五月發行

國術與健康（全一冊）

◎實價國幣一元八角
（郵運匯費另加）

有著作權
不准翻印

編著者　沙古山

發行者　中華書局有限公司
代表人路錫三

印刷者　美商永寧有限公司
上海澳門路

總發行處　昆明
中華書局發行所

分發行處　各埠
中華書局

（一二六七三）

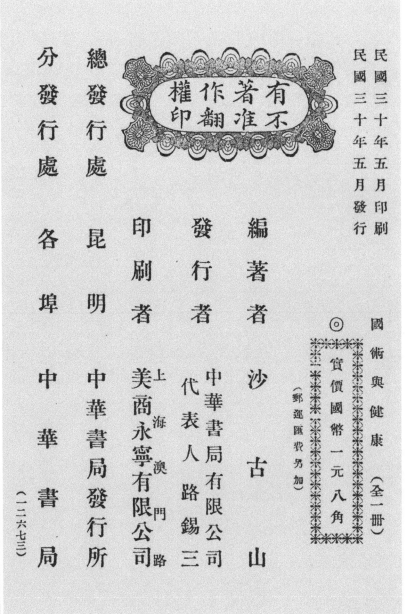

# 太極劍

吴圖南　著

商務印書館　民國二十五年七月初版

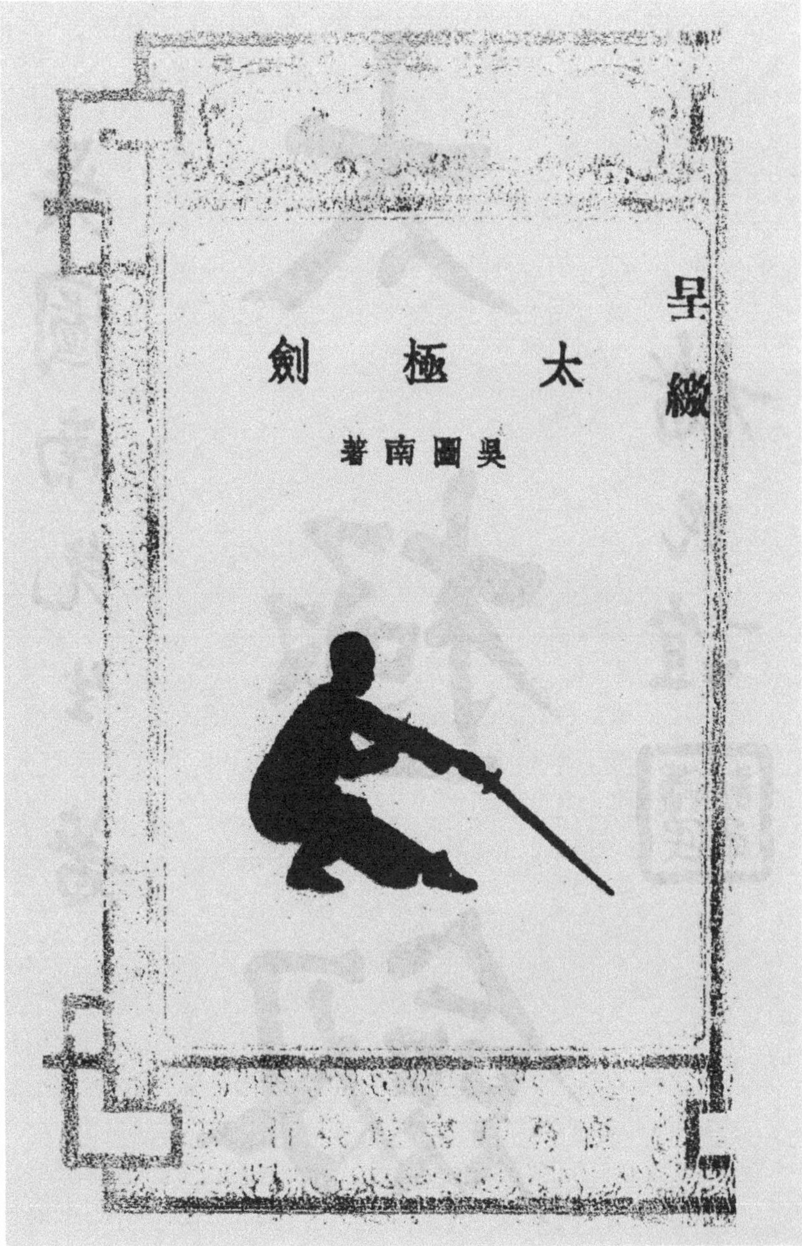
太極劍
吳圖南著

吳圖南先生著

# 太極劍

褚民誼

褚民誼章

孫哲生先生題詞

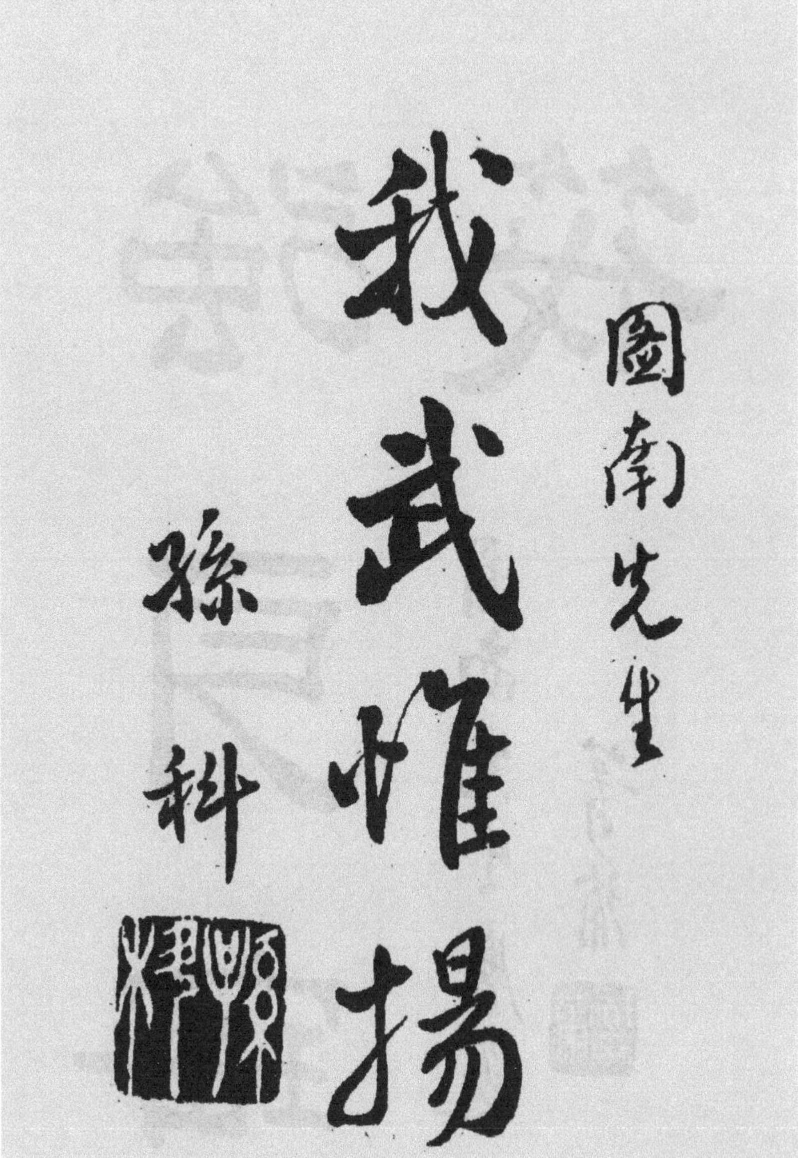

蕭子昇先生題詞

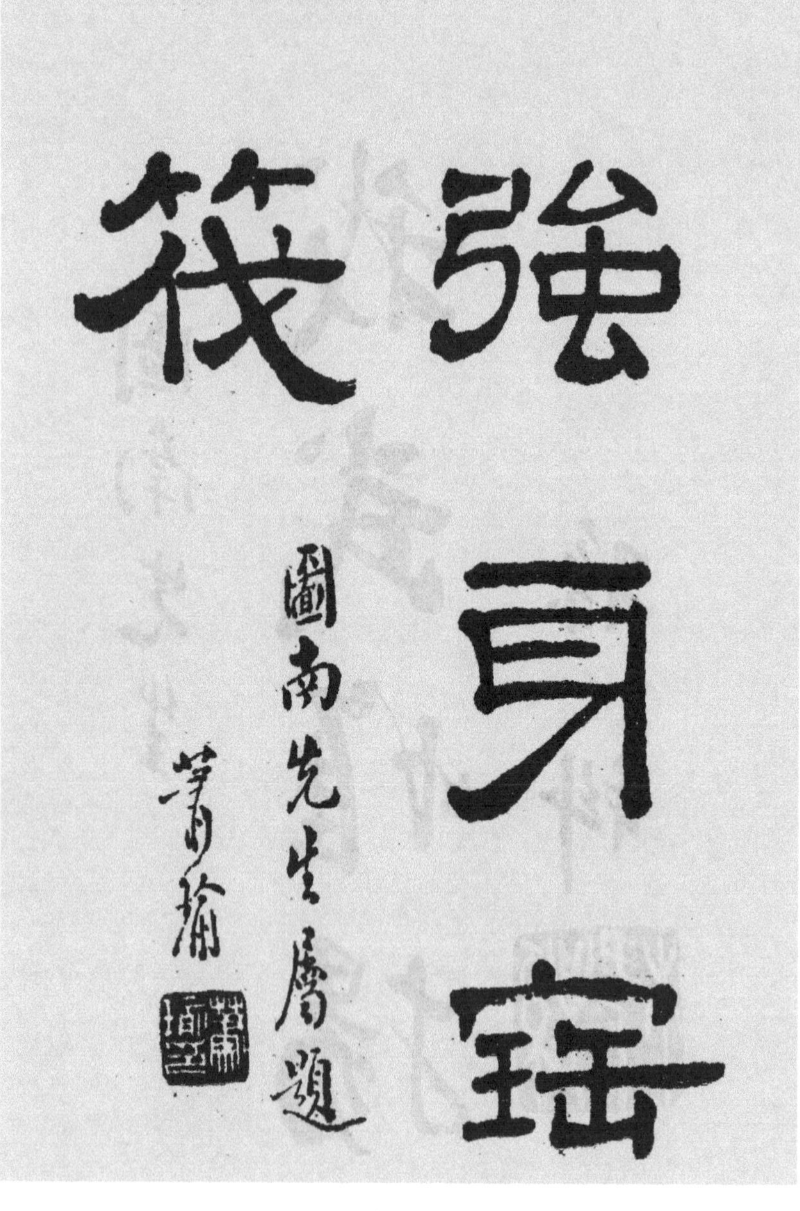

徐沓公先生題詞

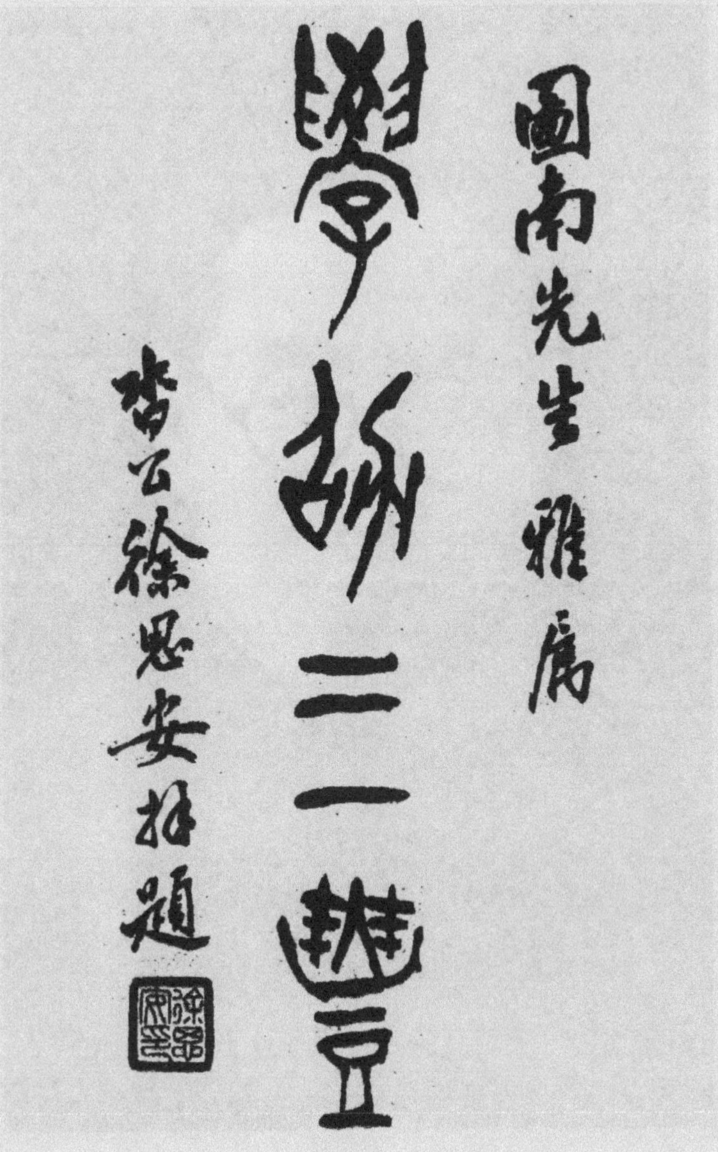

著作者吳圖南肖相

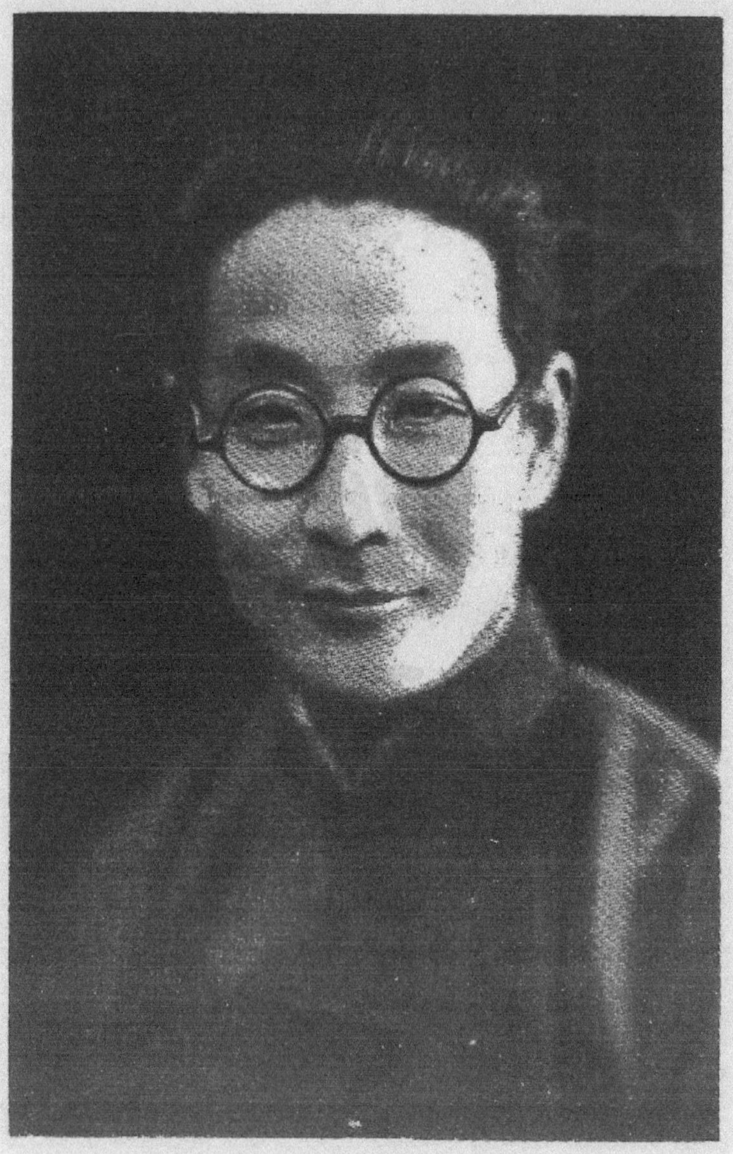

# 譚序

吾友吳圖南君，係太極拳名家吳先生鑑泉之高足。北大之高材生也。學問文章，爲世欽仰。因鑒於吾國積弱，民風怯懦。以文學家兼教育家之態度，作太極劍一書。書成，問序於余。余曰：『吾國劍術，代有傳人。約言之有三：一曰：「劍仙。」如呂純陽、許淨明、張三丰之侶。養元陽，修性命，其劍術專以降魔爲務者。二曰：「劍俠。」如荆柯、聶政、專諸之流。仗義氣，除姦逆，其劍術專以服仇爲務者。三曰：「劍客。」如紅線、聶隱娘、公孫大娘之輩。結彩帛，調音節，其劍術專以娛樂爲務者。』至於兩軍對壘，仗劍殺敵，又即古之戰士矣！然而劍仙之劍術，近於虛誕。劍俠之劍術，勇於私鬥。劍客之劍術，趨於游戲。此三者，其適合於吾國現今之環境否耶？此識時務者所盡知也。國難當前，外侮日急。凡爲國人，應勇於公戰！好劍術而喜讀吳君之太極劍專書者，其亦聞雞起舞乎？然則吳君所著之書，非但發揮先師之真傳，藝術之絕技，健身之方法，是乃救國禦侮之導師矣！

余不文，對於劍術，好學而未鑽研。聊書數語，弁諸篇首。希海內方家，有以正之！是爲序。

中華民國，二十四年，八月，譚孟賢序於金陵。

# 自序

吾國劍術，發源最古，遠自黃帝採首山之銅以鑄劍，其後善斯術者，代有傳人。殷周之際，桃氏爲劍，臘廣莖圍，各有等第，以定上中下之制，卽以爲上中下士之服。蓋古者自天子以至於庶人，有事皆得佩劍，觀其劍卽品級之所由分也。惟其方法甚古，後世迄未沿用。遂使有志之士，推敲無從耳。

著者不敏，幼喜劍術。先大父亦樂爲延師教之。念餘年來，稍得底蘊。惟每以從事教育無暇宣傳爲憂！自國難發生之後，痛民族之衰弱，國將不國！於是舍其生平所學，專事於國術之提倡。前曾著有『科學化的國術太極拳，』及『內家拳太極功玄玄刀，』……等書行世，以期喚起國人，同樹尙武之風；共挽狂瀾之局。所幸出版以來，風行海內，備受歡迎。往昔萎靡不振之氣，大有漸趨於當仁不讓之風。國術之能轉移習俗，於斯可見一斑也。

去冬，更本發揚光大之旨，繼緒成此『太極劍』一書。用贈國人，供諸同好！尤望舉國民衆，聞風興起，大聲疾呼，加緊鍛鍊。十年之後，若與世界列強，戰於疆場，雖我科學落後，火器不精，然而橫磨成師，大刀有隊，或可為救國雪恥之一助。倘能恢復吾國民族固有之精神；達到國際自由平等之地位；亦著者二十餘年提倡國術之志願成功矣夫！聊誌數語，以作序言。

中華民國二十三年元旦，北平、吳圖南，序於南京、全國國術統一委員會。

# 目次

# 太極劍

## 第一章　總論

劍爲古兵器之一，創始何人，言人人殊。黃帝本行記曰：『帝採首山之銅鑄劍。以天文古字，題銘其上。』管子曰：『昔葛盧之山，發而出金，蚩尤受而制之，以爲劍。』自是雖有劍之名，而未言劍之形也。周禮考工記始詳言之，謂：『劍古兵器名，兩刃而有脊，自脊至刃謂之臘，或謂之鍔，刃以下與柄分隔者，謂之首。首以下把握之處，謂之莖。莖端施環，曰鐔。』觀其圖，與近古劍之形式異。蓋以人事演進，劍之形狀，似亦因時爲轉移也。閒嘗探討古今圖書，言劍者雖多，而於劍舞製造諸端，未嘗道及。以故四庫全書，無藝不收，獨於劍法，竟屬缺如。誠以年代久遠，無從捉摸矣！而古劍之名，雜見於子史諸書者，層出不窮，如桓公之葱，太公之闕，文王之錄，莊君之智，闔閭之干將莫邪，越王之大刑小刑，楚王之劍有三，吳帝之劍凡六，周昭之劍有五，梁武之劍十三，此皆古之良劍也。而於其製，迄未言之。卽以秦時而論，劍之長短，製法不一。始皇之劍八尺，荆軻之劍尺八，此二人生於同時，劍之尺寸，尚各不同，則古劍之難考，固不待言矣！何況典籍不載哉？此吾國劍術，考證困難之一大原因也。

自黃帝之後，製劍之法，其究竟已不可得而聞。且古人之言，亦不能盡信。或託辭以諷世，或藉物以舒懷。然古時造劍之良，决非今世所可睥睨也。乃如錕鋙之鋼，可以斷玉。魚腸之鋒，利破重鎧。周昭有鎮五嶽之器。梁武有治四方之兵。他如斷馬斲鵠，隨四時而變五色。夕火秋月。躍平津而化雙龍。斲衣股血，斬影成疾。

伏地藏函，穿銅絕鐵。奇聞百出，何勝枚舉。蓋皆由於古人造劍，鍛鍊之精，砥礪之勤，之所致。雖然，古時尊劍之風，亦可想見一斑也。

然古人手持名劍，立奇功者有之，不辱命者有之，雪國恥者有之，建大業者有之，莫不劍以人名，人以劍尊，每觀古史，昭昭在目。昔曹沫執劍，刦齊桓於柯而魯不辱。毛遂按劍，叱楚王於庭，而楚定從。利透堅甲，吳君易位。提三尺劍，漢室興基。太阿一麾，三軍破敗。鐵獅旣斫，萬歲皆呼。此皆千古傳爲美談者也。

迨及近世，火器發明，攻堅射遠。尊劍之風，一落千丈。四方有志之士，咸以吾國衰弱之原因，皆少尚武任俠之勇氣，以致國難迫切，外侮日急。於是提倡國術之聲乃日高，崇尚劍術之風乃日熾。著者有鑒於斯，因將故有之太極劍，加以整理，使其系統一貫，井然不紊，仍命名爲太極劍。亦名乾坤劍。詳考是劍，創自元之張三丰先生。歷代諸賢相繼，頗不乏人，惜乎筆之於書者，僅數首殘缺之歌訣，而已！著者簡練揣摩，垂二十年，於其精微，始得環中。誠劍法中之中和者也。至於命名之義，蓋太極者，天地未分以前之義也。乾坤者，天地之義也。易曰：『大哉乾元，至哉坤元，萬物資生，乃順承天。』謂天地之德，能始生萬物也。今以劍名太極者，取其爲劍法之原始，無法不生，無美不備也。至於太極劍各式之故有名目，或俚而不雅，或名義不合，想係後人所揑造者，殊失原作者之意。於是不揣愚陋，僅就管見所及，重爲一一擬訂。使初學者，顧名思義，既省强記之勞，又饒理會之趣，洵一舉兩有裨益也。

雖然，當今科學進步，一日千里，火器日新，勢足嚇人。然而戰鬬之際，運用之者，仍須恃有健全之身體，充足之精神，百折不回之毅力，萬夫不當之勇氣，然後方能上馬擒賊，下馬擒王。故勇敢善戰心理之建設，當以平素鍛鍊爲急務。而鍛鍊之法，最有益於短兵相接者，其爲劍法乎？待其鍛鍊既久，豪俠養成天性，忠勇發於至誠，自能當仁不讓，見義勇爲，衝鋒破陣，視死如歸。然則劍法之爲功，亦顯矣哉！故白刃之戰，格鬬殺賊，十萬橫磨，不無小補，凡我同志，其共勉旃！

# 第二章　各論

太極劍，本爲口授之學，名目久已失傳，故姿勢應用，因人而異。初學者，每以無所適從爲憾。予擇其簡而易學者，存之象形取義，參之應用之法，各爲擬訂一名。並將姿勢應用，詳爲解釋，使初學者，循序摹倣，自有規律之可循也。謹將太極劍分勢作圖立說，以備有志之士，爲行遠自邇，登高自卑之一助云爾。

方位圖

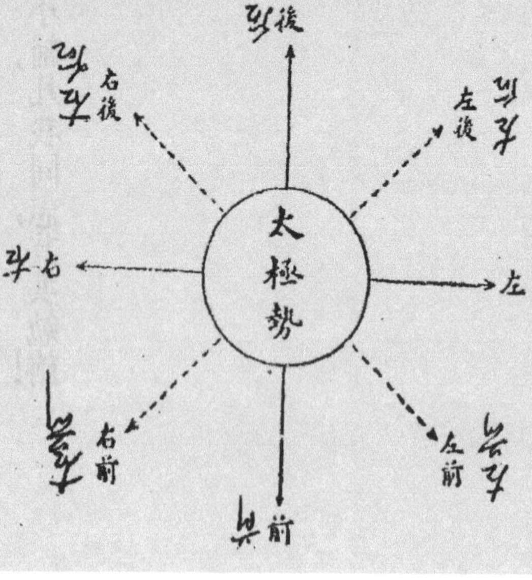

## 太極勢

姿勢說明　身體直立，面向前方。目平視。頭正，頸直，涵胸，拔背，裹襠，護臀。兩臂從容下垂。左手持劍，反背臂後。劍柄置左胯旁。劍鋒向上，劍脊務與左臂貼緊。右手二指中指伸直，大指小指無名指均屈，招成劍訣，置右胯旁。兩足平行分開，其距離以肩為度。全體重心，在兩足間之中點。

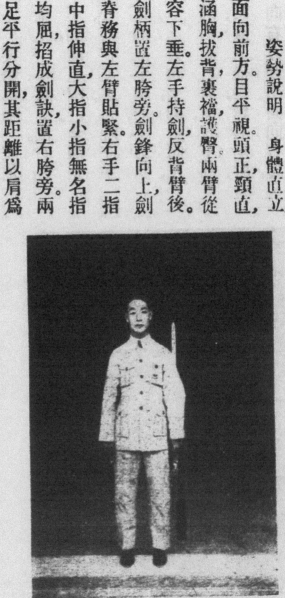

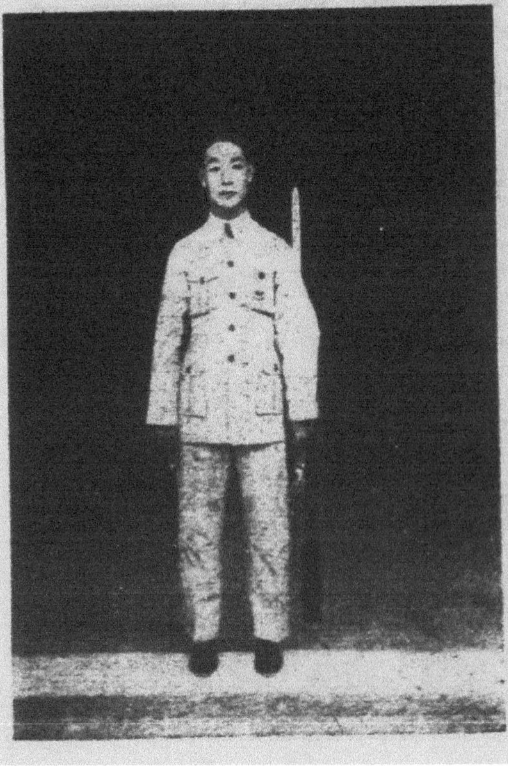

## 攬雀尾一

姿勢說明　左足前上一步，膝前曲。右足不動，而腿蹬直。全體重心，均在左足。同時左手背劍提至胸前。下刃向下，上刃向上，劍鋒向左，劍柄置右肩前。右手劍訣，直立提起，鬆肩垂肘，向右方伸出。面向右方。目注劍訣。

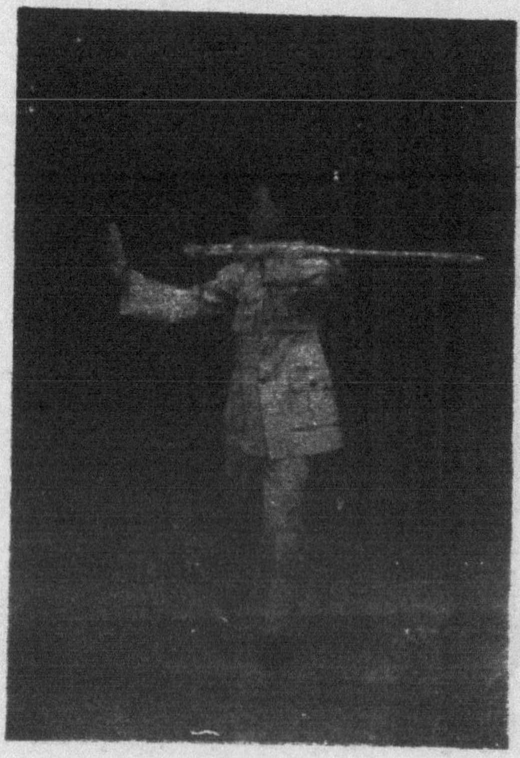

攬雀尾二

姿勢說明　左足尖向右前方移動。（卽四十五度角。）右足向右方上一步。（卽九十度角。）身體轉向右方。右膝右弓，左腿蹬直。全體重心，均在右足。同時左手背劍，向右方徵移動。然後隨右手劍訣向左前方下擺，而後向右上方伸出。面向右方。目注劍訣。

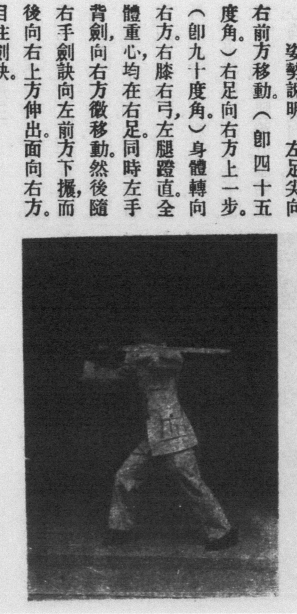

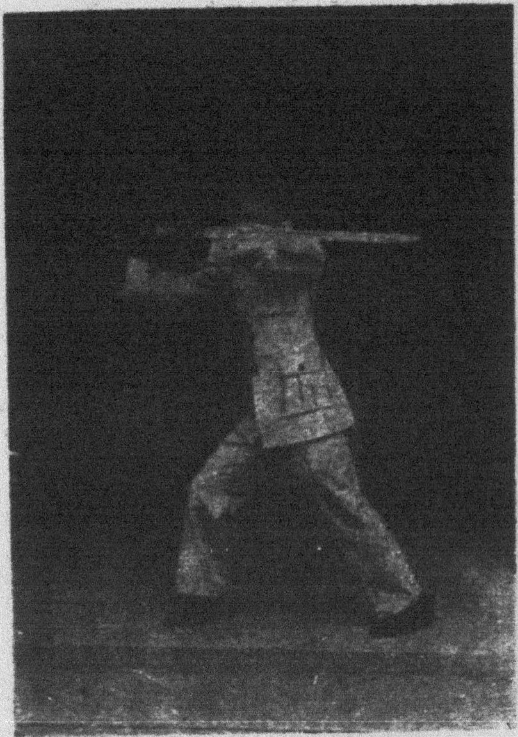

## 攬雀尾三

姿勢說明　左足不動，腿向下坐。右足足尖提起，足跟着地。全體重心，移至左足。同時左手背劍，劍鐔貼緊右腕，由右而後，而左，轉一半圓。再向右方伸出。右手劍訣，向右方平指。同時右足尖下落。膝向右弓。左腿蹬直。全體重心，均移右足。面向右方，目注劍訣。

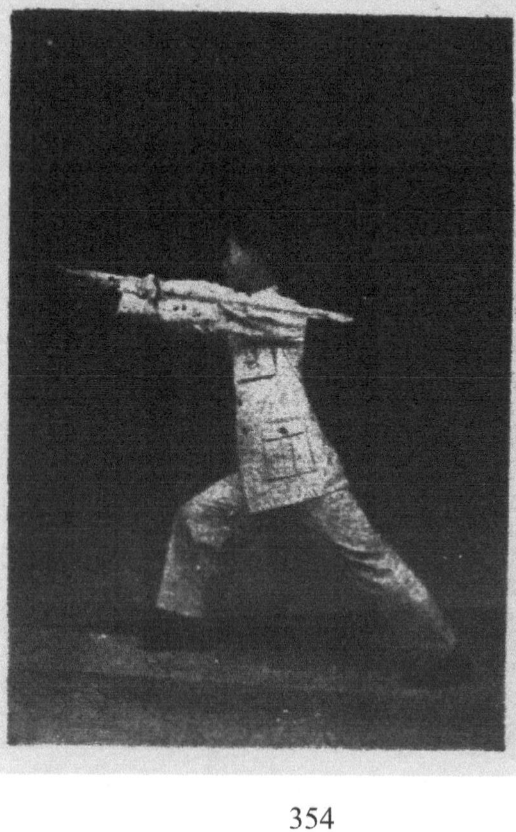

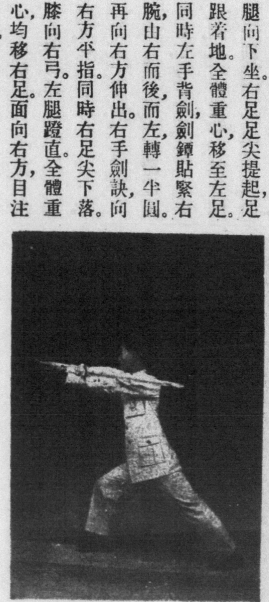

金針指南

姿勢說明　左足向左後方邁一步，膝向左弓。右腿蹬直。全體重心，均在左足。同時左手背劍，摟過左膝。劍柄置於左胯旁，劍鋒向上，劍脊仍貼左臂。同時右手劍訣，由右耳側向左方平指伸出。面向左方。目平視。

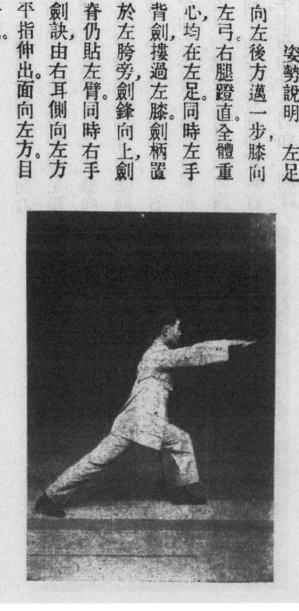

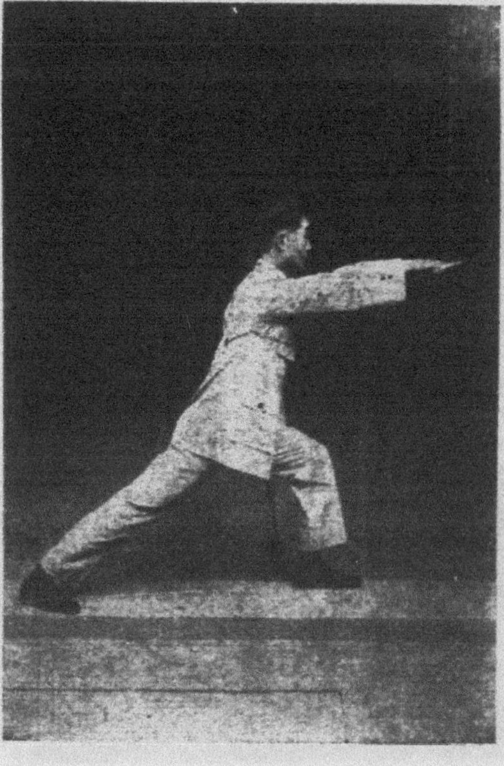

交劍式

姿勢說明　左足向右前方上一步，足尖點地，足跟翹起，膝微曲。右足不動，腿向下坐。全體重心，均在右足。同時右手劍訣，由左而下，向右平伸。左手背劍，由左胯側向左平伸。然後左右手均向胸前平曲。左手將劍柄交與右手。上刃向上，下刃向下，劍鋒向左。面向前方。目平視。

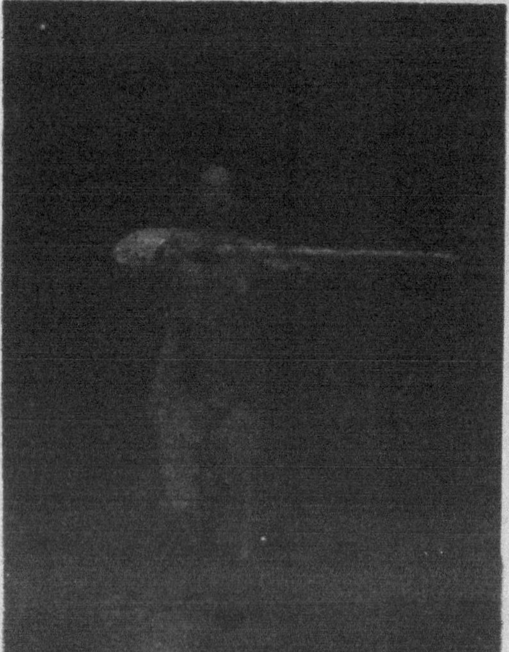

## 分劍式

姿勢說明　左足向前進半步，膝向前弓。右腿蹬直。全體重心，均在左足。同時右手持劍，由左而前，向右平掃。下刃向後，上刃向前，劍鋒向右。左手招成劍訣，向左平伸。面向右方。目注劍鋒。

應用說明　敵人用槍刺我右脇我將身前移，使其落空。乘勢分劍，平掃敵人之頭。

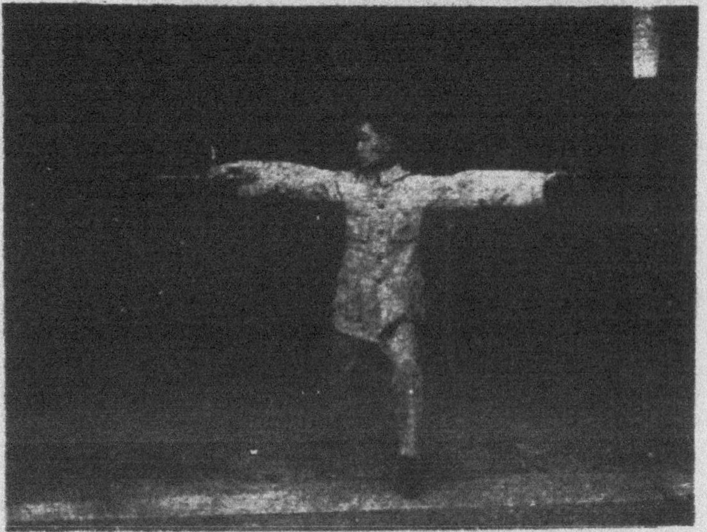

掛劍式

姿勢說明　左足向後撤回半步，足尖點地，足跟翹起，膝微曲。右足不動，而腿下坐。全體重心，均在右足。同時右手持劍，由右方向左前方反掛撤回。劍柄置于胸前，下刃向上，上刃向下，劍鋒向右。左手劍訣按右腕以助其勢。面向右方，目注劍鋒。

應用說明　敵自側方用槍向我喉部來刺，我將身後撤以避之，乘勢用劍掛着敵槍，以觀其變。

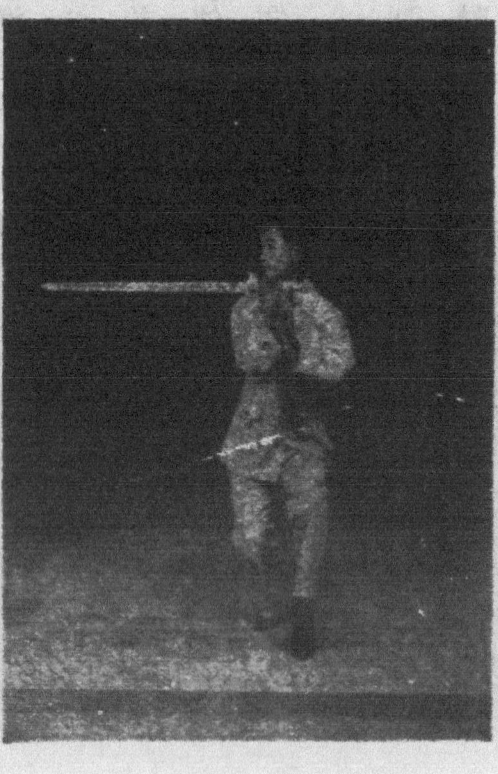

## 七星式

姿勢說明　左足向前方邁半步，膝向右弓，而腿下踞。右腿平足向左後方伸出。全體重心，均在左足。同時右手持劍，由右而上，向左方下劈。然後反手平劍上格，至劍與喉平爲止。下刃向上，上刃向下，劍鋒向左。左手劍訣，向左方伸出，以稱其勢。面向前方，目平視。

應用說明　敵人用槍自左方來刺，我將身前移，以洩其力。乘勢用劍劈擄敵槍。倘敵槍上翻，以圖變化。我卽用劍上格敵之前手。乘勢用足直踏敵之脇部。



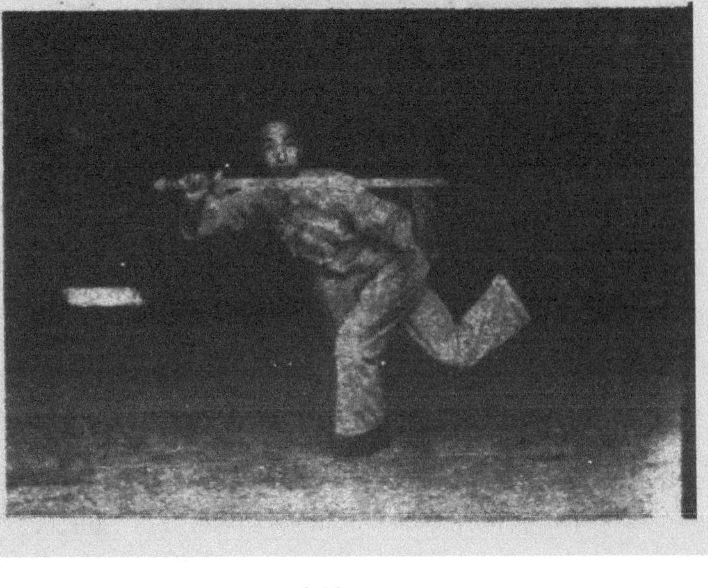

## 上步遮膝

姿勢說明　右足向右後方進一步，足尖點地，足跟翹起，膝微曲。左足不動。而腿下蹲。全體重心，均在左足。同時右手持劍，向右後上方提起，然後向右後方下刺。下刃向右後上方，上刃向左前下方，劍鋒向右後下方。左手劍訣按右腕以助之。面向右後方。目注劍鋒。

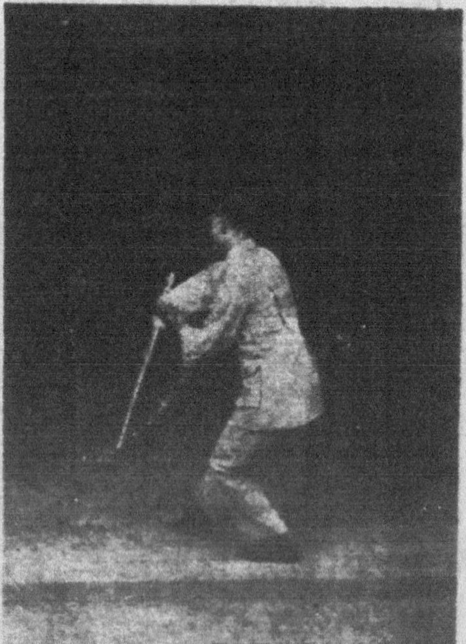

應用說明　敵人自背後用槍刺我腰部。我轉身進步用劍向上掛開敵槍。乘勢用劍直刺敵人之膝。

回身劈劍

姿勢說明　右足向左前方進一步，膝向左前方弓出。左腿蹬直。全體重心，均在右足。同時右手持劍，由右後方上提，向左前方下劈，下刃向右後下方，上刃向左前上方，劍鋒向左前下方。左手劍訣，按右腕以助之。面向左前方。目注劍鋒。

應用說明　敵人用槍自身後刺我腰部，我回身以避之，乘勢上步，用劍直劈敵人之頭。

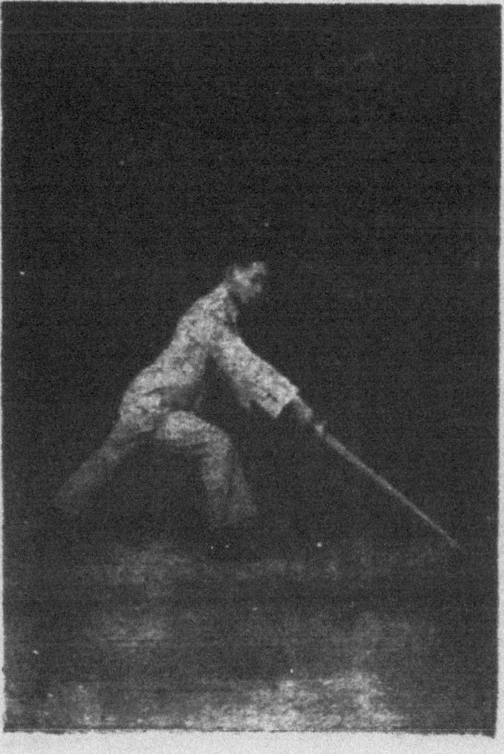

進步撩膝

姿勢說明　右足向右後方進一步，膝向右後方弓出。左腿蹬直。全體重心，均在右足。同時右手持劍，由左前下方，擦地向右後下方撩出，下刃向右前上方，上刃向左後下方，劍鋒向右後下方。左手劍訣，按右腕以助之。面向右後方。目注劍鋒。

應用說明　敵人自背後用槍來刺，我轉身以避之，乘勢進步，用劍撩敵之膝。

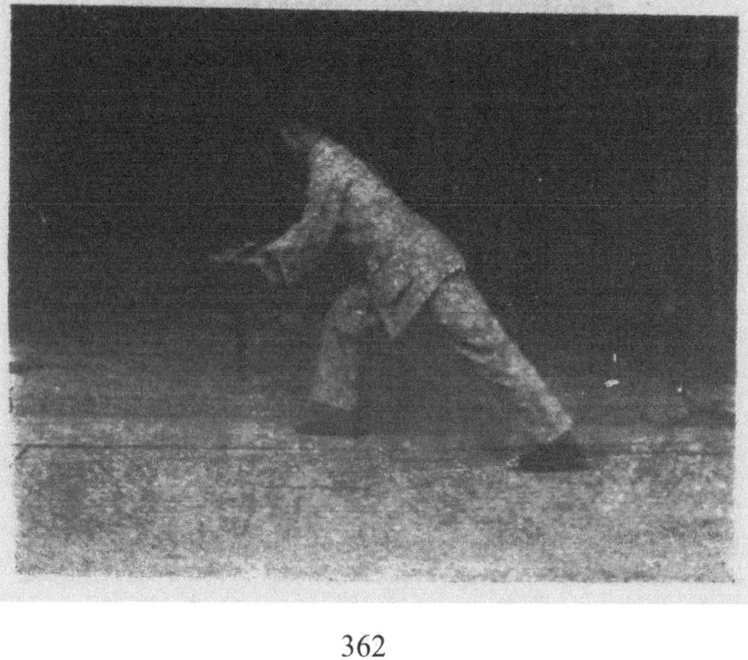

臥虎當門

姿勢說明　右足向左前方撤回半步，足尖點地，足跟翹起，膝微曲。左足不動，而腿下蹲，全體重心，均在左足。同時右手持劍，反手向左前上方抱回，下刃向上，上刃向下，劍鋒向右。左手劍訣，按右腕以助其勢。面向右方。目平視。

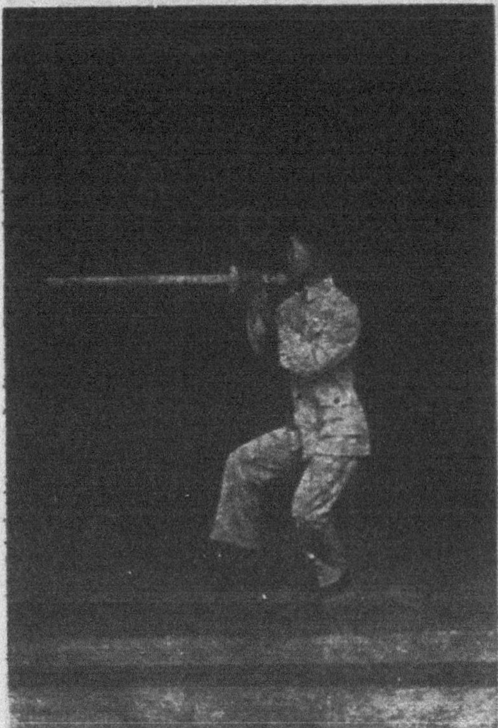

應用說明　敵人用槍刺我面部，我向斜後方抽身，以洩其力，乘勢用劍掛開敵槍，以待其變。

## 倒掛金鈴

姿勢說明　右足向右方上半步，左足再向右方進一步，膝微曲。右腿曲膝上提，足尖上翹。全體重心，均在左足。同時右手持劍，由右方上提，向左方下劈，然後再向右上方提起，下刃向右上方，上刃向左下方，劍鋒向右下方。左手劍訣，直立置劍與胸之間。面向右方。目平視。

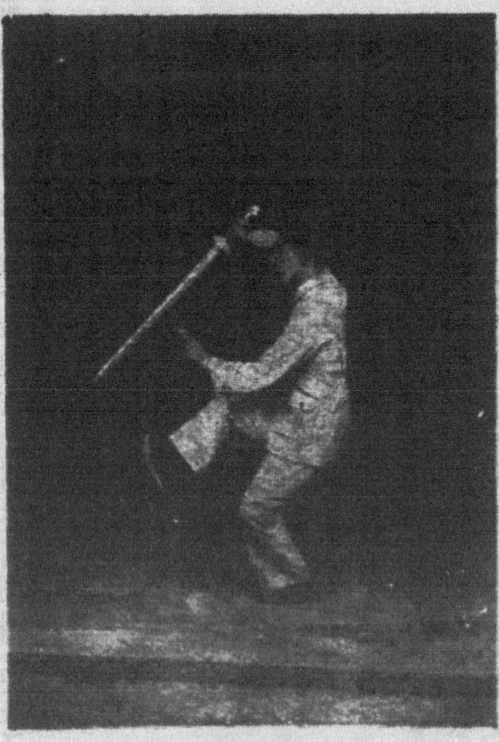

應用說明　敵人用槍刺我胸部，我用劍格開，乘勢進步，提撩敵之胸腹。

指襠劍

姿勢說明　右足向右方落下一步，足尖點地，足跟翹起，膝微曲。左足不動，而腿下坐。全體重心，均在左足。同時右手持劍，向右下方斜刺，下刃向右上方，上刃向左下方，劍鋒向右下方。左手劍訣，按右腕以助之。面向右方。目注劍鋒。

應用說明　敵人向後抽槍，我順其抽力，乘勢上步，用劍直刺敵之下部。

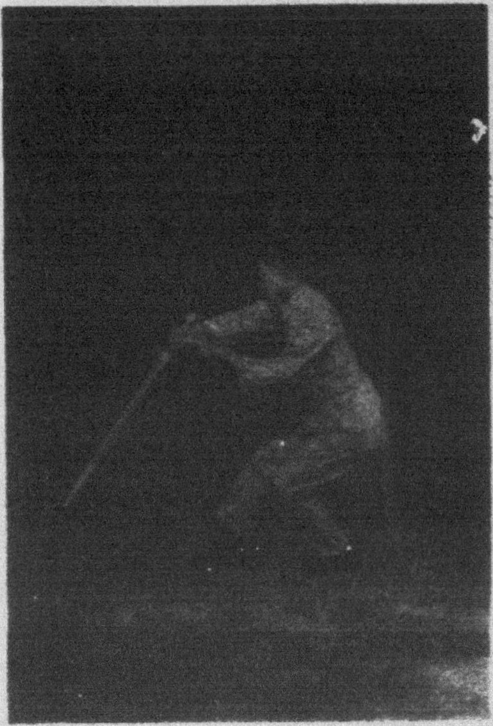

臨溪垂釣

姿勢說明　兩足不動，身體向右後方微移。全體重心，仍在左足。同時右手持劍，由右下方反手向右後下方撥出。下刃向右後上方，上刃向左前下方，劍鋒向右後下方。面向右後方目注劍鋒。

應用說明　敵人用槍刺我腿部，我用劍反手外撥，以待其變。



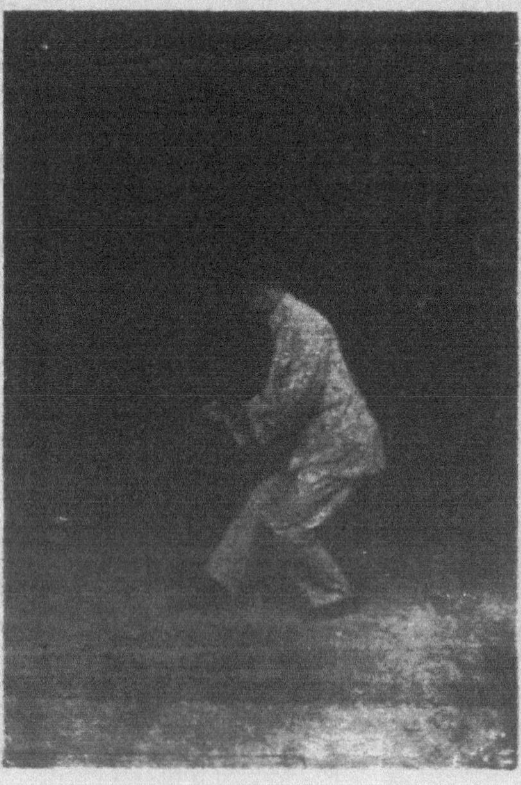

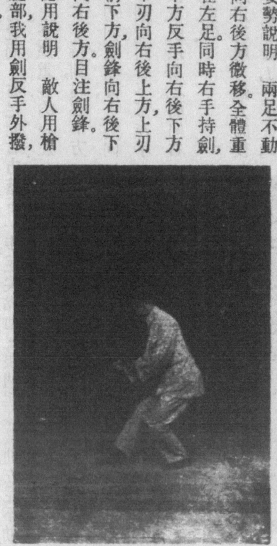

### 劈山奪寶

姿勢說明　左足向右後方上一步，右足再向右後方進一步，膝向右後方弓出。左腿蹬直。全體重心，均在右足。同時右手持劍，由右後下方，向左前方提起，然後向右後方下劈。下刃向左前下方。上刃向右後上方。劍鋒向右後下方。左手抱劍柄，以助其力。面向右後方。目注劍鋒。

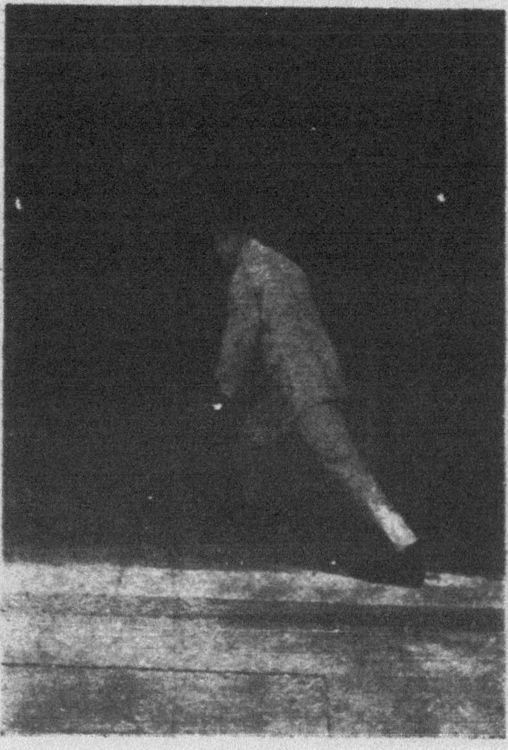

應用說明　敵人向後抽槍。我順其抽力，乘勢進步，用劍劈敵之頭。

## 逆鱗刺

姿勢說明　右膝向右後方略衝，左腿蹬直。全體重心，仍負右足。同時右手持劍向右後下方直刺，下刃向左前下方，上刃向右後上方。劍鋒向右後下方。左手抱劍柄，以助其勢。面向右後方。目注劍鋒。

應用說明　敵人用槍刺我下部，我用劍乘勢逆進，直刺敵之小腿。並划敵之前手。

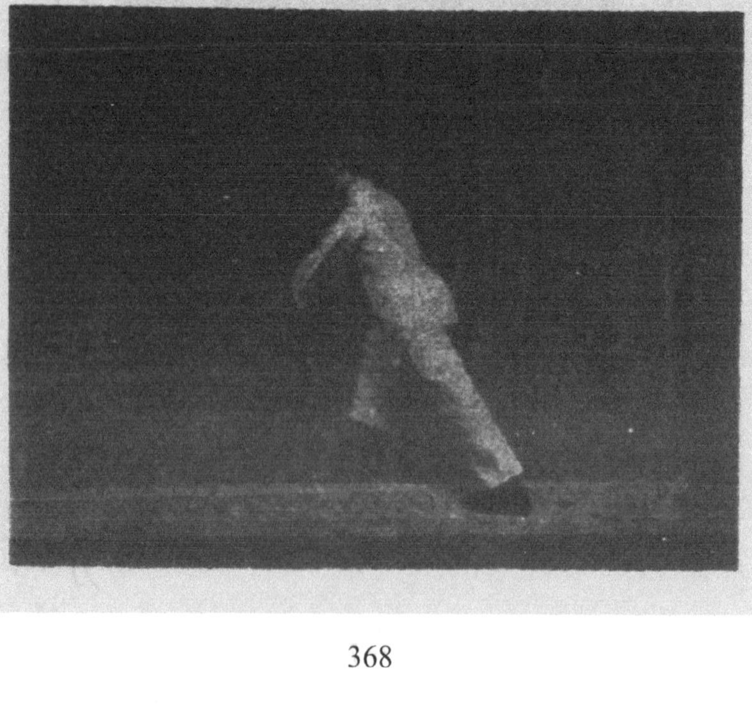

回身點

姿勢說明　身體由右後方，向左前方旋轉。左膝向左前方弓出。右腿蹬直。全體重心，均在左足。同時左手劍訣，由右後方向下。然後向左前方引起，橫置項上。右手持劍，向左前下方直點。下刃向右後下方。上刃向左前上方。劍鋒向左前下方。面向左前方。目注劍鋒。

應用說明　敵人用槍自身後來刺。我轉身以避之。乘勢用劍直點敵之下部。

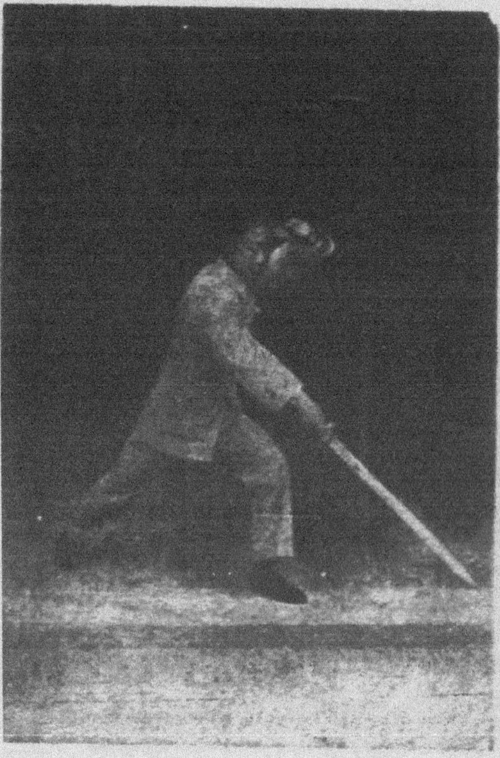

沛公斬蛇

姿勢說明　右足由右後方向左方進半步，足尖點地，足跟翹起，膝微曲。左足不動，而腿下坐。全體重心，均在左足。同時右手持劍，由左前方提起，而後向左下方平斬。下刃向後。上刃向前。劍鋒向左下方左手抱劍柄，以助其勢。面向左方。目注劍鋒。

應用說明　敵人向後抽槍，我順其抽力，乘勢進步，用劍揮開敵槍，橫斬敵人之膝。

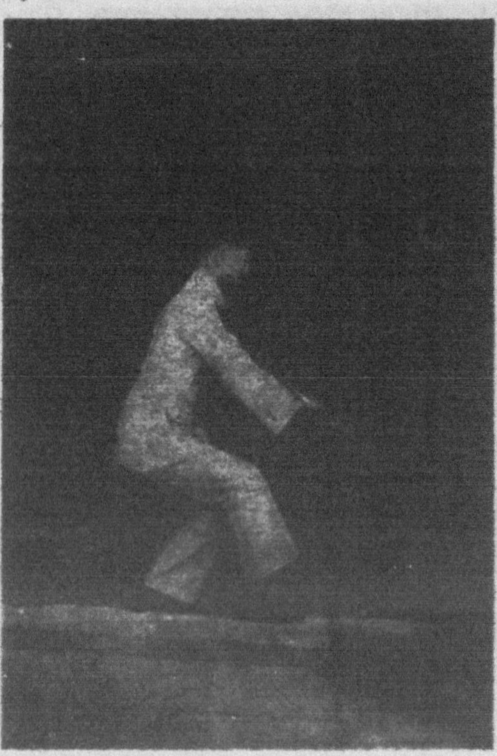

翻身提斗

姿勢說明　左足提起翻身向右前方，上一步，膝微曲。右腿曲膝上提。足尖上翹，約與胯齊。全體重心，均在左足。同時右手持劍，由左方向下反掛，而後向右前方上提。下刃向右前上方。上刃向左後下方。劍鋒向右前下方。左手劍訣，向右前方平指，以助其勢。面向右前方。目平視。

應用說明　敵人用槍自身後來刺，我翻身以避之，乘勢上步，用劍提撩敵胸。

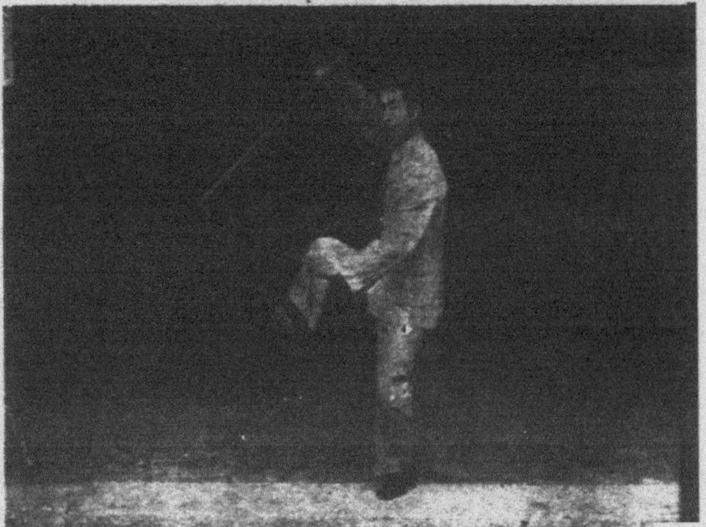

## 猿猴舒臂

姿勢說明　右足向右前方虛踏半步，足尖點地，足跟翹起，膝微曲。左足不動，而腿下坐。全體重心，均在左足。同時右手持劍，向右前方平刺。下刃向上。上刃向下。劍鋒向右前方。左手劍訣，按右腕以助其力。面向右前方。目注劍鋒。

應用說明　敵人向後抽槍，我順其抽力，乘勢進步，用劍直刺敵人之喉。

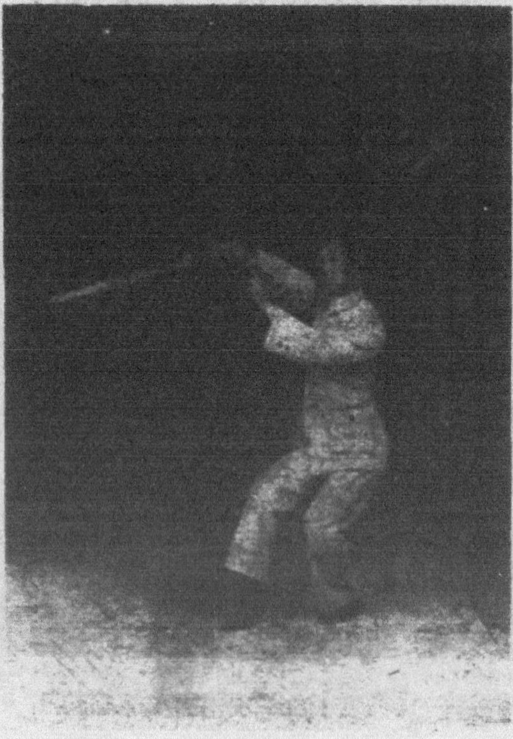

子路問津

姿勢說明　右足向右前方進半步。弓膝。左腿蹬直。全體重心，均在右足。同時右手持劍，立腕向上反撥。身體亦隨劍向右後方微傾。下刃向左前下方。上刃向右後上方。劍鋒向右前上方。左手劍訣，按右腕以助其力。面向右前方。目平視。

應用說明　敵人用槍刺我喉部，我用劍格開，以窺其變。



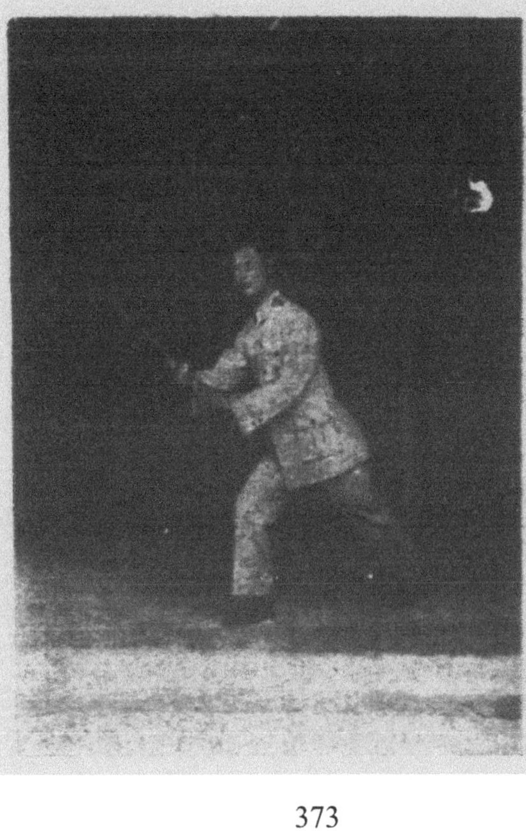

李廣射石

姿勢說明　左足向右前方進一步，弓膝。右腿蹬直。全體重心，均在左足。同時右手持劍，反臂向右前方平刺。下刃向上。上刃向下。劍鋒向右前方。左手劍訣，按右腕以助其勢。面向右前方。目注劍鋒。

應用說明　敵人向後抽槍，我順其抽力，乘勢進步，用劍直刺敵人之喉。

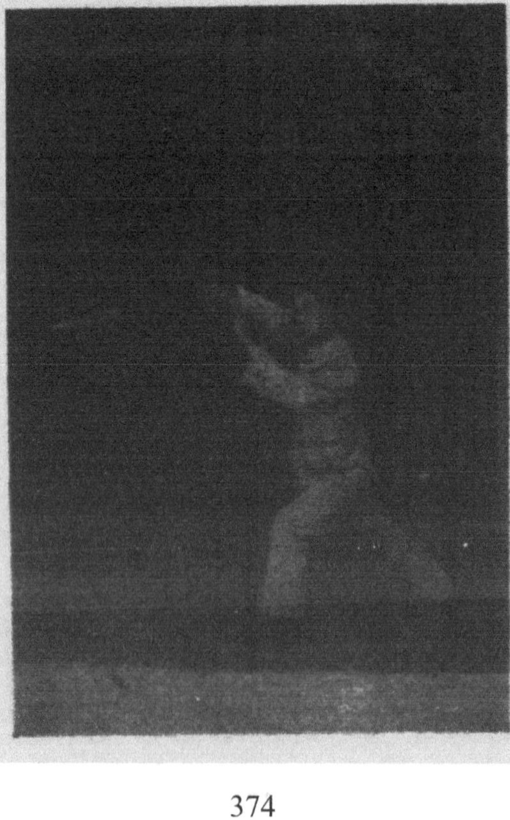

彩鳳舒羽

姿勢說明　右足提起，以左足爲軸，身體由右前方，向右方，後方，左方，前方，旋轉至面向右前方止。旋轉一週。同時右手持劍，抱至胸前。左手按劍柄，以助其勢。然後右足向右前方進一步，膝向右前方弓出。左腿蹬直。全體重心，均在右足。同時右手持劍，向右前方平刺。下刃向上。上刃向下。劍鋒向右前方。左手劍訣，向左後方平伸，以稱其力。面向右前方。目平視。

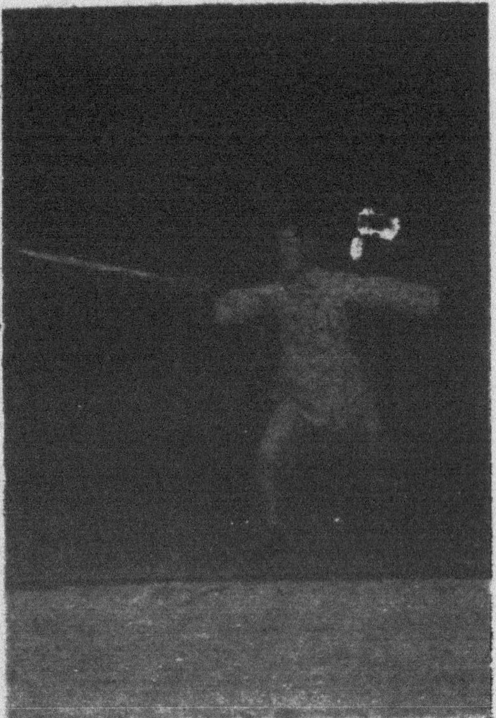

應用說明　敵人用槍刺我腰部，我轉身以避之，乘勢進步用劍直取敵人之頭。

退步撩陰一

姿勢說明　右足向左後方退一步，膝向左後方弓出。左腿蹬直。同時右手持劍，回身向左後方下劈，然後左足再向左後方退一步，右膝向右前方弓出。左腿蹬直。全體重心，均在右足。同時右手持劍，由左後下方，反手向右前下方撩出，下刃向右前上方。上刃向左後下方。劍鋒向右前下方。左手劍訣，按右腕以助之。面向右前方。目注劍鋒。

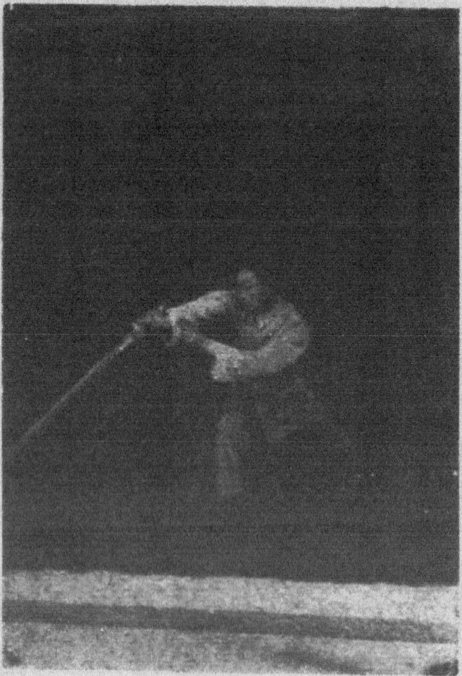

應用說明　敵人進身用槍刺我胸部，其勢甚猛，不可敵當，我退步以洩其力。同時用劍順勢掛開敵槍，乘勢反撩敵之下部。

## 退步撩陰二

姿勢說明　右足向左後方退一步，膝向左後方弓出。左腿蹬直。同時右手持劍，回身向左後方下劈。然後左足再向左後方退一步，右膝向右前方弓出。左腿蹬直。全體重心，均在右足。同時右手持劍，由左後下方，反手向右前下方撩出。下刃向右前上方。上刃向左後下方。劍鋒向右前下方。左手劍訣，按右腕以助之。面向右前方。目注劍鋒。

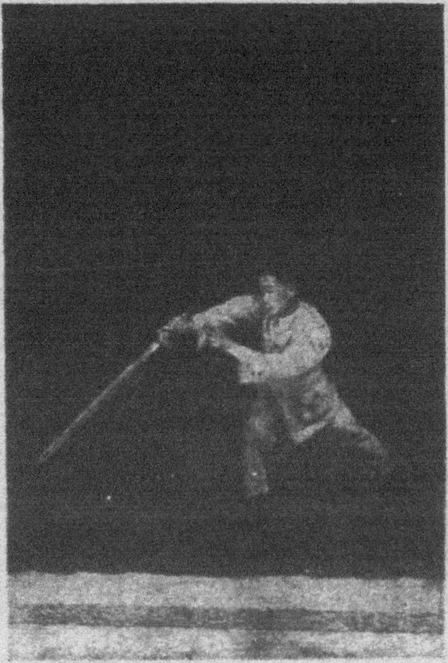

應用說明　敵人進身用槍刺我胸部，其勢甚猛，不可敵當，我退步以洩其力，同時用劍順勢掛開敵槍，乘勢反撩敵之下部。

## 退步撩陰三

姿勢說明　右足向左後方退一步，膝向左後方弓出。左腿蹬直。同時右手持劍，回身向左後方下劈，然後左足再向左後方退一步，右膝向右前方弓出。左腿蹬直。全體重心，均在右足。同時右手持劍，由左後下方，反手向右前下方撩出。下刃向右前上方。上刃向左後下方。劍鋒向右前下方。左手劍訣，按右腕以助之。面向右前方。目注劍鋒。

應用說明　敵人進身用槍刺我胸部，其勢甚猛，不可敵當，我退步以洩其力，同時用劍順勢掛開敵槍，乘勢反撩敵之下部。

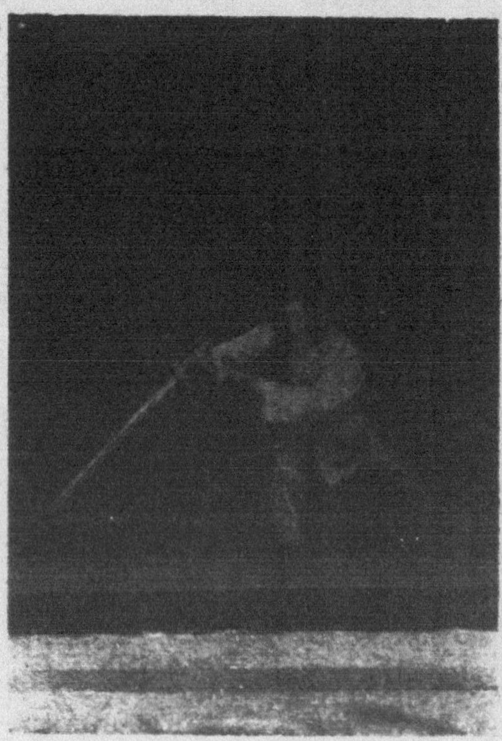

三圖

## 臥虎當門

姿勢說明　右足向左後方退半步，足尖點地，足跟翹起，膝微曲。左足不動，而腿下坐。全體重心，均在左足。同時右手持劍，反掛向左後方撤回。下刃向上。上刃向下。劍鋒向右前方。左手劍訣，按右腕以助之。面向右前方。目平視。

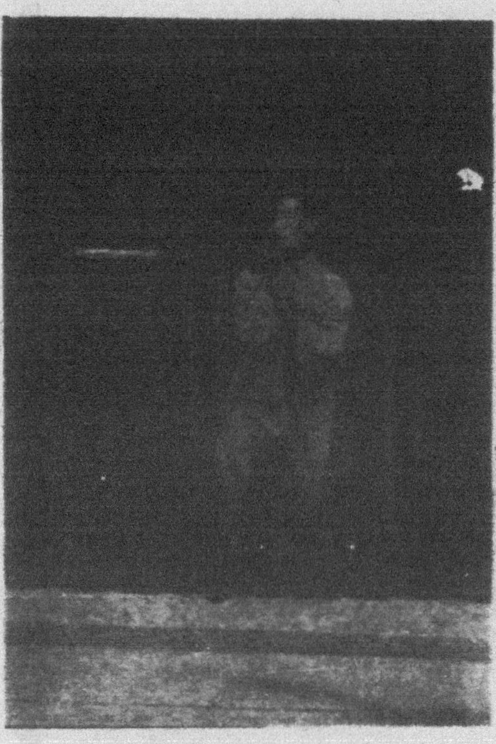

應用說明　敵人抽槍向我胸部來刺。我卻步用劍反掛敵槍，以待其變。

### 梢公搖櫓一

姿勢說明　右足向右前方進少半步。膝微曲。左足不動，腿仍下坐。全體重心，仍在左足。同時右手持劍，反手向左後下方划出。下刃向右前下方。上刃向左後上方。劍鋒向左後下方。左手劍訣，按右腕以助之。面向右前方。目平視。

應用說明　敵人用槍向我膝部刺來，我步稍移，以洩其力，乘勢用劍划開敵槍，以待其變。

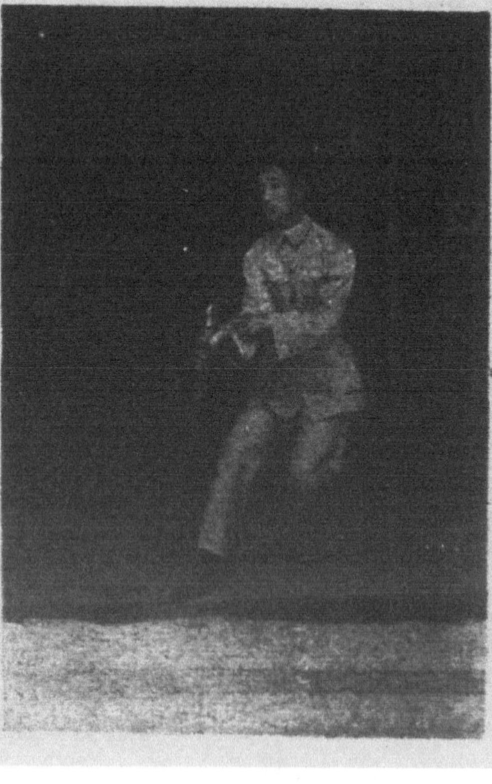

梢公搖櫓二

姿勢說明　左足向右前方進半步，足尖點地，足跟翹起。膝微曲。右足不動，而腿下坐。全體重心，均在右足。同時右手持劍，反手上撩抱回。劍柄置左脇側。下刃向左後上方。上刃向右前下方。劍鋒向右前上方。左手握劍柄以助其力。面向右前方。目平視。

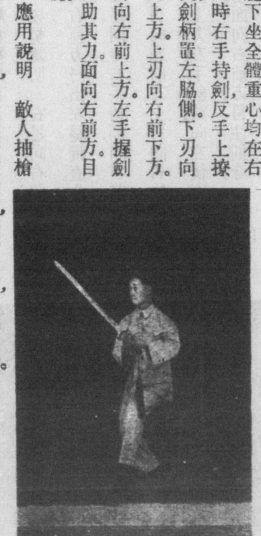

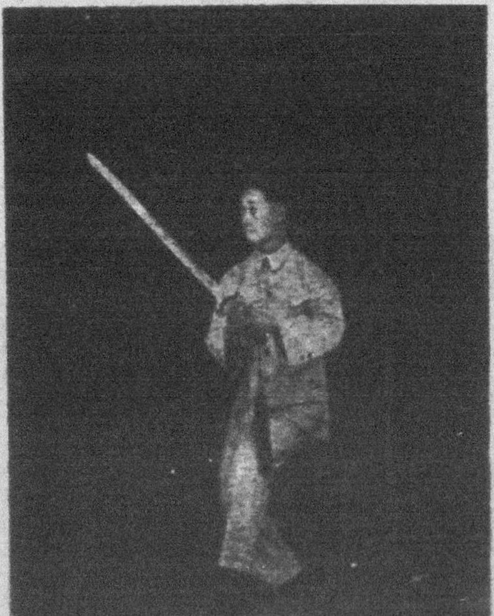

應用說明　敵人抽槍向我面部刺來，我用劍掛開敵槍，乘勢上步，以觀其變。

順水推舟

姿勢說明　右足向右前方進一步，膝向右前方弓出。左腿蹬直。全體重心，均在右足。同時右手持劍，向右前方平劍刺出。下刃向左前方。上刃向右後方。劍鋒向右前上方。左手劍訣，向左後方平伸，以稱其勢。面向右前方。目注劍鋒。

應用說明　敵人向後抽槍，我藉其抽力，乘勢進步，用劍平刺敵人之喉，

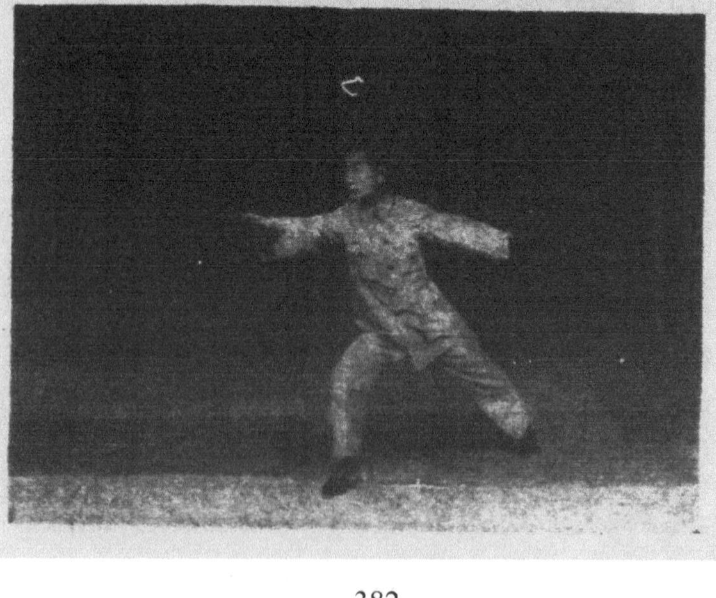

## 眉中點赤

姿勢說明　右足向左前方移半步，左足再向右前方進一步，膝向右前方弓出。右腿蹬直。全體重心，均在左足。同時右手持劍，向懷中平劍抱回。然後向右前方立劍刺出。下刃向下。上刃向上。劍鋒向右前上方。左手劍訣，橫置項上，以助其勢。面向右前方。目注劍鋒。

應用說明　敵人用槍刺我腹部。我抱劍攦開敵槍，乘勢上步，用劍直點敵之眉中。

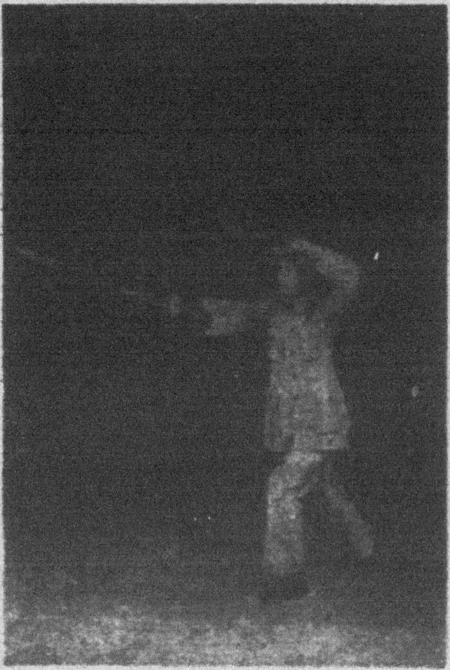

回馬劍一

姿勢說明　左足向左後方背一步，足掌着地，足跟略起，雙膝下曲，全體重心，均在右足。同時右手持劍，由右前方上提，反手向左後方平擊。下刃向上，上刃向下，劍鋒向左後方。左手劍訣，按右腕以助其勢。面向左後方。目平視。

應用說明　敵人用槍自身後來刺，我向後背步，閃開敵槍，乘勢用劍平擊敵人之頭。

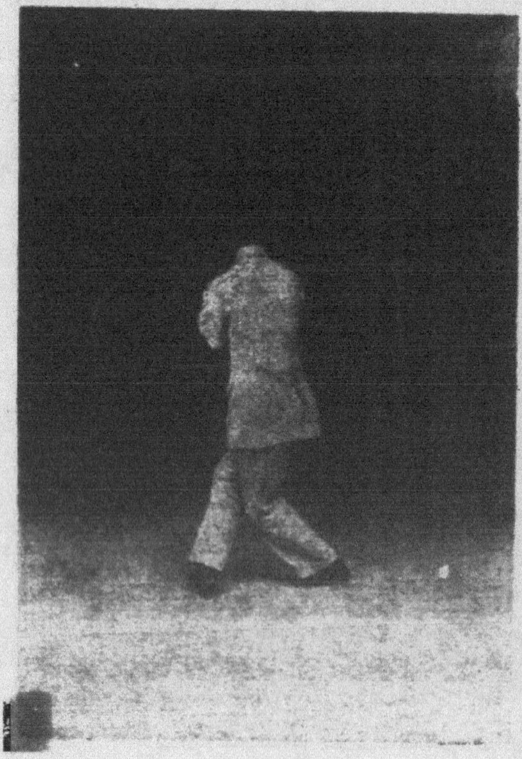

回馬劍二

姿勢說明　右足向左後方進一步，膝向左後方弓出。左腿蹬直。全體重心，均在右足。同時右手持劍，由左後方向下，向右前方上提，然後向左後下方下劈。下刃向右前下方。上刃向左後上方。劍鋒向左後下方。左手劍訣，按右腕以助之。面向左後方。目注劍鋒。

應用說明　敵人用槍刺我腿部，我用劍外掛，乘勢進步，直劈敵之頭部。

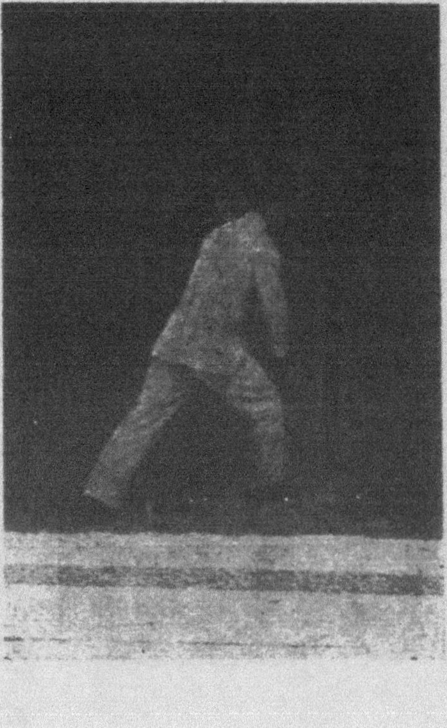

回馬劍三

姿勢說明　右足向左後方略進，膝向左後方弓出。左腿蹬直。全體重心，均在右足。同時右手持劍，向左後下方直刺。下刃向右前下方。上刃向左後上方。劍鋒向左後下方。左手劍訣，向右前方伸出，以稱其力。面向左後方。目注劍鋒。

應用說明　敵人向後抽槍，我因其抽力，順勢用劍直刺敵之下部。

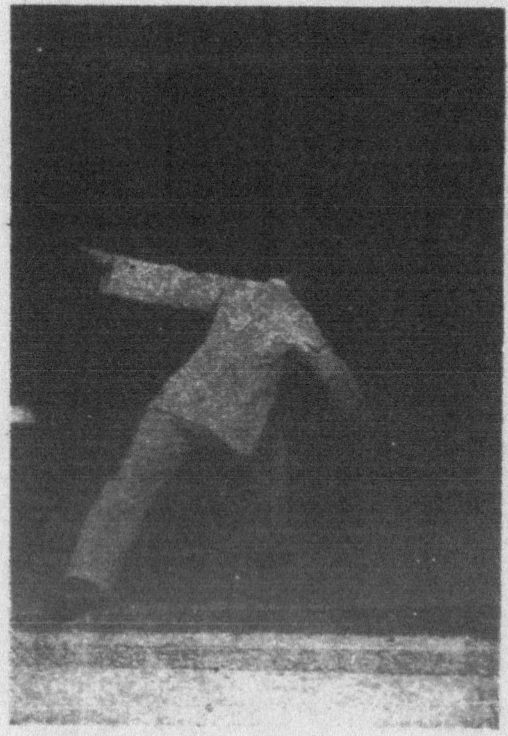

玉女投針

姿勢說明　右足向右後方移半步，左足再向左後方進一步，膝向左後方弓出。右腿蹬直。全體重心，均在左足。同時右手持劍，向懷中抱回。然後向左後下方平劍直刺。下刃向右後方。上刃向左前方。劍鋒向左後下方。左手劍訣，橫置項上，以助其勢。面向左後方。目注劍鋒。

應用說明　敵人用槍刺我胸部，我抱劍掛開敵槍，乘勢進步，直刺敵之下部。

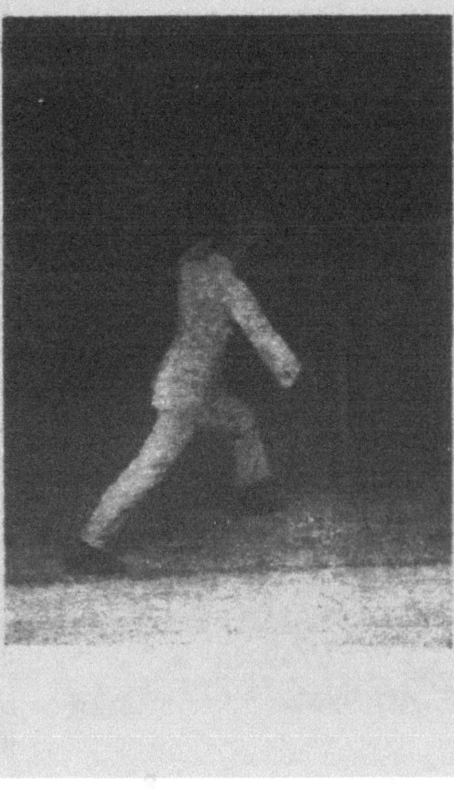

## 魁星提筆

姿勢說明　以右足跟爲軸，身體由左後方轉向右前方。然後左腿曲膝向右前方提起。足尖下垂。全體重心，均在右足。同時右手持劍，由左後下方，反手向右前方上提。下刃向右前上方。上刃向左後下方。劍鋒向右前下方。左手劍訣，向右前方下指，以助其勢。面向右前方。目平視。

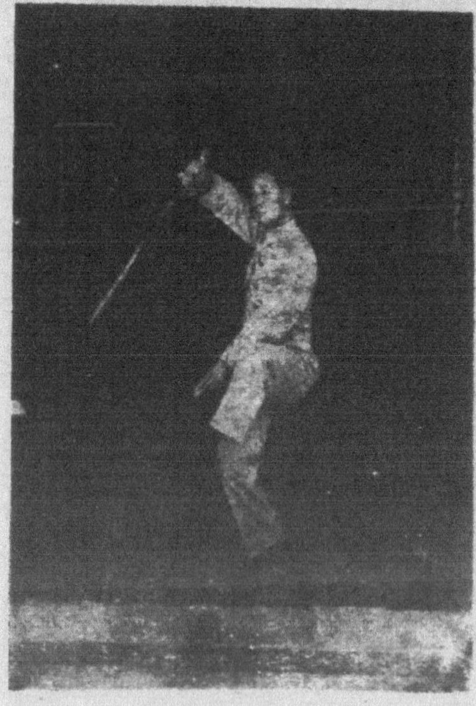

應用說明　敵人用槍刺我背部，我翻身以避之，乘勢用劍撩取敵之前手。

迎門劍

姿勢說明　左足向右前方進一步，右足再向右前方進一步，膝向右前方弓出。左腿蹬直。全體重心，均在右足。同時右手持劍，由右前方向左後方下掛，而後上提，再向右前方下劈。下刃向左後下方。上刃向右前上方。劍鋒向右前下方。左手劍訣，向左後方伸出，以稱其勢。面向右前方，目注劍鋒。

應用說明　敵人用劍刺我腿部，我用劍掛開，乘勢進步直劈敵人之頭

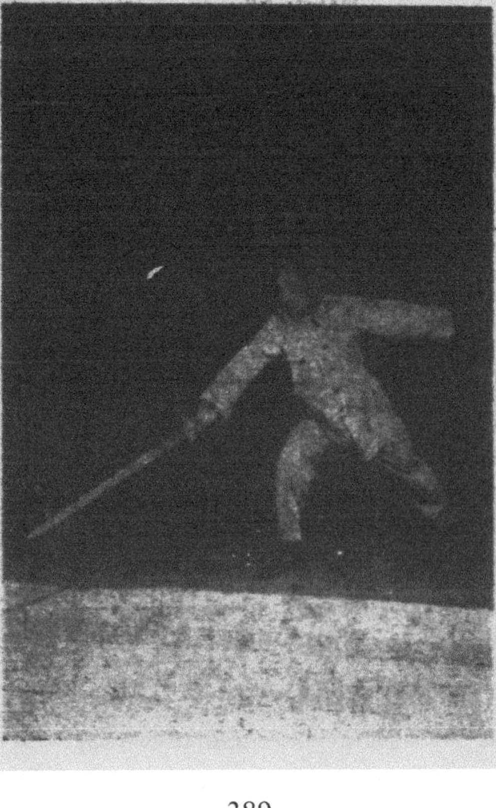

臥虎當門

姿勢說明　右足向左後方撤回半步，足尖點地，足跟翹起，膝微曲。左足不動，而腿下坐。全體重心，均在左足。同時右手持劍，反手向左後方抱回。下刃向上。上刃向下。劍鋒向右前方左手劍訣，按右腕以助之。面向右前方。目平視。

應用說明　敵人用槍刺我胸部，我用劍反掛，以洩其力，靜觀敵變。

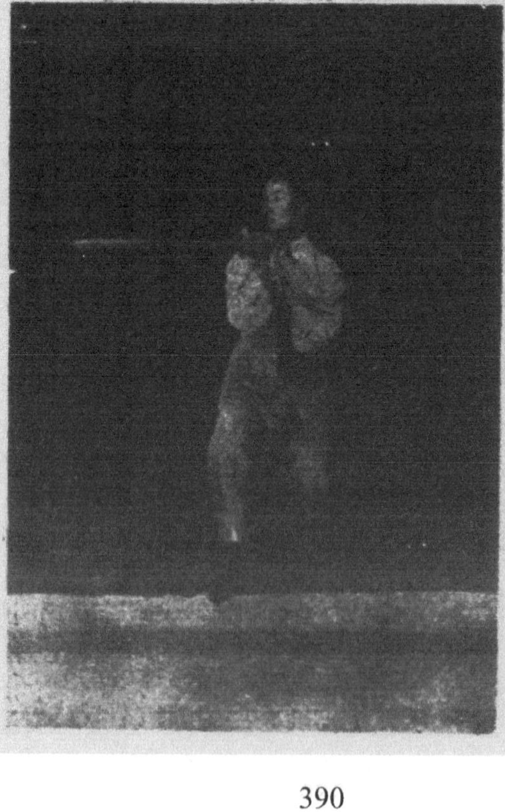

海底擒鰲一

姿勢說明　右足向右前方邁半步，足尖點地，足跟翹起，膝微曲。左足不動，而腿下坐。全體重心，均在左足。同時右手持劍，反劍向左後下方劈之。下刃向右前下方。上刃向左後上方。劍鋒向左後下方。左手劍訣，按右腕以助之。面向左後方。目注劍鋒。

應用說明　敵人抽槍刺我腿部，我將身微移以洩其力，乘勢用劍反撥敵槍，以窺其變。

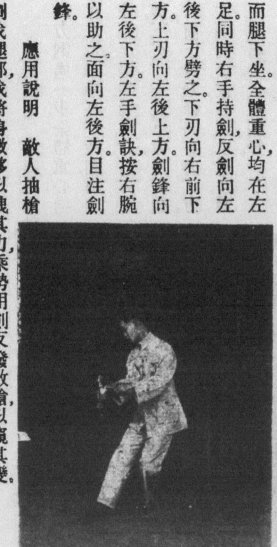

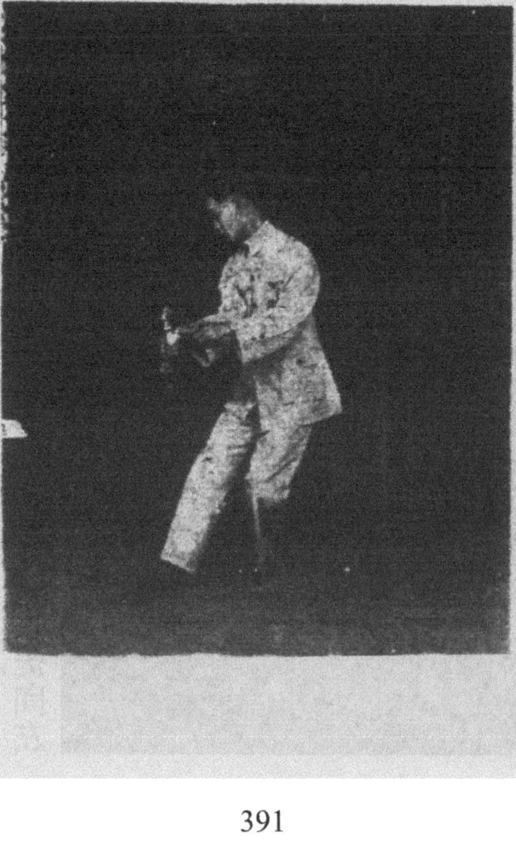

海底擒鰲二

姿勢說明　以右足爲軸，身體由右前方轉向左後方。同時左腿上提，向左後方倒邁一步。全體重心，均在左足。同時右手持劍，由左後方上提，然後向右前方下劈。下刃向左後下方。上刃向右前上方。劍鋒向右前下方。左手劍訣，按右腕以助之。面向右前方。目注劍鋒。

應用說明　敵人向後抽槍，我順其抽力，用劍直劈敵人之頭。

翻身提斗

姿勢說明　左足不動，右腿曲膝上提，足尖上翹。全體重心，均在左足。同時右手持劍，反手由右前下方向左後方上提。下刃向左後上方。上刃向右前下方劍鋒向左後下方。左手劍訣，置于胸與劍之間。面向左後方。目平視。

應用說明　敵人用槍刺我背部，我翻身避開，用劍直撩敵之前手。

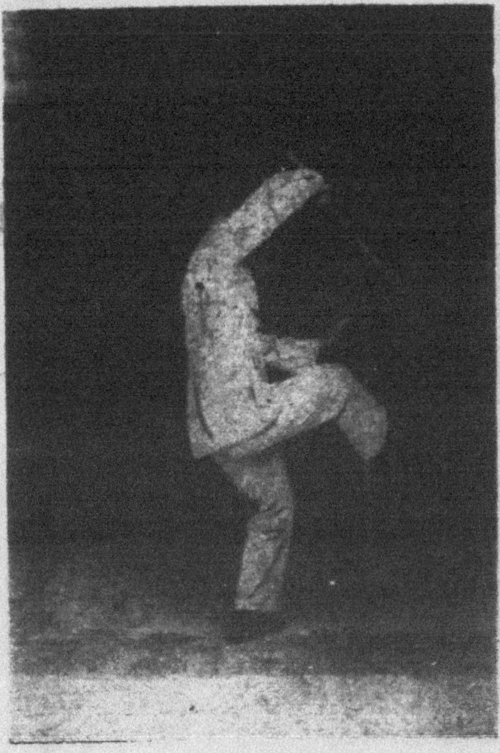

## 反臂劍

姿勢說明　左足不動，右足向左後方平踢。全體重心，仍在左足。同時右手持劍，由左後方上提，然後反臂向右前方下劈。下刃向左後下方，上刃向右前上方。劍鋒向右前下方。左手劍訣，向左後上方伸出，以稱其勢。上身向右前方略傾，面向右前下方，目注劍鋒。

應用說明　敵人自身後用槍刺我腿部，我將腿踢出，以避其鋒，乘勢用劍反臂直劈敵之頭部。

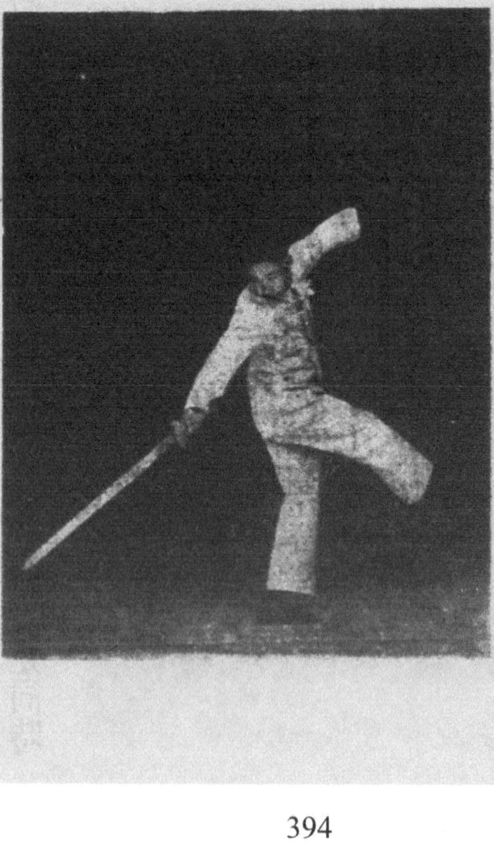

進步栽劍

姿勢說明　左足提起，右足卽落于左足之原位，作一跳步。左足再向右前方上半步，足尖點地，足跟翹起，膝微曲。全體重心，均在右足同時右手持劍，由右前方向左後方提起，然後反手再向右前下方刺下。下刃向右前上方，上刃向左後下方。劍鋒向右前下方。左手劍訣，按右腕以助之。面向右前方，目注劍鋒。

應用說明　敵人自身後用槍刺我腿部，我跳步以避之，復掛開敵槍，乘勢進步，用劍直刺敵之下部。

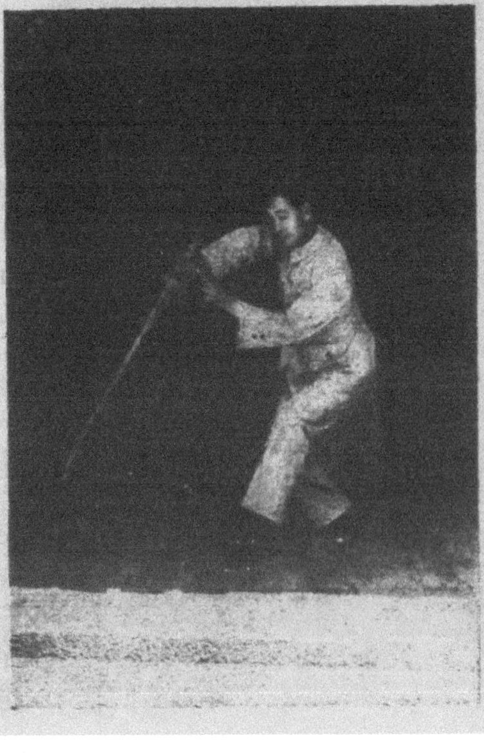

左右提鞭一

姿勢說明　右足向右方上一步，身體轉向左方。右腿下坐。左足向左略進，足尖點地，足跟翹起，膝微曲。全體重心，均在右足。同時右手持劍，由右前下方，用劍鋒向左方撇起。下刃向左方。上刃向右方。劍鋒向上。左手抱劍柄，以助其力。面向左方。目平視。

應用說明　敵人自身旁用槍來刺我膝，我轉身避過敵槍，乘勢用劍撇取敵之前手。

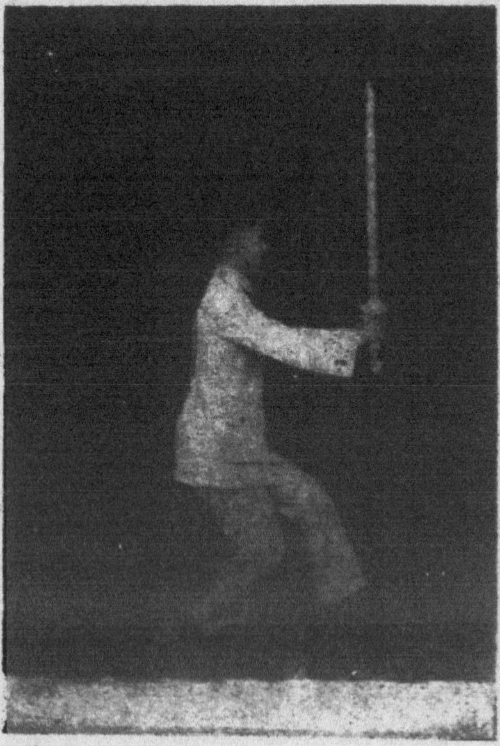

左右提鞭二

姿勢說明　身體由左方轉向右方，右膝向右弓出。左腿蹬直。全體重心，均在右足。同時右手持劍，由左而前向右方立劍平移。下刃向右方。上刃向左方。劍鋒向上。左手抱劍柄以助之。面向右方。目平視。

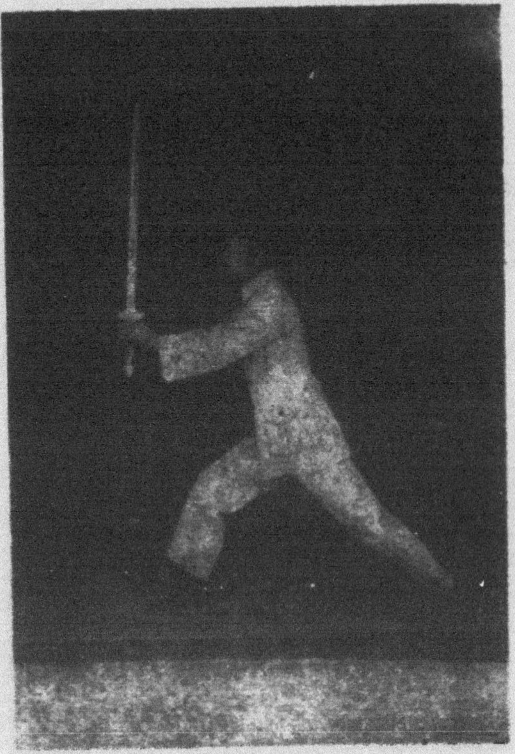

應用說明　敵人用槍自身後來刺，我轉身以避之，乘勢用劍直格敵之前手。

## 落花待掃

姿勢說明　右足向左方進一步，膝向左方弓出。右腿蹬直。全體重心，均在右足。同時右手持劍，由右方下劈，然後向左方反手平撩。下刃向上，上刃向下。劍鋒向左方。左手劍訣，按右腕以助之。面向左方。目注劍鋒。

應用說明　敵人用槍自背後刺我腰部，我回身閃過敵槍，乘勢進步，用劍直撩敵人之喉。

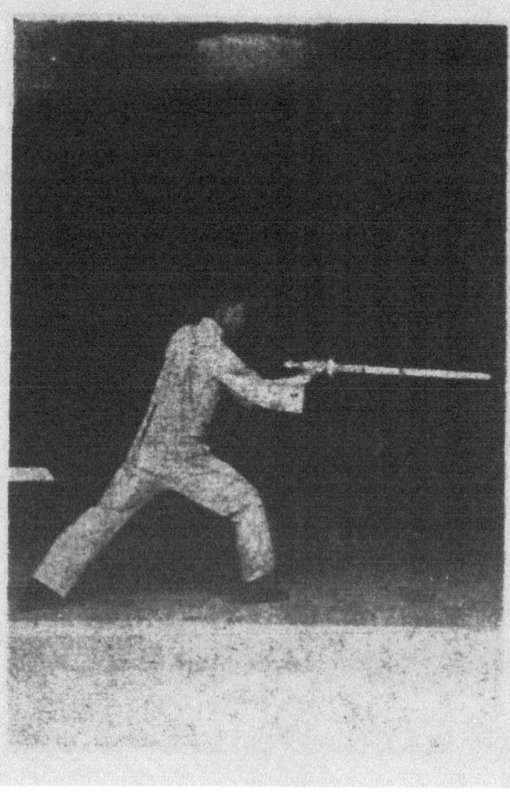

臥虎當門

姿勢說明　右足向右方撤回半步，足尖點地，足跟翹起，膝微曲。左足不動而腿下坐。全體重心，均在左足。同時右手持劍，反手向懷中抱回。下刃向上。上刃向下。劍鋒向左方。左手劍訣，按右腕以助之。面向左方。目平視。

應用說明　敵人用槍刺我頭部，我撤步以洩其力，乘勢用劍擄着敵槍，以觀其變。

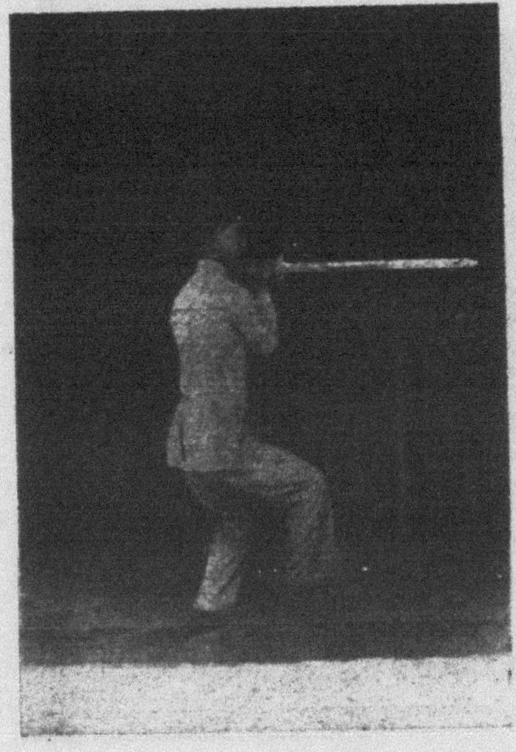

落花待掃

姿勢說明　右足向左方進半步，左足再向左方進一步，膝向左方弓出。右腿蹬直。全體重心，均在左足。同時右手持劍，由左方上提，向右方下劈。然後反手再向左方平撩。下刃向上。上刃向下。劍鋒向左方。左手劍訣，按右腕以助其力。面向左方。目注劍鋒。

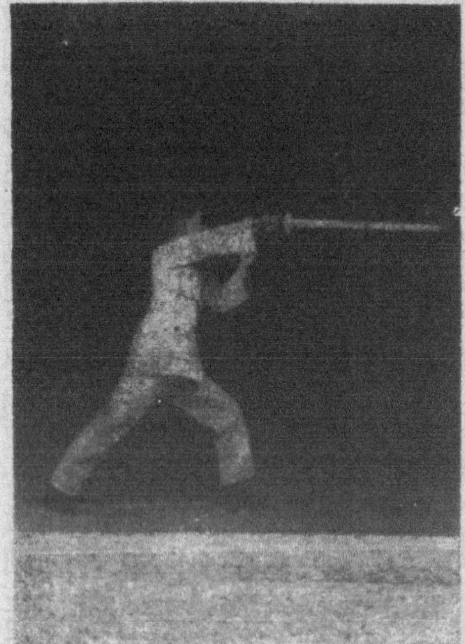

應用說明　敵人用槍刺我胸部，我用劍掛開敵槍，乘勢進步，直撩敵人之喉。

臥虎當門

姿勢說明　左足向右方撤回半步，足尖點地，足跟翹起，膝微曲。右足不動，而腿下坐。全體重心，均在右足。同時右手持劍，反手向懷中抱回。下刃向上，上刃向下。劍鋒向左方。左手劍訣，按右腕以助之。面向左方。目平視。

應用說明　敵人用槍刺我頭部，我向後撤步，以洩其力，乘勢用劍擄着敵槍，以觀其變。

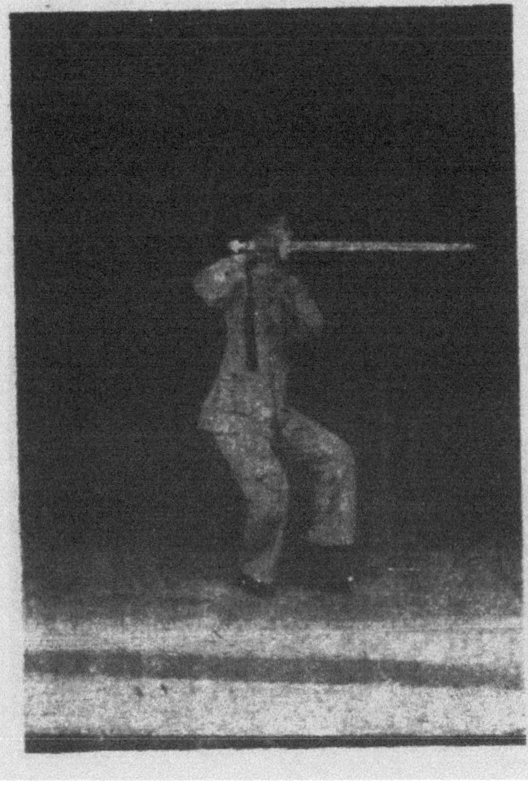

翻身披掛

姿勢說明　左足向左方開半步，雙腿下蹲。全體重心，在兩足間之中點。同時右手持劍，由左方上提，向右方平劈。下刃向下。上刃向上。劍鋒向右方。左手劍訣，向左方平伸，以稱其力。面向右方。目注劍鋒。

應用說明　敵人自身後用槍刺我腰部，我轉身閃開敵槍，用劍直劈敵人之頭。

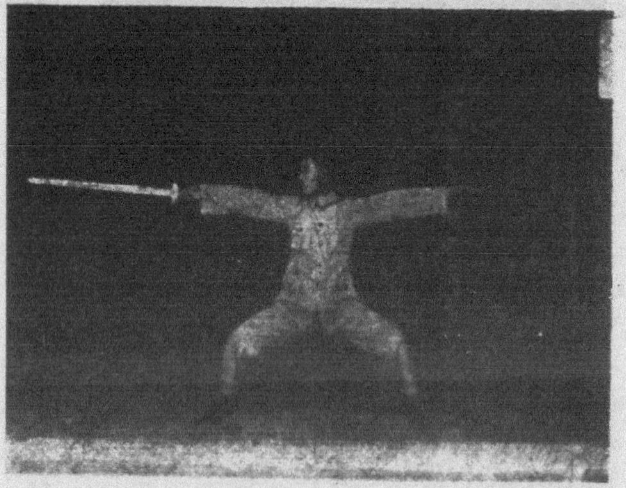

進步提撩

姿勢說明　右足向左方進一步，雙腿下蹲。全體重心，在兩足間之中點。同時右手持劍，由右方向下，再向左後上方反手撩出。然後向右方下劈。待劍與喉齊之時，而後反手平劍，由右方向左方平掃。下刃向前方，上刃向後方。劍鋒向左方。左手劍訣，向右方平伸，以均其勢。面向左方。目注劍鋒。

應用說明　敵人自身旁用槍來刺，我將身稍移，以洩其力，進步用劍撩取敵人之喉。倘敵欲抽槍，我順其抽力，用劍橫掃敵人之頭。



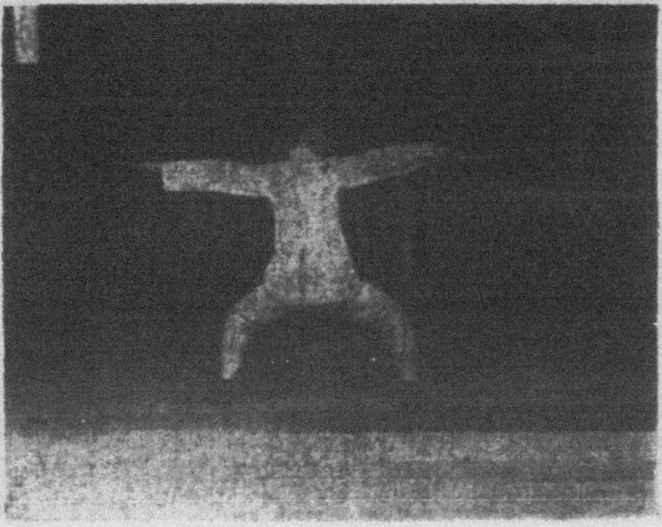

抱月式

姿勢說明　右足向後方進半步，足尖點地，足跟翹起，膝微曲。左足不動，而腿下坐。全體重心，均在左足。同時右手持劍，由左方反手平劍向懷中抱回。劍鐔置於胸腹之間。下刃向右方。上刃向左方。劍鋒向後方。左手抱劍柄，以助其力。面向後方。目平視。

應用說明　敵人自身旁用槍刺我胸部，我將身移動，以避其鋒，乘勢用劍平攜敵槍，以待其變。

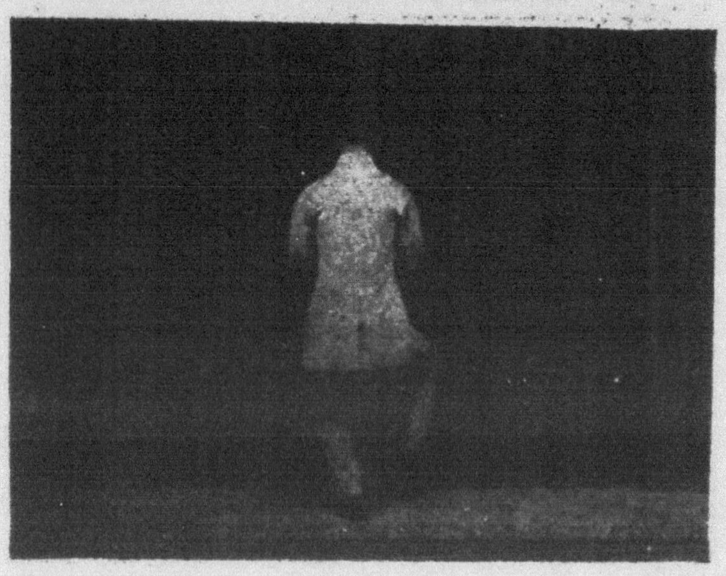

單鞭式

姿勢說明　右足向左前方進一步，膝向左前方弓出。左腿蹬直。全體重心，均在右足。同時右手持劍，由後方向左前方平劍刺出。下刃向左後方，上刃向右前方。劍鋒向左前方。左手劍訣，向右後方平伸，以稱其力。面向左前方。目注劍鋒。

應用說明　敵人用槍自身旁來刺，我用劍順其槍桿直進，以取敵人之頭。

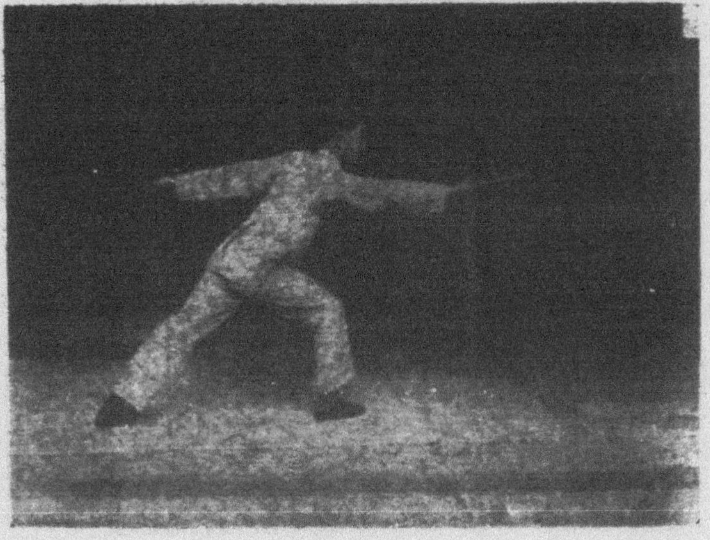

肘底看劍

姿勢說明　右足向右方退一步。左腿曲膝上提。全體重心，均在右足。同時右手持劍，由左前方下劈而後反手向左方上提。下刃向左上方。上刃向右下方。劍鋒向左下方。左手劍訣，下指以稱其力。面向左方。目平視。

應用說明　敵人用槍刺我下部，我用劍下劈以避之，敵復抽槍上刺，我反劍上提，以撩敵之前手。

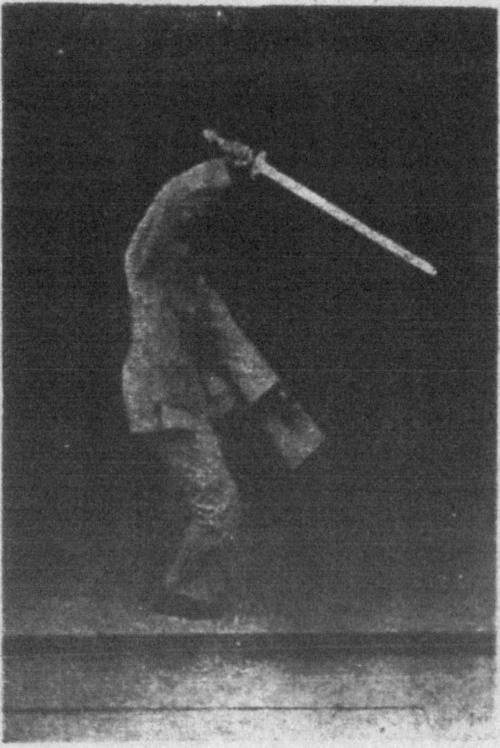

海底撈月

姿勢說明　左足向左前方進一步，膝向左前方弓出。右腿蹬直。全體重心，均在左足。同時右手持劍，由左方上提，向右後方下劈。然後平劍擦地由右後方向左前方平掃。下刃向左後方。上刃向右前方。劍鋒向左前方。左手劍訣，按右腕以助其勢。面向左前方。目注劍鋒。

應用說明　敵人用槍來刺我頭，我進步閃過敵槍，乘勢用劍，撈取敵人之腿。

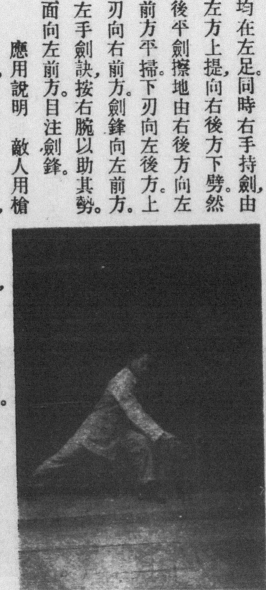

## 橫掃千軍一

姿勢說明　身體向右方微移動，右腿直立，左足提起，向左前方平踢。全體重心，均在右足。同時右手持劍，由左前方向後方撥擊，然後向懷內抱回。劍柄橫置胸腹之間。下刃向左方。上刃向右方。劍鋒向後方。左手抱右腕，以助其力。面向左方。目平視。

應用說明　敵人用槍刺我胸部，我用劍向外平擊，乘勢用足直踢敵人之腹。

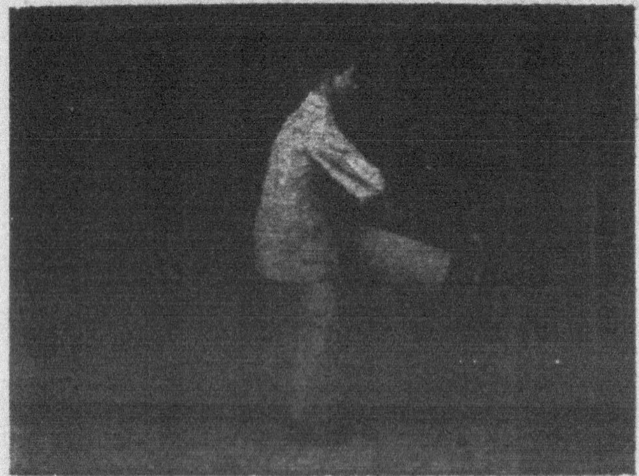

橫掃千軍二

姿勢說明　左足向左前方進一步。右足再向左方進一步，膝向左方弓出。左腿蹬直。全體重心，均在右足。同時右手持劍，橫劍向左方平推。下刃向左方。上刃向右方。劍鋒向後方。左手抱右腕以助之。面向左方。目平視。

應用說明　敵人之槍，既被擊開，卽向後抽槍，我順其抽力，乘勢進步，用劍橫掃敵人之胸。

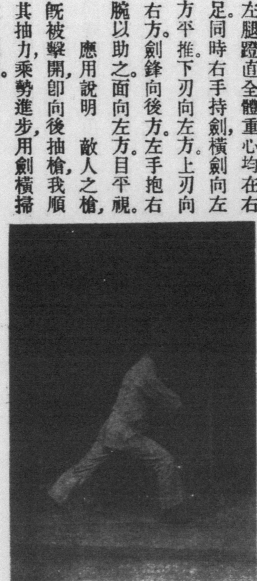

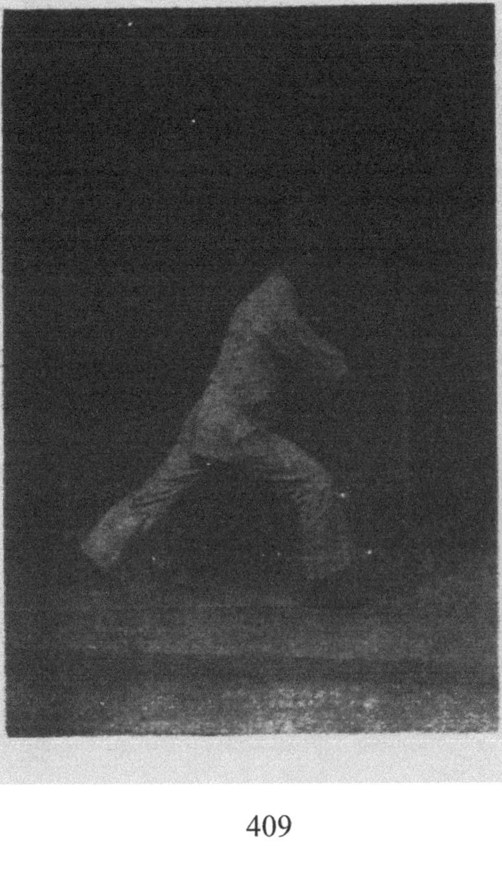

撇身擊

姿勢說明　左足向左方進半步，足尖點地，足跟翹起，膝微曲。右足不動，腿向下坐。全體重心，均在右足。同時右手持劍，由後方向左下方平擊。下刃向右下方。上刃向左上方。劍鋒向左下方。左手抱右腕以助之。面向左方。目注劍鋒。

應用說明　敵人用槍刺我下部，我將身向旁撇開，乘勢進步，用劍擊開敵槍，以觀其變。

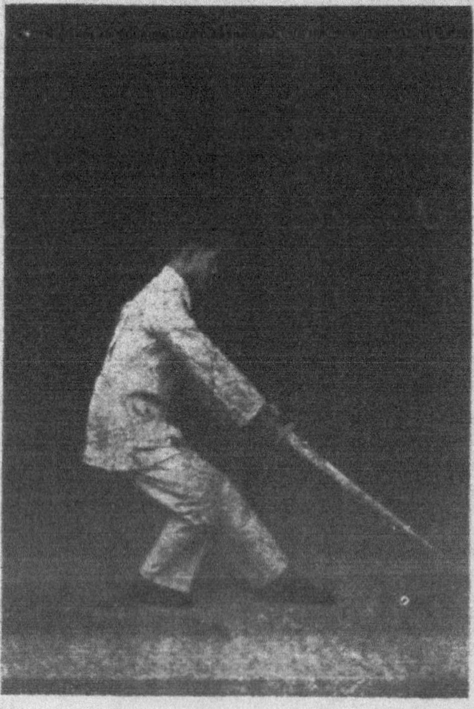

## 抱頭洗

姿勢說明　右足向左方進半步，足尖點地，足跟翹起，膝微曲。左足不動，而腿下坐。全體重心，均在左足。同時右手持劍，由左下方反手上提抱回。劍柄置右耳側下刃向上，上刃向下。劍鋒向左方。左手抱劍柄以助之，面向左方。目平視。

應用說明　敵人用槍刺我頭部，我用劍反提敵槍，乘勢進步，直取敵人之喉。

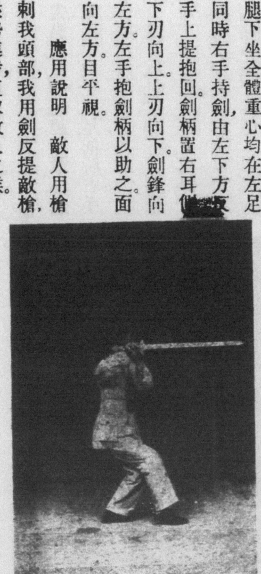

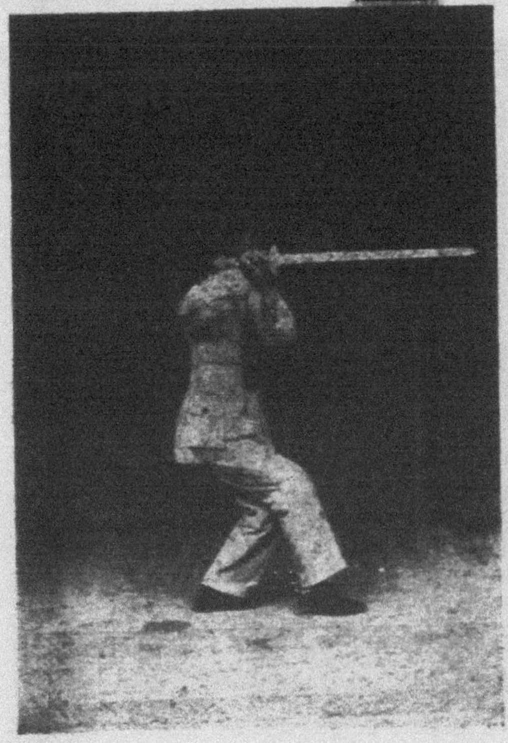

## 魁星提鋒

姿勢說明　右足向右方退一步，曲膝而腿下坐。左足再向右方退半步，足尖點地，足跟翹起，膝微曲。全體重心，均在右足。同時右手持劍，由左方下劈，向右方上提，然後仍向左方下刺。下刃向左方，上刃向右方。劍鋒向下。左手劍訣，按右腕以助之。面向左方。目平視。

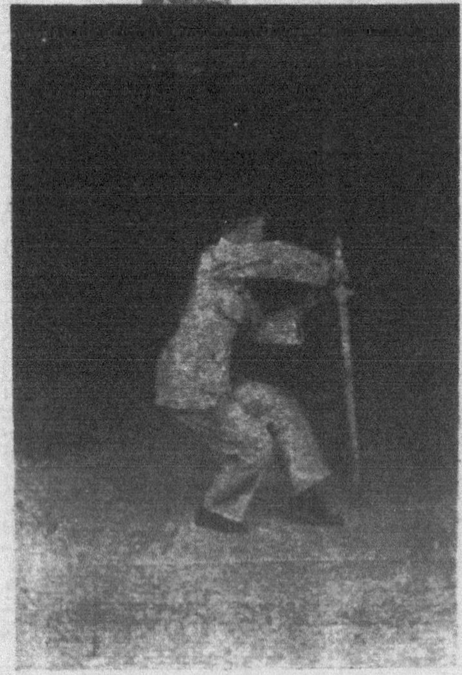

應用說明　敵人用槍刺我胸部，我用劍下擄，倘敵抽槍再刺，我即用劍下刺，以防禦之。

燕子入巢

姿勢說明　以右足爲軸，身體由左方轉向右後方。左足向右後下方踢出。右膝微曲，腿向下坐。全體重心，均在右足。同時右手持劍，由左方向右後下方平劍刺出，劍與左腿成平行線。下刃向右前方。上刃向左後方。劍鋒向右後下方。左手抱右腕以助之。面向右後方。目注劍鋒。

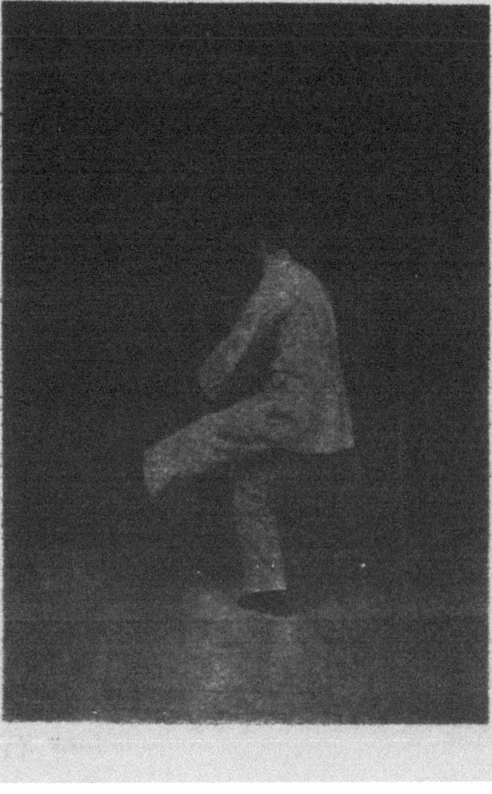

應用說明　敵人用槍自身後來刺，我轉身以避之，乘勢以足踢開敵槍，用劍直刺敵之腹部。

## 靈貓捕鼠

姿勢說明　左足向右後方進一步，右足再向右後方跳一步，左足再向右後方進一步，雙腿下坐，左腿上，而右腿下。全體重心，均在右足。同時右手持劍，向右後下方平劍刺出。下刃向右前方，上刃向左後方。劍鋒向右後下方。左手抱右腕以助其力。面向右後方。目注劍鋒。

應用說明　敵人向後抽槍，我藉其抽力，乘勢跳步，直刺敵之下部。

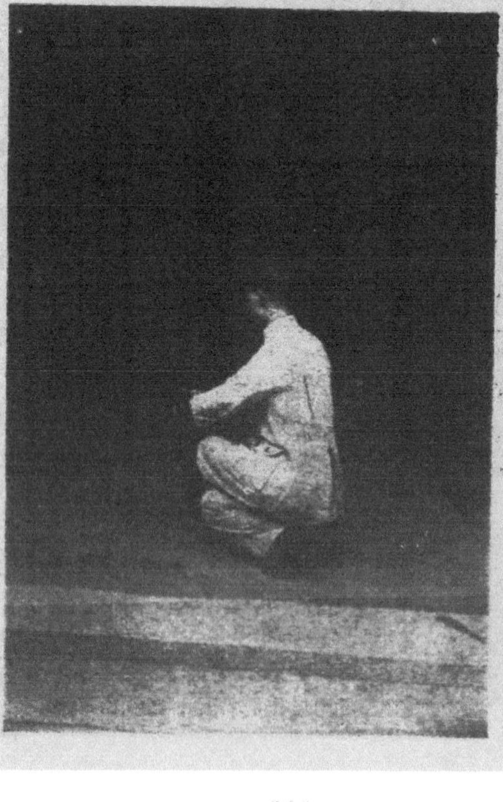

蜻蜓點水

姿勢說明　身體起立，右腿曲膝上提，小腿下垂。左足不動，而腿伸直。全體重心，均在左足。同時右手持劍上提，然後平劍將劍尖向右後下方點去。其動作之姿態，有如蜻蜓點水者然。下刃向右前方，上刃向左後方。劍鋒向右後下方。左手劍訣，橫置頂上，以稱其力。面向右後方。目平視。

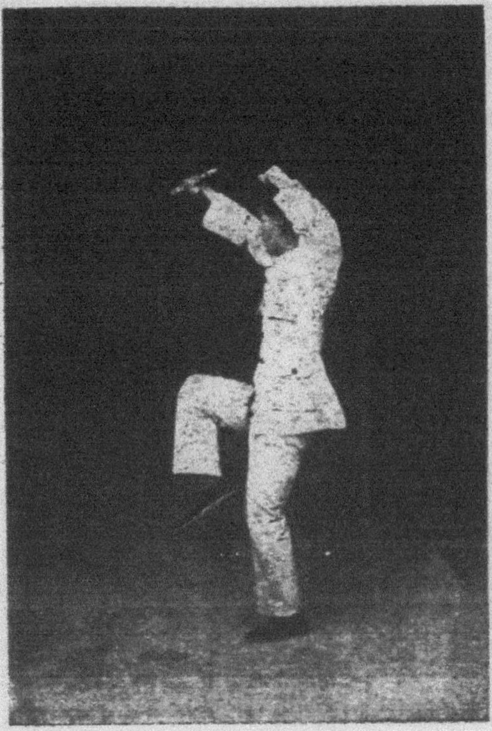

應用說明　敵人用槍刺我下部，我將足提起，避過敵槍，乘勢用劍直點敵人之頭。

黃蜂入洞

姿勢說明　右足向左前方進一步，膝向左前方弓出。左腿蹬直。全體重心，均在右足。同時右手持劍，由右後方立劍向左前方下刺。下刃向左前下方。上刃向右後上方。劍鋒向右後下方。左手劍訣，按右腕以助之。面向左前方。目平視。

應用說明　敵人用槍自身後來刺，我回身以避之，乘勢用劍掛開敵槍，以待其變。

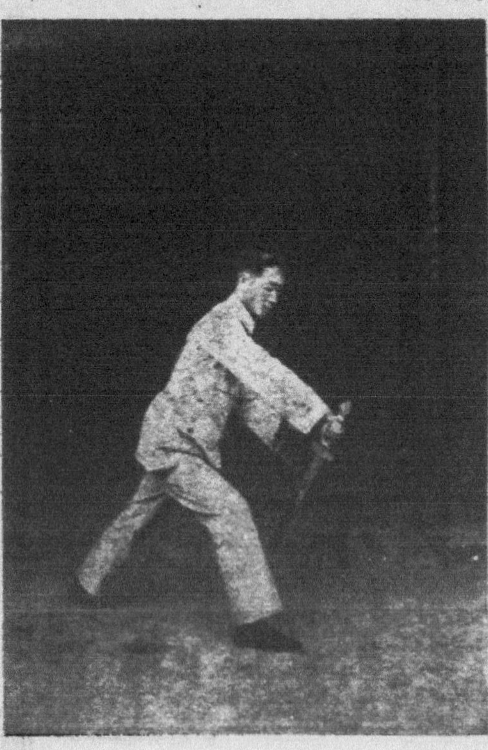

## 老叟携琴

姿勢說明　右足向右後方撤回半步，足尖點地，足跟翹起，膝微曲。左足不動，而腿下坐。全體重心，均在左足。同時右手持劍，向右後上方提起。下刃向右方。上刃向左方劍鋒向上。劍柄置左肘之外。左手劍訣，立置頦下。面向左方。目平視。

應用說明　敵人用槍自身旁刺來，我退身以避之，用劍掛開敵槍，以待敵變。

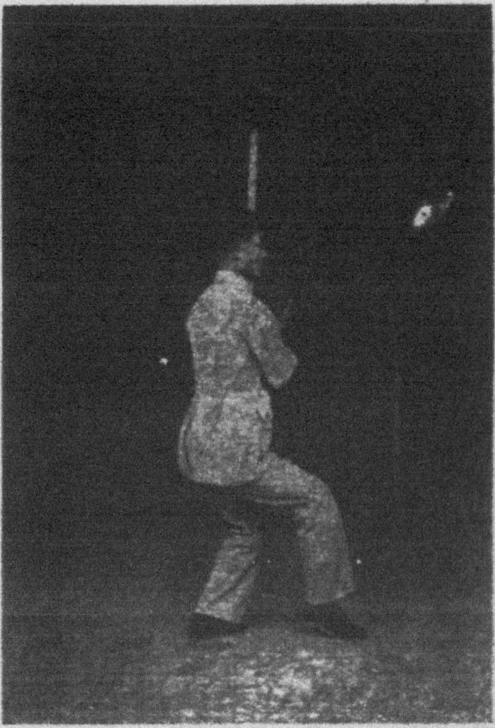

雲麾三舞一

姿勢說明　右足向左後方進半步，膝向左後方弓出。左腿蹬直。全體重心，均在右足。同時右手持劍，向左後方下劈。下刃向右前下方。上刃向左後上方。劍鋒向左後下方。左手抱右腕以助其勢。面向左後方。目注劍鋒。

應用說明　敵人向後抽槍，我順其抽力，乘勢進步、用劍直劈敵人之頭。

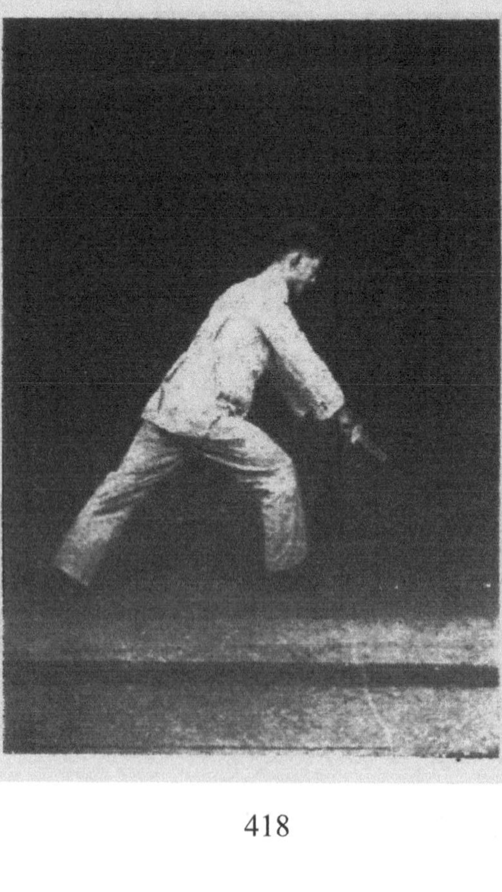

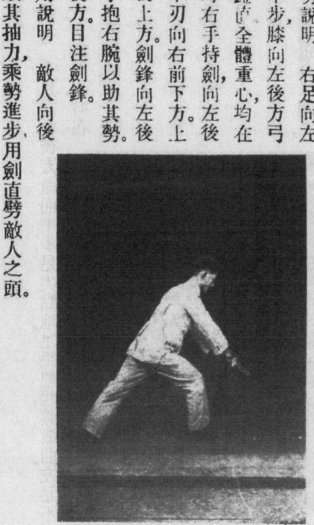

雲麾三舞二

姿勢說明　左足向左前方進一步，膝向左前方弓出。右腿蹬直。全體重心均在左足。同時右手持劍，由左後方向右後方提起，然後向左前方下劈。下刃向右後下方。上刃向左前上方。劍鋒向左前下方。左手抱右腕，以助其力。面向左前方。目注劍鋒。

應用說明　敵人用槍自身旁來刺，我以劍順其力掛開，乘勢進步，用劍直劈敵人之頭。

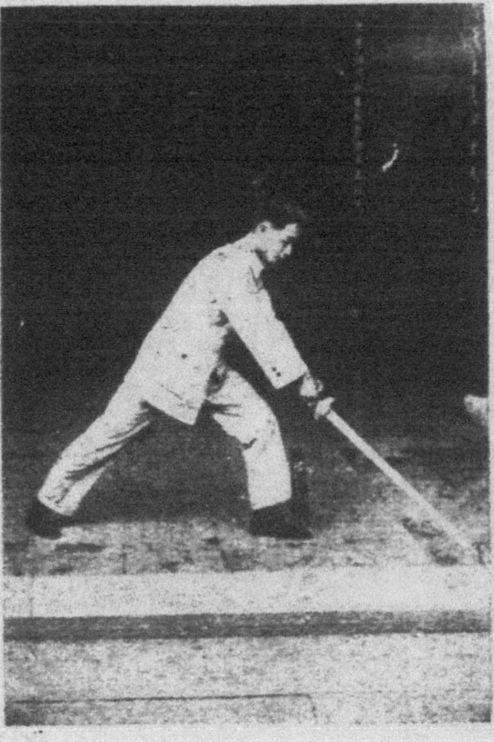

## 雲麾三舞三

姿勢說明　左足向右後方撤回半步，足尖點地，足跟翹起，膝微曲。右足不動，而腿下坐。全體重心，均在右足。同時右手持劍，反手向右後方上提，劍柄置右耳側。下刃向上，上刃向下。劍鋒向後方。左手抱右腕，以助其力。面向前方，目平視。

應用說明　敵人用槍刺我胸部，我用劍上提，撥開敵槍，以待其變。

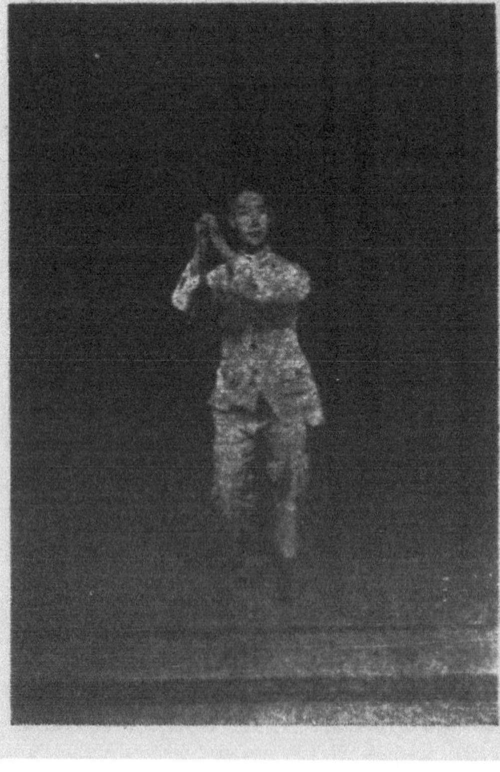

雲麾三舞四

姿勢說明　左足向左前方進半步，膝向左前方弓出。右腿蹬直。全體重心，均在左足。同時右手持劍，由右後方上提，向左前方下劈。下刃向右後下方。上刃向左前上方。劍鋒向左前下方。左手抱右腕以助之。面向左前方。目注劍鋒。

應用說明　敵人向後抽槍，我順其抽力，乘勢進步，用劍直劈敵人之頭。

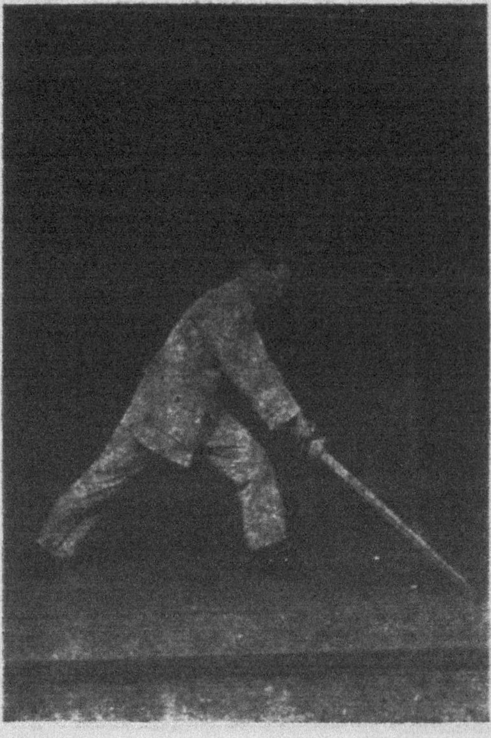

雲麾三舞五

姿勢說明　右足向左後方進一步，膝向左後方弓出。左腿蹬直。全體重心均在右足。同時右手持劍，由左前下方，向右前方上提，然後向左後方下劈。下刃向右前下方。上刃向左後上方。劍鋒向左後下方。左手抱右腕，以助其力。面向左後方。目注劍鋒。

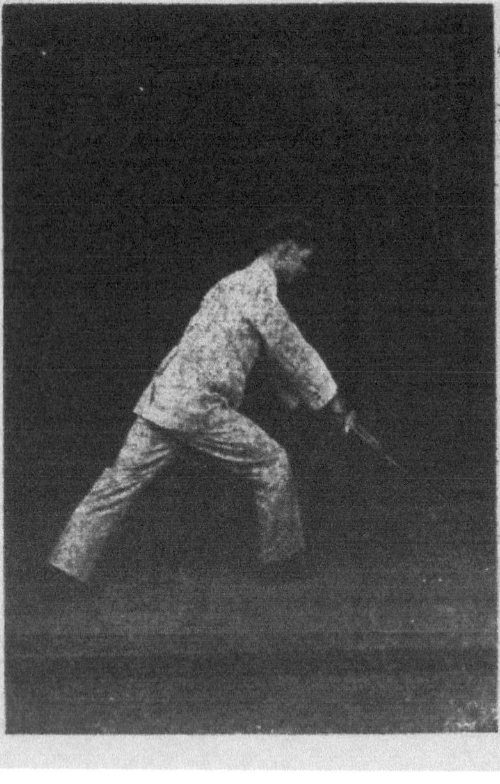

應用說明　敵人用槍自身旁來刺，我以劍順勢掛開，乘勢進步，用劍直劈敵人之頭。

雲麾三舞六

姿勢說明　右足向右前方撤回半步，足尖點地，足跟翹起，膝微曲。左足不動，而腿下坐。全體重心，均在左足。同時右手持劍，反手向右前方上提，劍柄置左耳側。下刃向上，上刃向下。劍鋒向前方。左手抱右腕，以助其力。面向後方。目平視。

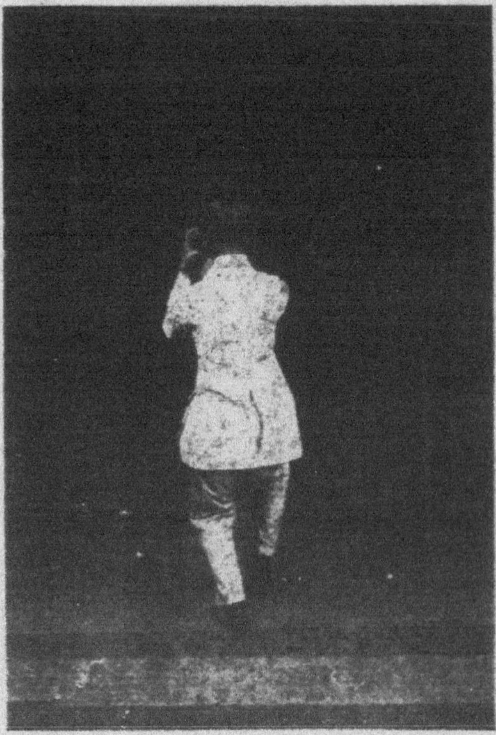

應用說明　敵人用槍刺我胸部，我用劍上提，撥開敵槍，以待其變。

## 雲麾三舞七

姿勢說明　右足向左後方進半步，膝向左後方弓出。左腿蹬直。全體重心，均在右足。同時右手持劍，由右前方上提，然後向左後方下劈。下刃向右前下方。上刃向左後上方。劍鋒向左後下方左手抱右腕，以助其力。面向左後方。目注劍鋒。

應用說明　敵人向後抽槍，我順其抽力，乘勢進步，用劍直劈敵人之頭。

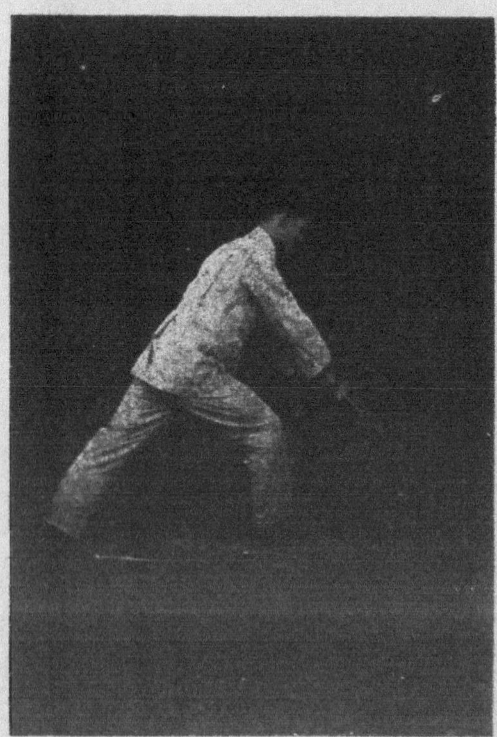

雲麾三舞八

姿勢說明　左足向左前方進一步，膝向左前方弓出。右腿蹬直。全體重心，均在左足。同時右手持劍，由左後方向右前方上提，然後向左前方下劈。下刃向右後下方。上刃向左前上方。劍鋒向左前下方。左手抱右腕，以助其力。面向左前方。目注劍鋒。

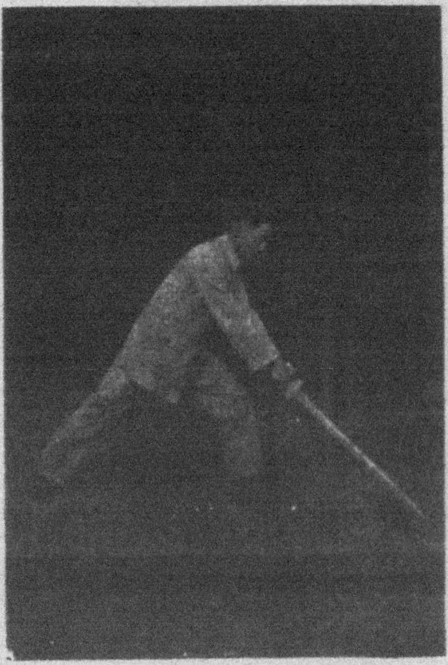

應用說明　敵人用槍自身旁來刺，我以劍順勢掛開，乘勢進步，用劍直劈敵人之頭。

雲麾三舞九

姿勢說明　左足向右後方撤回半步，足尖點地，足跟翹起，膝微曲，右足不動，而腿下坐。全體重心，均在右足。同時右手持劍，反手向右後方上提，劍柄置右耳側。向下刃向上，上刃向下。劍鋒向後方。左手抱右腕，以助其力。面向前方，目平視。

應用說明　敵人用槍向我胸部刺來，我用劍上提，撥開敵槍，以待其變。

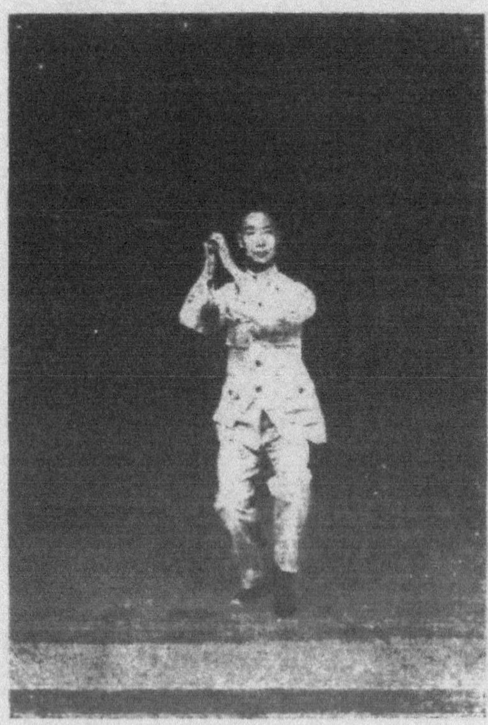

撥雲見日一

姿勢說明　左足向左後方進一步，右足再向左後方背一步，雙腿下蹲。全體重心，均在左足。同時右手持劍，交於左手。由右後方向右前方下劈。然後反手向左後方撩出。下刃向右前上方。上刃向左後下方。劍鋒向左後上方。右手劍訣，按左腕以助其力。面向左後方。目注劍鋒。

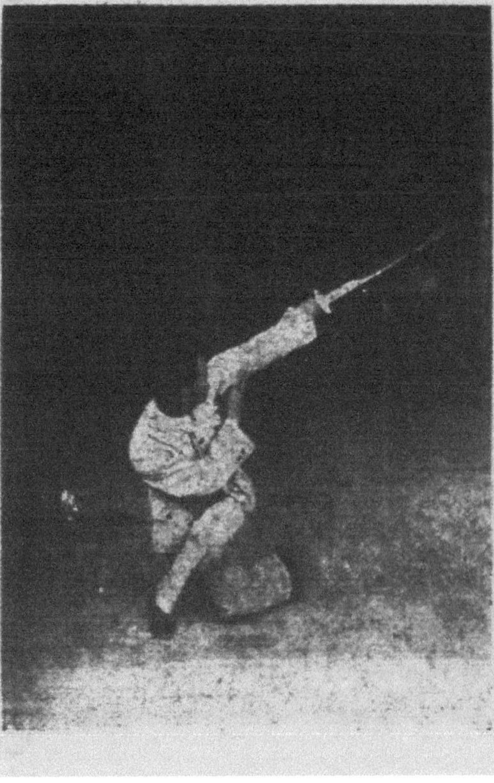

應用說明　敵人用槍刺我頭部，我以劍反臂撥開，乘勢進步，用劍撩取敵人之喉。

撥雲見日二

姿勢說明　左足向左後方進一步，膝向左後方弓出。右腿蹬直。全體重心均在左足。同時左手持劍，由左後方向右前方掛回，然後仍反手向左後上方撩出。下刃向右前上方。上刃向左後下方。劍鋒向左後上方。右手劍訣，按左腕以助之。面向左後方。目注劍鋒。

應用說明　敵人向後抽槍，我順其抽力，掛開敵槍，乘勢進步，用劍撩取敵人之頭。

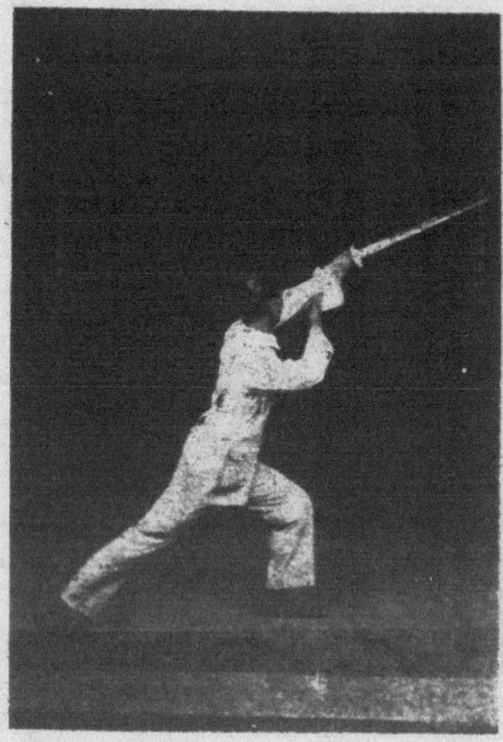

妙手摘星

姿勢說明　身體由左後方向左方微移，左右足均不動。全體重心，均在左足。同時左手持劍，由左後方向左方作一小圈。然後收回。下刃向前方。上刃向後方。劍鋒向左後上方。右手劍訣，按左腕以助其勢。面向左後方。目注劍鋒。

應用說明　敵人抽槍來刺我面，我順其力，用劍揮開敵槍，以觀其變。

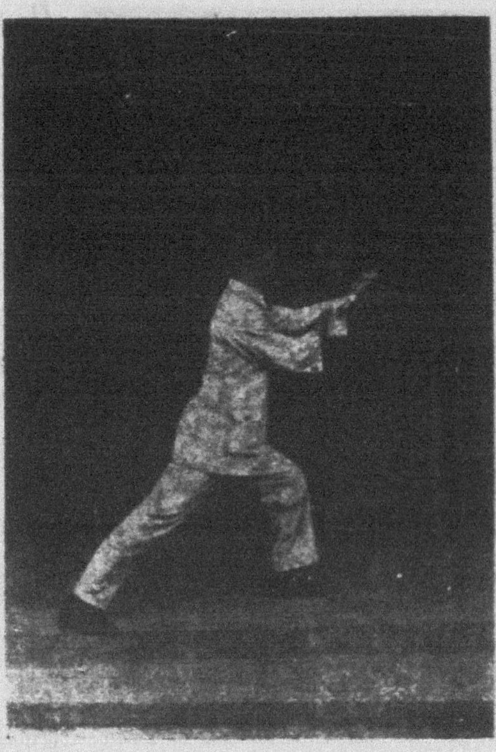

迎風撣塵一

姿勢說明　左足向右方撤回半步，足尖點地，足跟翹起，膝微曲。右足不動，而腿下坐。全體重心，均在右足。同時左手持劍，由左後方立劍向胸前抱回。下刃向右方。上刃向左方。劍鋒向上。右手抱劍柄以助之。面向前方。目平視。

應用說明　敵人用槍向胸部來刺，我轉身以避之，乘勢用劍掛開敵槍，以待其變。

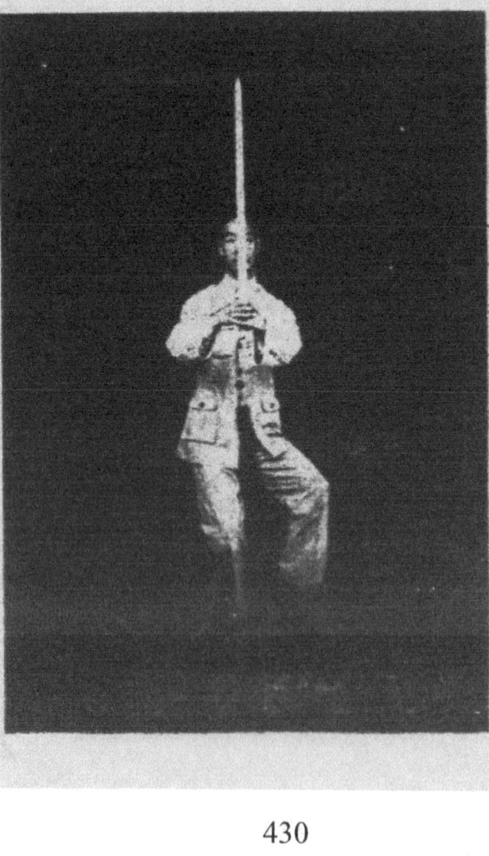

迎風撣塵二

姿勢說明　左足向左方邁半步，以右足跟爲軸，身體由前方轉向後方。雙膝微曲。全體重心，均在左足。同時左手持劍，由前方立劍向後方隨身旋轉半格。下刃向左方。上刃向右方。劍鋒向上方。右手抱劍柄以助之。面向後方。目平視。

應用說明　敵人用槍自身旁來刺，我轉身以避之，乘勢用劍掛開敵槍，以待其變。

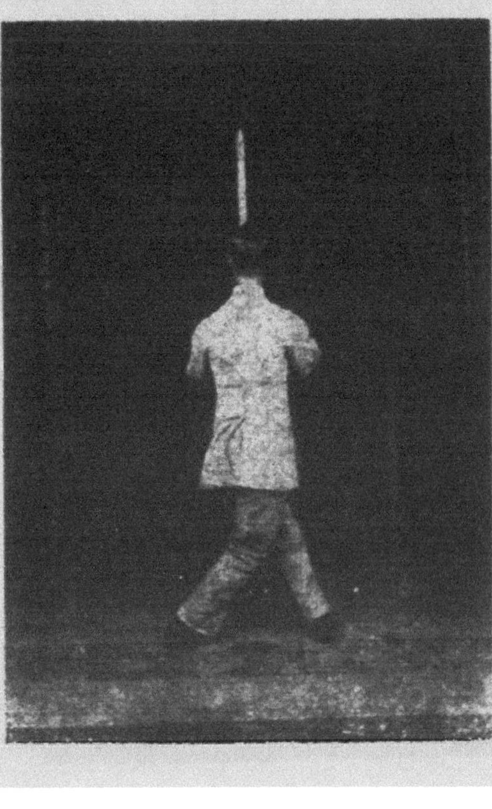

迎風撣塵三

姿勢說明　右足向左方進一步，膝向左方弓出。左腿蹬直。全體重心，均在右足。同時左手持劍，仍交右手，然後向左方平刺。下刃向上。上刃向下。劍鋒向左方。左手抱劍柄以助之。面向左方。目注劍鋒。

應用說明　敵人向後抽槍，我順其抽力，乘勢進步，用劍直刺敵人之喉。

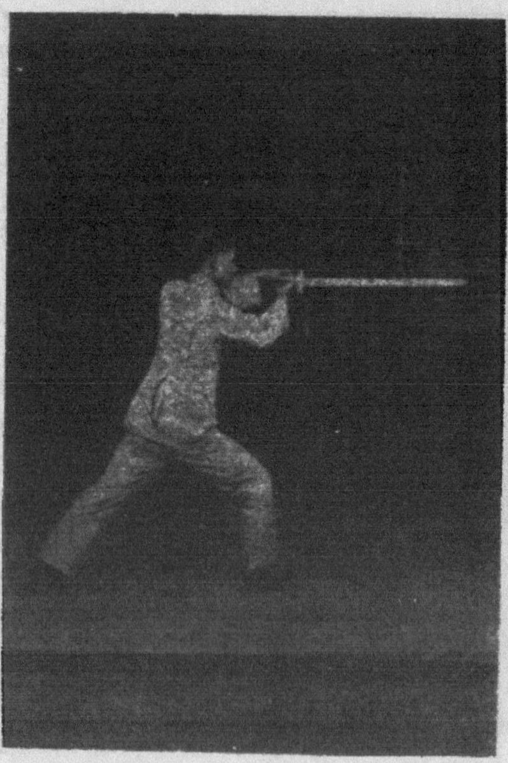

迎風撣塵四

姿勢說明　右足向右方撤回半步，足尖點地，足跟翹起，膝微曲。左足不動，而腿下坐。全體重心，均在左足同時右手持劍，由左方立劍向胸前抱回。下刃向右方。上刃向左方。劍鋒向上。左手抱劍柄以助之。面向後方。目平視。

應用說明　敵人用槍刺來，我用劍橫格敵槍，以待其變。

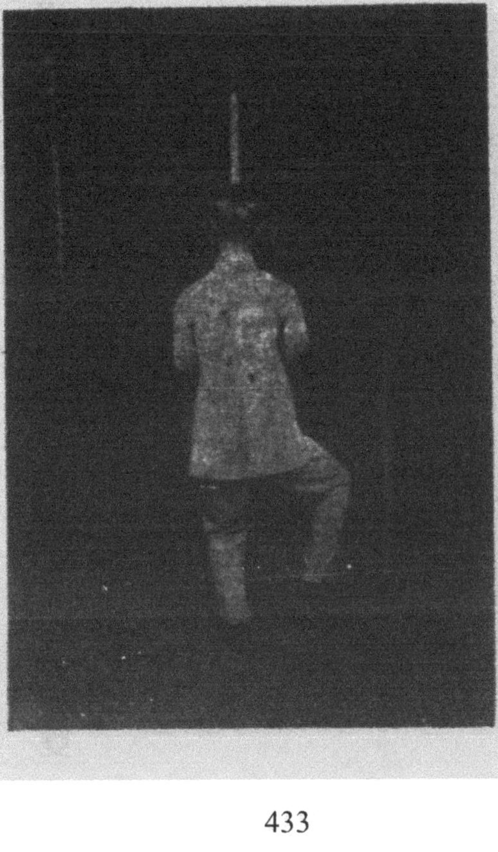

迎風撣塵五

姿勢說明　右足向左方邁半步，以左足跟爲軸，身體由後方轉向前方。雙膝微曲，全體重心，均在右足。同時右手持劍，由後方立劍向前方隨身旋轉平格。下刃向左方。上刃向右方。劍鋒向上。左手抱劍柄以助之。面向前方。目平視。

應用說明　敵人自身旁用槍來刺，我轉身以避之，乘勢用劍掛開敵槍，以待其變。

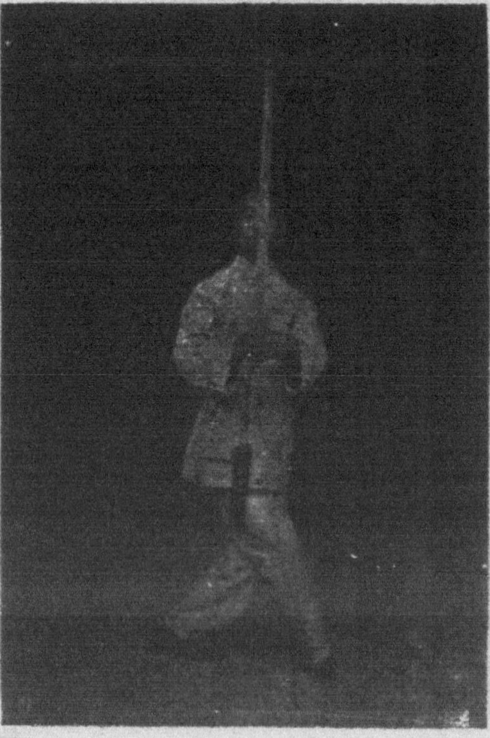

迎風撣塵六

姿勢說明　左足向左方進一步，膝向左方弓出。右腿蹬直。全體重心，均在左足。同時右手持劍，反手向左方平刺。下刃向上。上刃向下。劍鋒向左方。左手抱劍柄以助之。面向左方。目注劍鋒。

應用說明　敵人向後抽槍，我順其抽力，乘勢進步，用劍直刺敵人之喉。

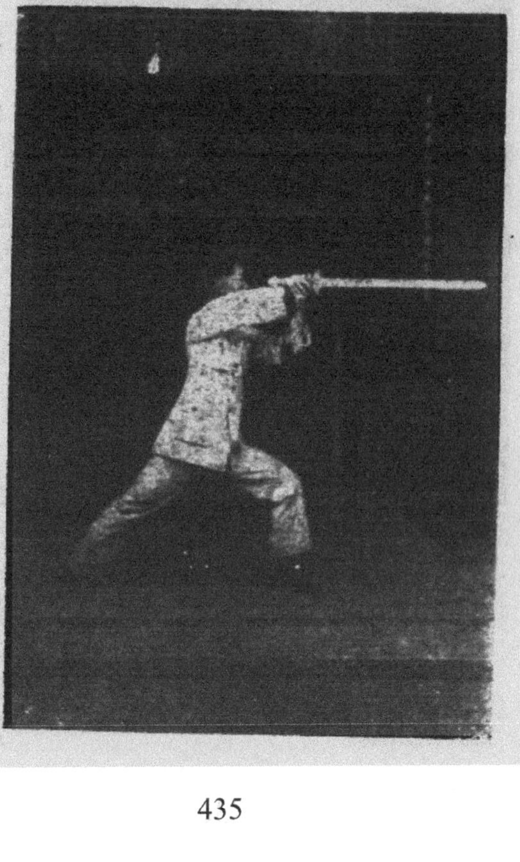

### 猛虎跳澗

姿勢說明　身體由左方轉向右方，然後左右足互易其地，作一跳步。右腿曲膝下坐。左腿伸直。全體重心，均在右足。同時右手持劍，由左方上提，向右方下劈。劍與地面成平行線。下刃向下。上刃向上。劍鋒向右方。左手抱劍柄以助之。面向右方。目平視。

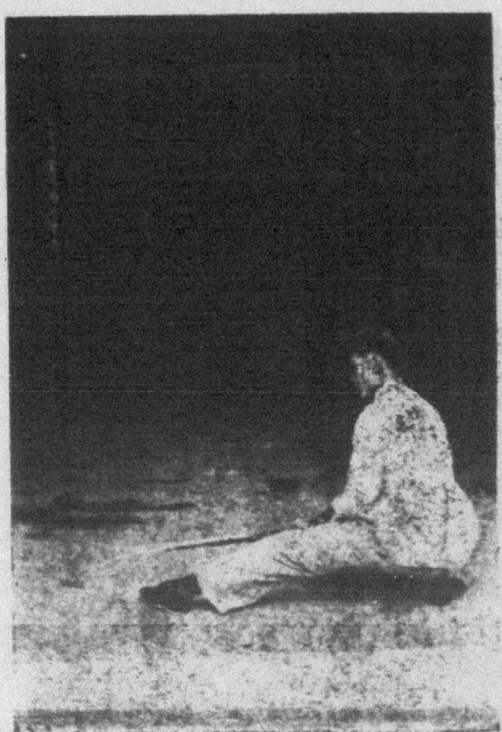

應用說明　敵人自身後用槍刺我下部，我跳步以避之，乘勢用劍下劈敵人之頭。

燕子銜泥

姿勢說明　身體向前移動，左膝向右方弓出。右腿蹬直。全體重心，均在左足。同時右手持劍，向右方掤出。下刃向左下方。上刃向右上方。劍鋒向右下方。左手抱劍柄以助之。面向右方。目注劍鋒。

應用說明　敵人向後抽槍，我順其抽力，乘勢用劍直掤敵人之膝。





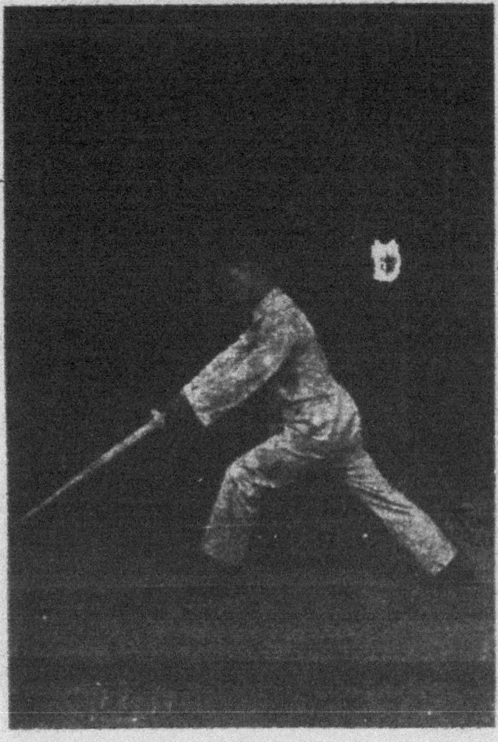

## 卻步反截

姿勢說明　左足向左後方撤回半步，右腿下坐。全體重心，均在右足。同時右手持劍，由右下方向左上方撤回。然後反手向右下方撩出。下刃向右上方。上刃向左下方。劍鋒向右下方。左手抱劍柄以助之。面向右方。目平視。

應用說明　敵人用槍來刺我膝，我將足斜撤以洩其力，乘勢用劍反截敵槍，以待其變。

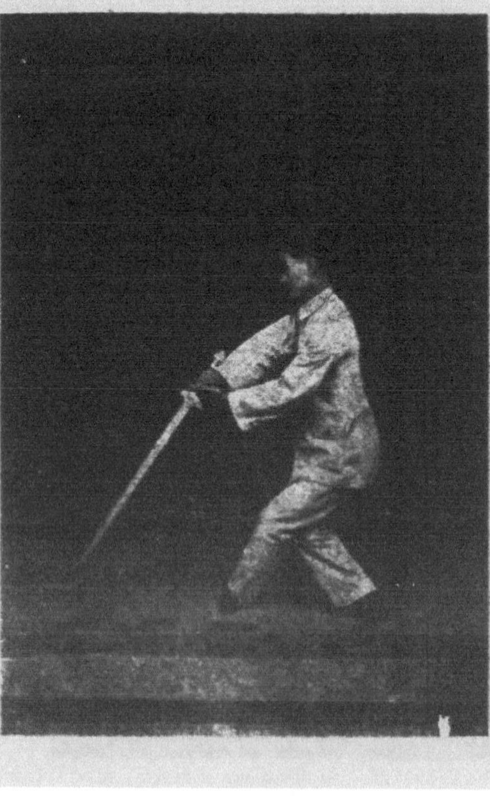

左右臥魚一

姿勢說明　右足向右後方進一步，曲膝而腿下蹲。左足再向右後方透一步，而腿伸直。全體重心，均在右足。同時右手持劍，由右下方向左方上提，然後向右後方下劈。下刃向下。上刃向上。劍鋒向右後下方。左手劍訣，橫置頂上，以稱其力。面向右後方。目注劍鋒。

應用說明　敵人用槍刺我腿部，我用劍掛開，乘勢進步，敵復向後抽槍，我即順其抽力，以足踢開敵槍，用劍直劈敵人之頭。

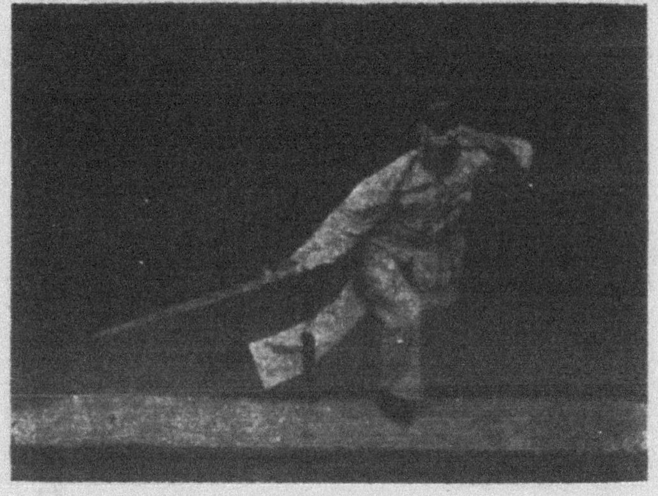

左右臥魚二

姿勢說明　左足落地爲軸，身體由左方轉向後方，然後左腿曲膝下坐。右足再向右後方透一步。而腿伸直。全體重心，均在左足同時右手持劍，由右後方向左方上提，然後向右後方下劈。下刃向下。上刃向上。劍鋒向右後下方，左手劍訣，按右腕以助其勢。面向右後方。目注劍鋒。

應用說明　敵人向後抽槍，我順其抽力，乘勢以足踢開敵槍，用劍直劈敵人之頭。

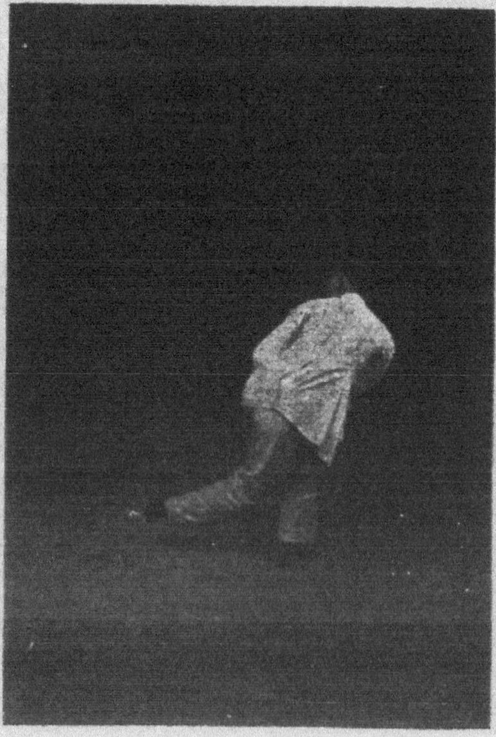

### 分手雲麾一

姿勢說明　右足向右後方落下，膝向右後方弓出。左腿蹬直。全體重心，均在右足。同時右手持劍，由右後方向左前方平掃，然後再向右後方橫掃。下刃向左後方。上刃向右前方。劍鋒向右後下方。左手抱右腕以助之。面向右後方。目注劍鋒。

應用說明　敵人自身後用槍來刺，我轉身以避之，乘勢用劍橫掃敵人下部。

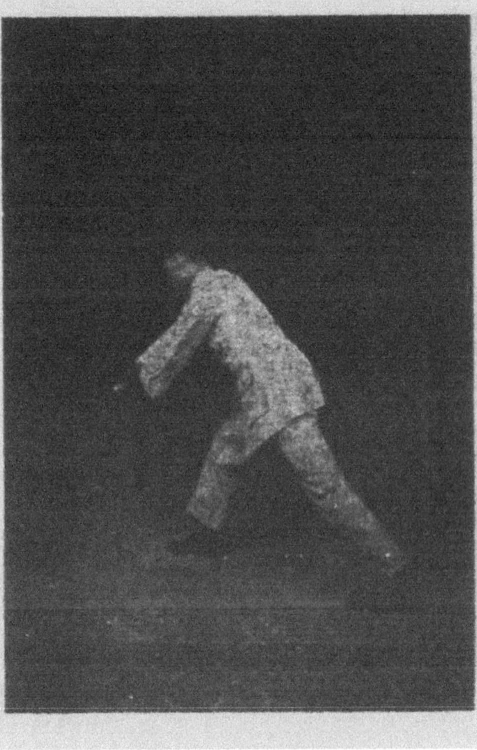

分手雲麾二

姿勢說明　右足向左前方撤回半步，足尖點地，足跟翹起，膝微曲。左足不動，而腿下坐。全體重心，均在左足。同時右手持劍，由右後下方反手向胸前抱回。下刃向上。上刃向下。劍鋒向右方。左手劍訣，按右腕以助之，面向右方。目平視。

應用說明　敵人用槍刺我胸部，我用劍反手掛開，以待其變。

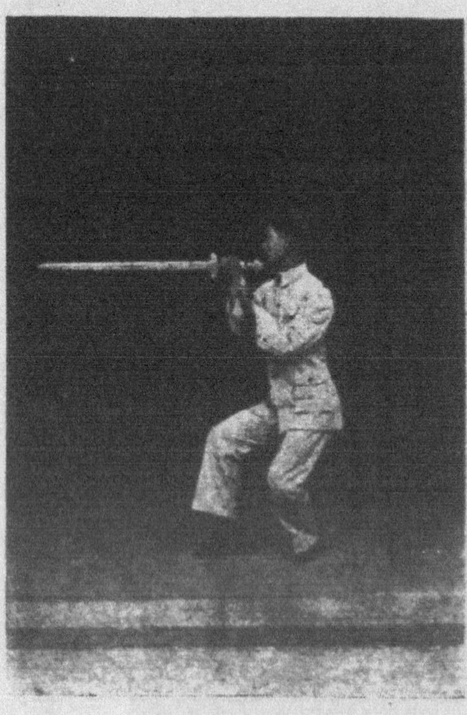

分手雲麾三

姿勢說明　右足向右後方進半步，膝向右後方弓出。左腿蹬直。全體重心，均在右足。同時右手持劍，向右後下方平掃。下刃向左後方。上刃向右前方。劍鋒向右後下方。左手抱右腕以助之。面向右後方。目注劍鋒。

應用說明　敵人用槍刺我腿部，我以劍掃開敵槍，乘勢進步，用劍直取敵之下部。

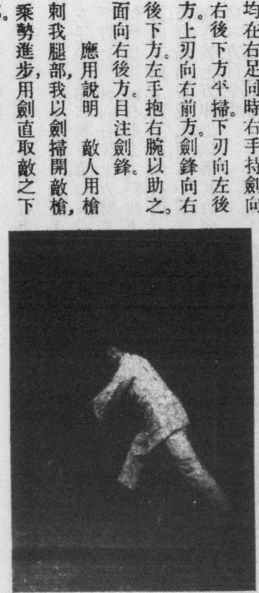

## 分手雲麾四

姿勢說明　身體向右方微移，右膝向右方弓出。左腿蹬直。全體重心，均在右足。同時右手將劍交於左手。左手持劍，由右後下方，向右前下方上提，再向右後上方劈之，然後反手向右前上方斜掛。下刃向左前上方。上刃向右後下方。劍鋒向右後上方。右手劍訣，向右後上方伸出。以稱其力面向右方。目平視。

應用說明　敵人用槍刺我下部，我用劍外掛，敵抽槍又向我胸部刺來，我復用劍外格。以待其變。

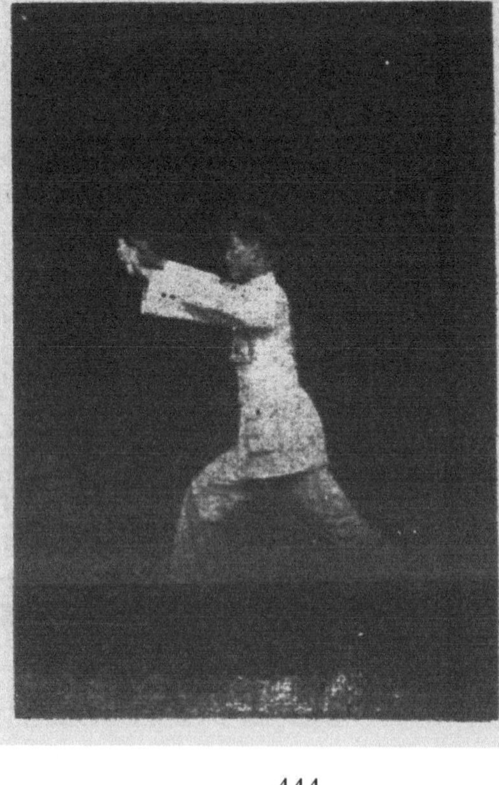

黃龍轉身

姿勢說明　右足向左方進一步，左足再向左方進一步。身體隨步由右向前向左向後向右向前向左旋轉一週半。然後左膝向左弓出。右腿蹬直。全體重心均在左足。同時左手持劍，隨身旋轉，至第二次面向左方時，將劍向左後上方反手斜格。下刃向右後上方。上刃向左前下方。劍鋒向左前上方。右手劍訣，向左前上方伸出，以稱其力。面向左方。目平視。

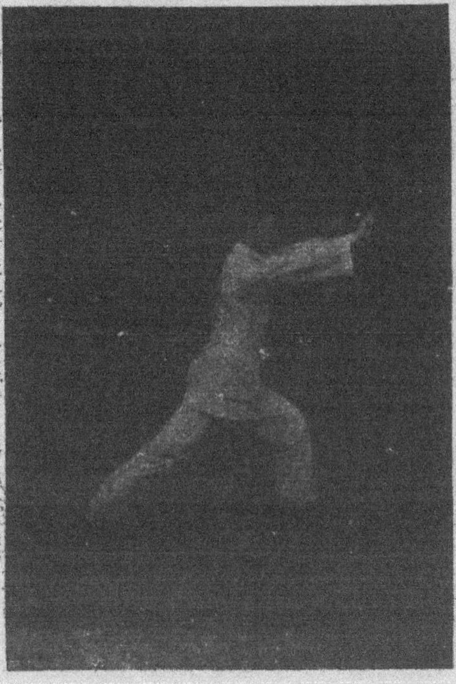

應用說明　敵人自身後用槍刺我腿部，我轉身以劍掛開，敵抽槍來刺我胸，我復用劍外格，以待其變。

## 撥草尋蛇一

姿勢說明　左足向右前方撤回半步，足尖點地，足跟翹起，膝微曲。右足不動，而腿下坐。全體重心，均在右足。同時左手持劍，由左後上方，向左前下方平劍橫撥。下刃向前。上刃向後。劍鋒向左下方。右手抱劍柄以助之。面向左方。目注劍鋒。

應用說明　敵人用槍刺我下部，我用劍橫撥，以待其變。

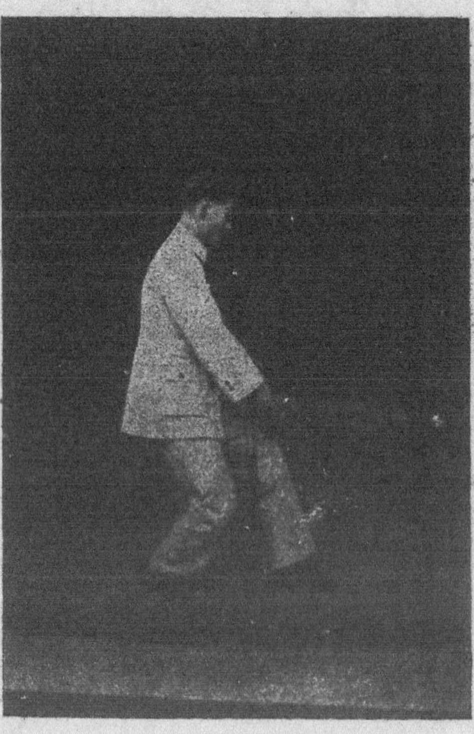

撥草尋蛇二

姿勢說明　左足向左後方微移，足尖點地，足跟翹起，膝微曲。右足不動，而腿下坐。全體重心，均在右足。同時左手持劍，向左後下方平劍橫撥。下刃向後。上刃向前。劍鋒向左下方。右手抱劍柄以助之。面向左方。目注劍鋒。

應用說明　敵人抽槍刺我下部，我用劍橫撥，以待其變。

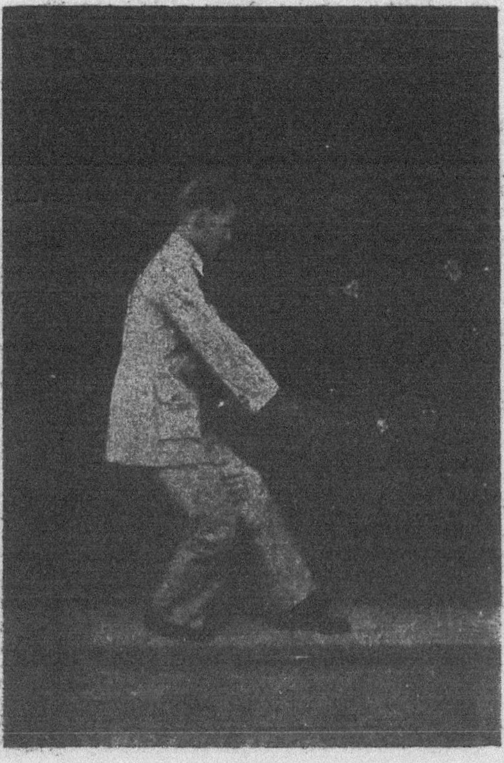

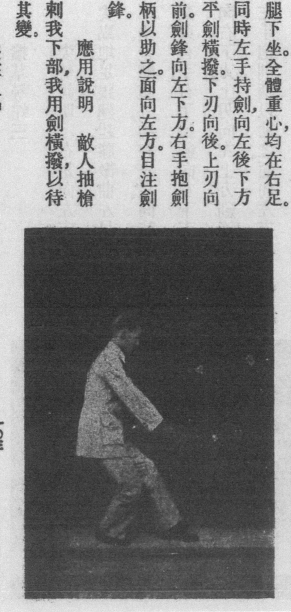

## 撥草尋蛇三

姿勢說明　右足向左方進半步，足尖點地，足跟翹起，膝微曲。左足不動，而腿下坐。全體重心，均在左足。同時左手將劍交與右手。右手持劍，向左下方直刺。下刃向右下方。上刃向左上方。劍鋒向左下方。左手抱劍柄以助之。面向左方。目注劍鋒。

應用說明　敵人向後抽槍，我順其抽力，乘勢進步，用劍直刺敵之下部。

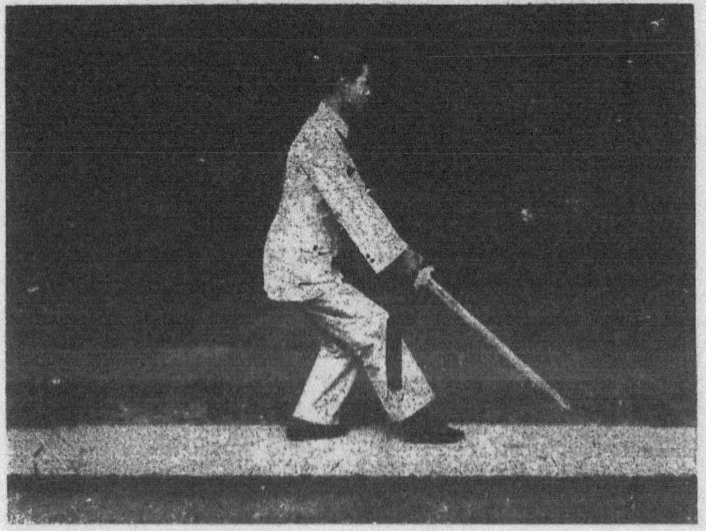

撥草尋蛇四

姿勢說明　右足向左後方微移，足尖點地，足跟翹起，膝微曲。左足不動，而腿下坐。全體重心，均在左足。同時右手持劍，由左方向左後下方平劍橫撥。下刃向後方。上刃向前方。劍鋒向左下方。左手抱劍柄以助之。面向左方。目注劍鋒。

應用說明　敵人用槍刺我下部，我移步以避之，乘勢用劍橫撥敵槍。以待其變。

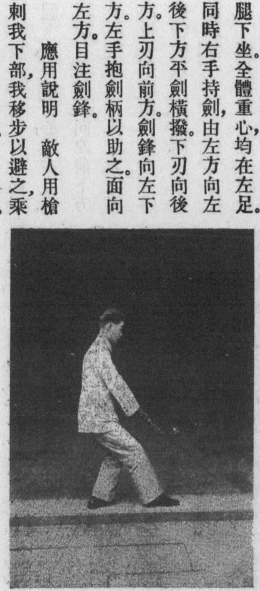

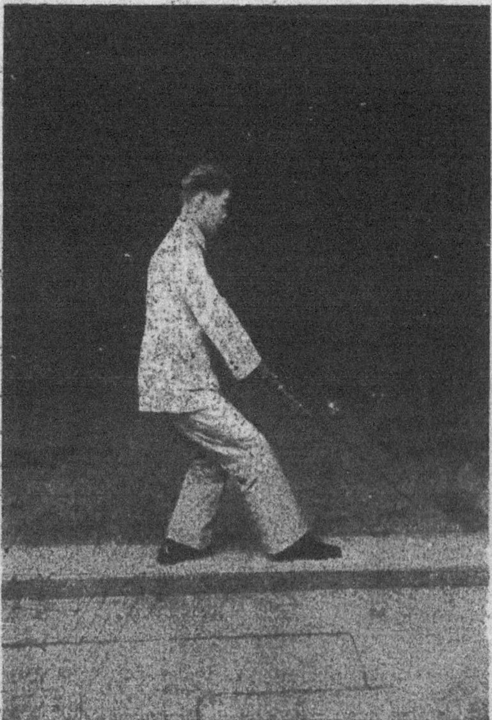

撥草尋蛇五

姿勢說明　右足向左前方微移，足尖點地，足跟翹起，膝微曲。左足不動，而腿下坐。全體重心，均在左足。同時右手持劍，向左前下方平劍橫撥。下刃向前方。上刃向後方。劍鋒向左下方。左手抱劍柄以助之。面向左方。目注劍鋒。

應用說明　敵人用槍刺我腿部，我將步稍移以避之，乘勢用劍撥開敵槍，以待其變。

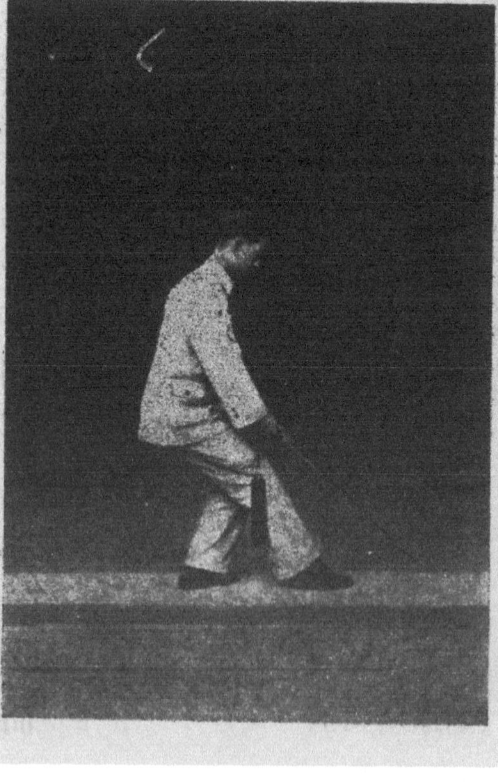

撥草尋蛇六

姿勢說明　左足向左方進半步，足尖點地，足跟翹起。膝微曲。右足不動，而腿下坐。全體重心，均在右足。同時右手持劍，向左下方直刺。下刃向右下方。上刃向左上方。劍鋒向左下方。左手抱劍柄以助之。面向左方。目注劍鋒。

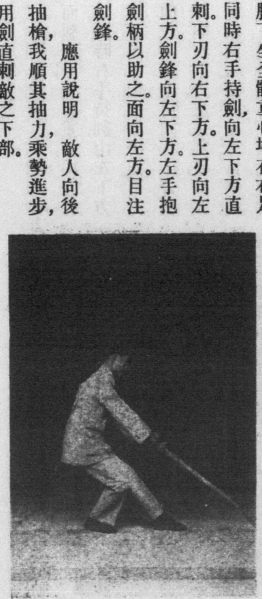

應用說明　敵人向後抽槍，我順其抽力，乘勢進步，用劍直刺敵之下部。

## 金龍攪尾一

姿勢說明　左足向右方退少半步，足尖點地，足跟翹起，膝微曲。右足不動，而腿下坐，全體重心，均在右足。同時右手持劍，由左下方反手向右後下方掛回。下刃向左下方。上刃向右上方。劍鋒向右下方。左手劍訣，按右腕以助之。面向左方。目平視。

應用說明　敵人用槍刺我下部，我退步以避之，乘勢用劍掛開敵槍，以待其變。

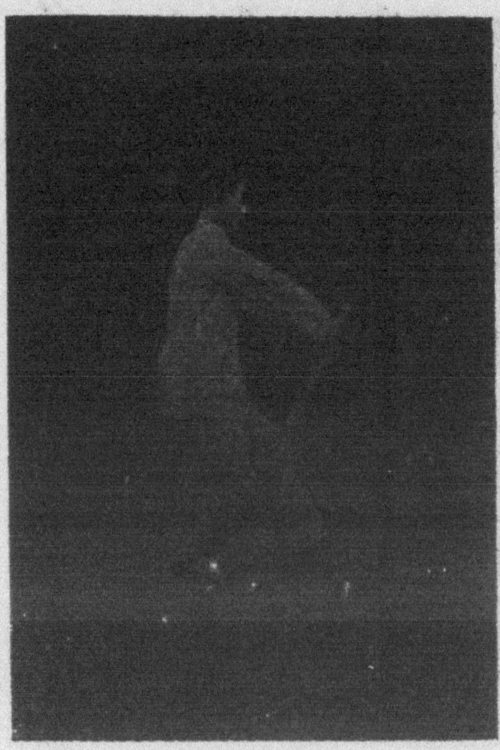

金龍攪尾二

姿勢說明　左足向右方退一步，弓膝而腿下坐。右足再向右方退半步，足尖點地，足跟翹起，膝微曲。全體重心，均在左足。同時右手持劍，反手由右下方上提，向左方下劈，而後再向右前下方掛出。下刃向左下方。上刃向右上方。劍鋒向右下方。左手劍訣，按右腕以助之。面向左方。目平視。

應用說明　敵人抽槍刺我腿部，我向後退步，以洩其力，乘勢用劍掛開敵槍，以待其變。

白蛇吐信一

姿勢說明　右足向左方進半步，膝向左方弓出。左腿蹬直。全體重心，均在右足。同時右手持劍，由右下方上提，而後向左下方直刺。下刃向右下方。上刃向左上方。劍鋒向左下方。左手抱劍柄以助之。面向左方。目注劍鋒。

應用說明　敵人向後抽槍，我順其抽力，乘勢進步，用劍直刺敵之下部。

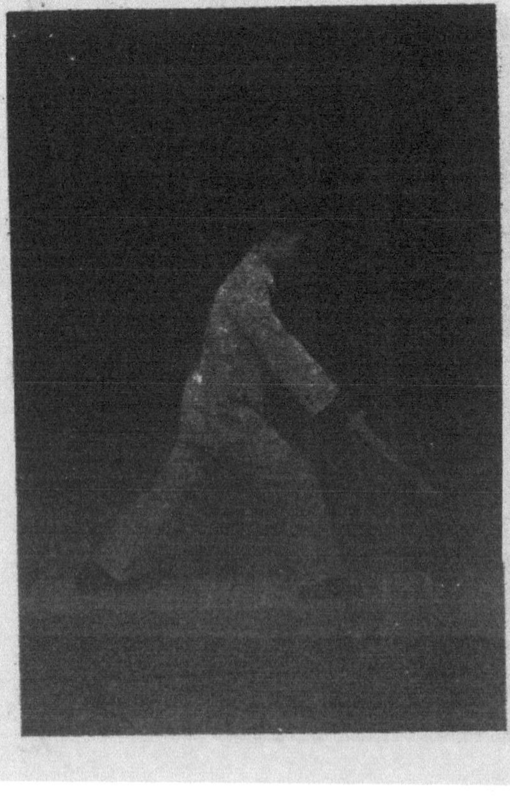

白蛇吐信二

姿勢說明　左足向左方進一步，膝向左方弓出。右腿蹬直。全體重心，均在左足。同時右手持劍，由左下方提起，向左方平刺。下刃向下。上刃向上。劍鋒向左方。左手拖劍柄以助之。面向左方。目注劍鋒。

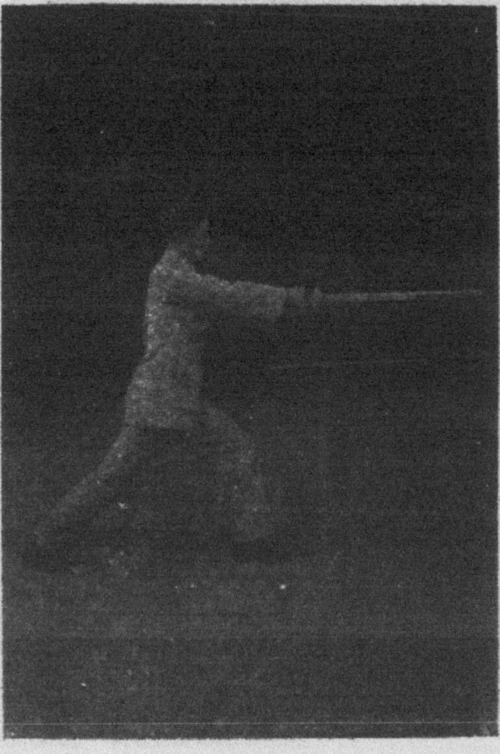

應用說明　敵人用槍刺我胸部，我以劍上提，撥開敵槍，乘勢進步，用劍直刺敵人之胸。

白蛇吐信三

姿勢說明　右足向左方進一步，膝向左方弓出。左腿蹬直。全體重心，均在右足。同時右手持劍，由左方抱回，然後向左上方直刺。下刃向左下方。上刃向右上方。劍鋒向左上方。左手抱劍柄以助之。面向左方。目注劍鋒。

應用說明　敵人用槍刺我頭部，我回劍掛開敵槍，乘勢進步，用劍直刺敵人之頭。

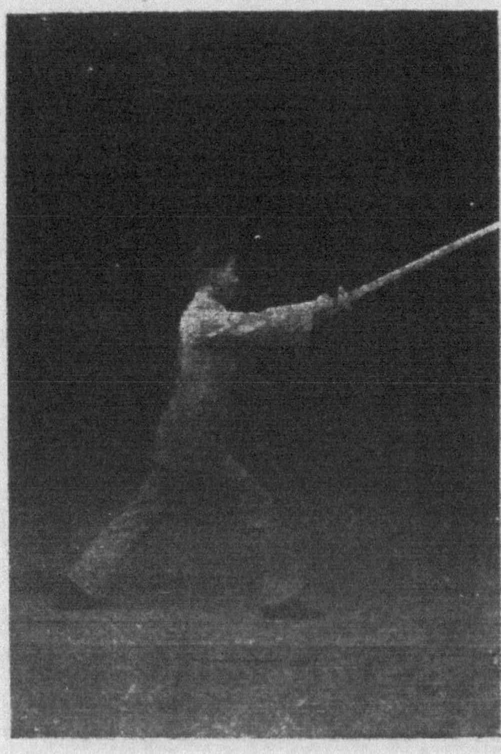

大鵬展翅

姿勢說明　右足向右方退一步，左膝向左弓出。右腿蹬直。全體重心，均在左足。同時右手持劍，由左上方反手向右前下方撩出。下刃向右後上方。上刃向左前下方。劍鋒向右前下方。左手劍訣，向左後上方伸出。以稱其力。面向右前方。目注劍鋒。

應用說明　敵人自身後用槍刺我腿部，我退步以避之，乘勢用劍撩開敵槍，以待敵變。

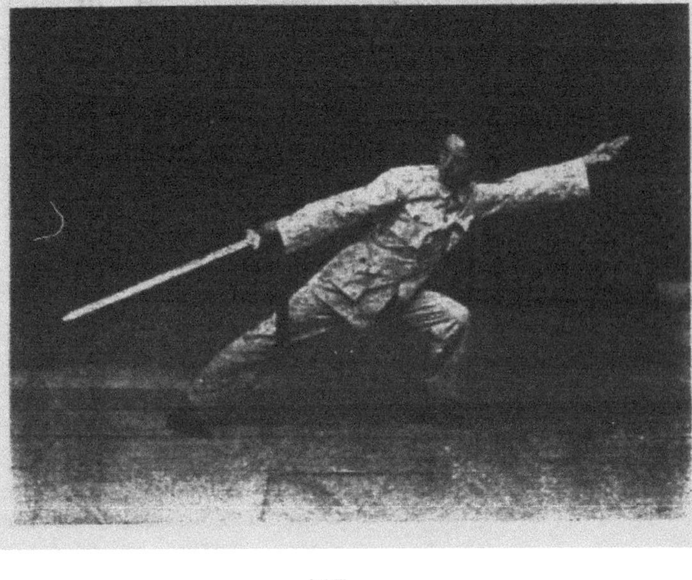

勒馬觀潮

姿勢說明　左足向右方進一步，右足再向右方進一步，膝向右方弓出。左腿蹬直。全體重心，均在右足。身體亦隨步由前向右向後向左向前旋轉一週。同時右手持劍，提至項上，籠罩全身，隨身旋轉，然後向左前方下劈。再向右後上方反提。下刃向右前上方。上刃向左後下方。劍鋒向左前下方。左手劍訣，向前方伸出，以稱其勢。面向前方。目平視。

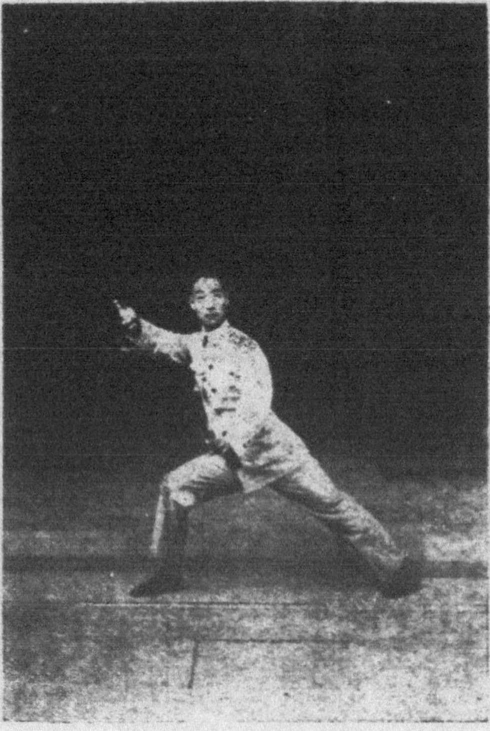

應用說明　敵人向後抽槍，我順其抽力，乘勢進步，用劍提撩敵人之胸。

抱月式

姿勢說明　右足向左前方進半步，足尖點地，足跟翹起，膝微曲。左足不動，而腿下坐。全體重心，均在左足。同時右手持劍，由右後上方，反手平劍向懷中抱回，劍鐔置於胸腹之間。下刃向左方。上刃向右方。劍鋒向前方。左手抱劍柄，以助其力。面向前方。目平視。

應用說明　敵人自身旁用槍刺我胸部，我將身移動以避之，乘勢用劍平搆敵槍，以待其變。

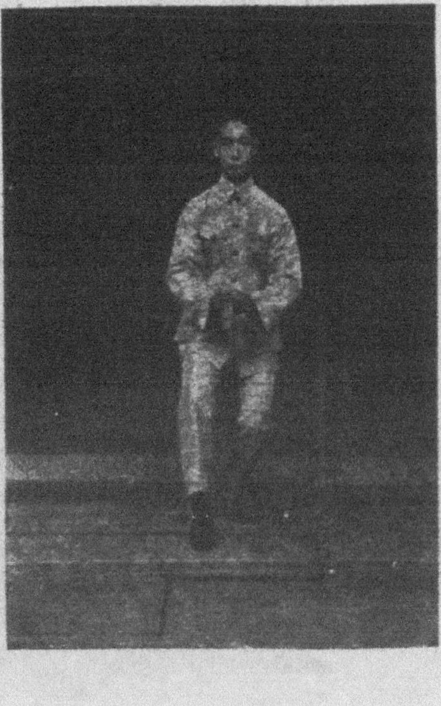

## 單鞭式

姿勢說明　右足向右後方進一步，膝向右後方弓出。左腿蹬直。全體重心，均在右足。同時右手持劍，向右後方平刺。下刃向右前方。上刃向左後方。劍鋒向右後上方。左手劍訣，向左前方伸出，以稱其勢。面向右後方。目注劍鋒。

應用說明　敵人用槍自身旁來刺，我用劍順其槍桿直進，以取敵人之頭。

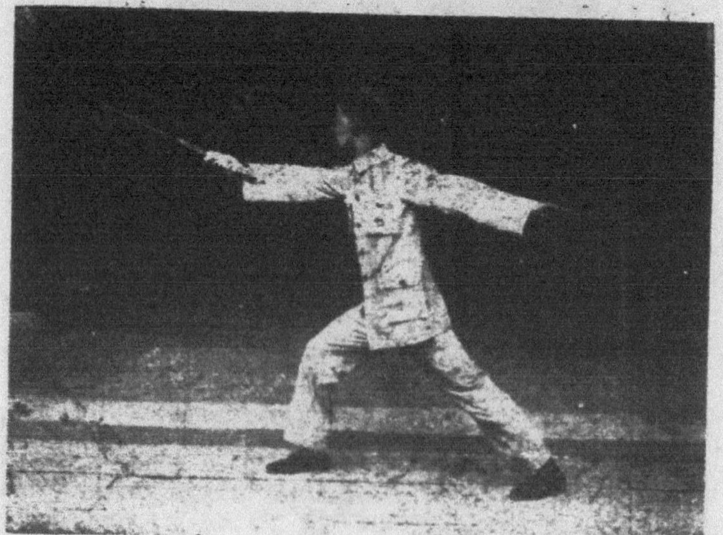

烏龍擺尾

姿勢說明　身體向左前方微移，然後還原。右膝仍向右後方弓出。左腿蹬直。全體重心，仍在右足。同時右手持劍，由右後方上提，向左前方下劈，而後反手仍向右後上方撩出。下刃向左後上方。上刃向右前下方。劍鋒向右後上方。左手劍訣，按右腕以助之。面向右後方。目注劍鋒。

應用說明　敵人向後抽槍。我順其抽力，乘勢用劍反格敵之前手。





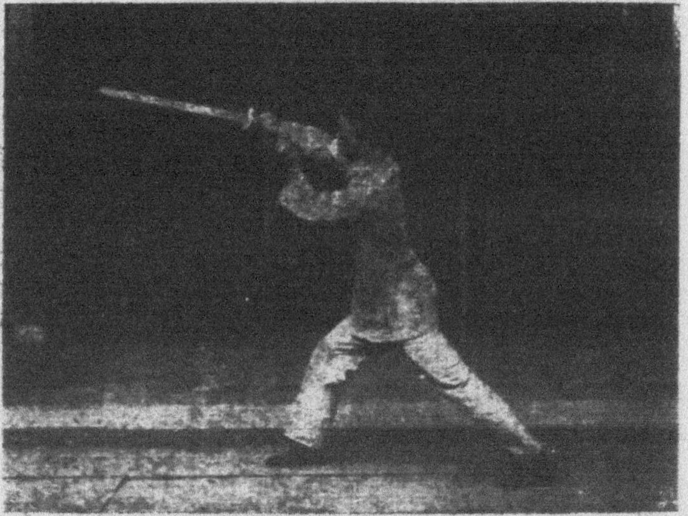

鷂子串林一

姿勢說明　右足向左前方撤回半步，足尖點地，足跟翹起，膝微曲。左足不動，而腿下坐。全體重心，均在左足。同時右手持劍，由右後方反手向左方掛回。下刃向上。上刃向下。劍鋒向右方。左手劍訣，按右腕以助之。面向右方。目平視。

應用說明　敵人用槍刺我胸部，我將步後撤，以洩其力，乘勢用劍掛開敵槍，以待其變。

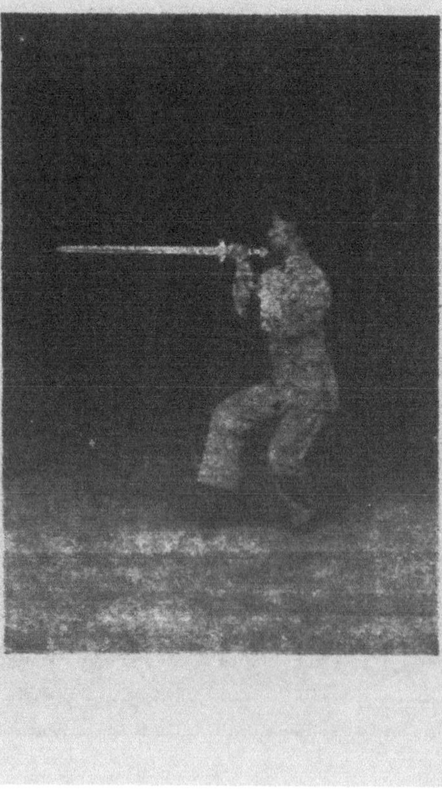

鷂子串林二

姿勢說明　右足向右方進半步，左足亦向右方跟半步，足尖點地，足跟翹起，膝微曲。右腿下坐。全體重心，均在右足。同時右手持劍，隨身向右方平刺。下刃向上。上刃向下。劍鋒向右方。左手劍訣，按右腕以助之。面向右方。目平視。

應用說明　敵人向後抽槍，我順其抽力，乘勢進步，用劍直刺敵人之喉。

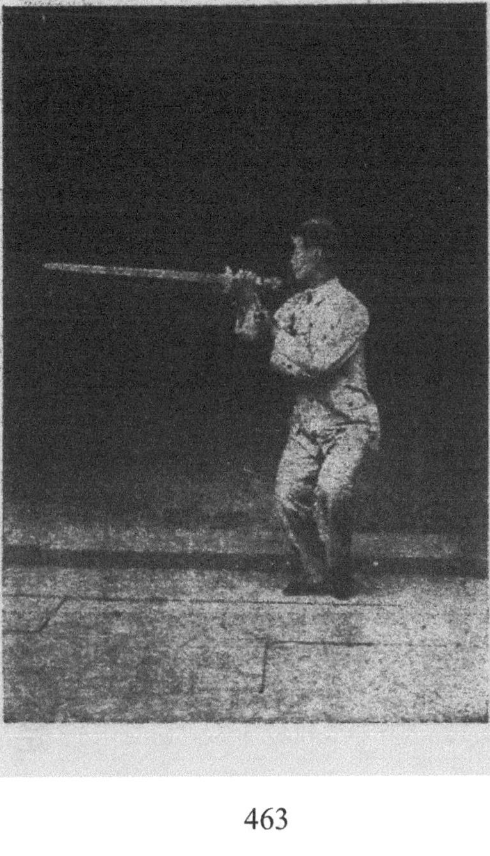

## 鶴子串林三

姿勢說明　左足向左方撤回半步，右足再向左方撤回半步，足尖點地，足跟翹起，膝微曲。左腿下坐。全體重心，均在左足。同時右手持劍，隨身向左前方掛回。下刃向上。上刃向下。劍鋒向右方。左手劍訣，按右腕以助之。面向右方。目平視。

應用說明　敵人抽槍來刺我胸，我向後撤步，以洩其力，乘勢用劍掛開敵槍，以待其變。

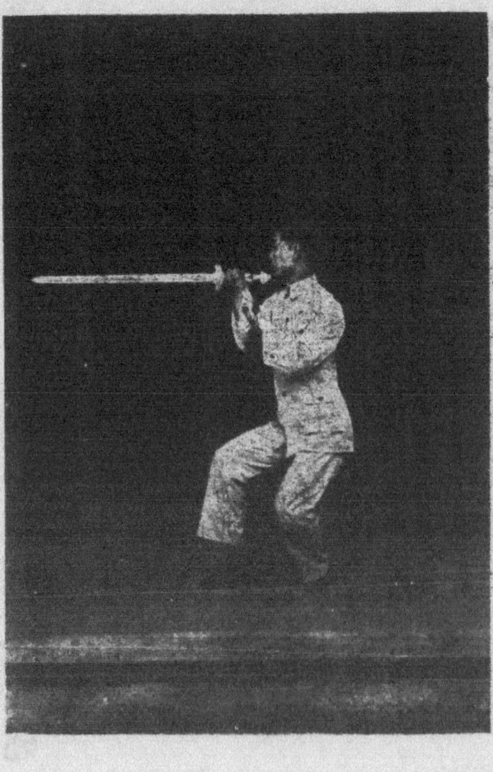

鶴子串林四

姿勢說明　右足向左後方退一步，弓膝而腿下坐。左足再向左後方退半步，足尖點地足跟翹起，膝微曲。全體重心，均在右足。同時右手持劍，由右方反手向左後方外掛。下刃向上。上刃向下。劍鋒向右方。左手劍訣，按右腕以助之。面向右方。目平視。

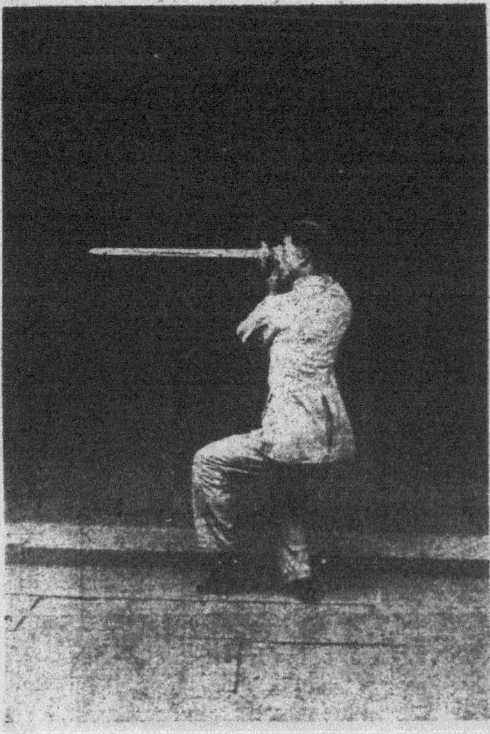

應用說明　敵人用槍刺我胸部，我退步以洩其力，乘勢用劍掛開敵槍，以待其變。

鷂子串林五

姿勢說明　左足向右方進半步，右足再向右方跟半步，足尖點地，足跟翹起，膝微曲左腿下坐。全體重心，均在左足。同時右手持劍，隨身向右方平刺。下刃向上。上刃向下。劍鋒向右方。左手劍訣，按右腕以助之。面向右方。目平視。

應用說明　敵人向後抽槍，我順其抽力，乘勢進步，用劍直刺敵人之喉。

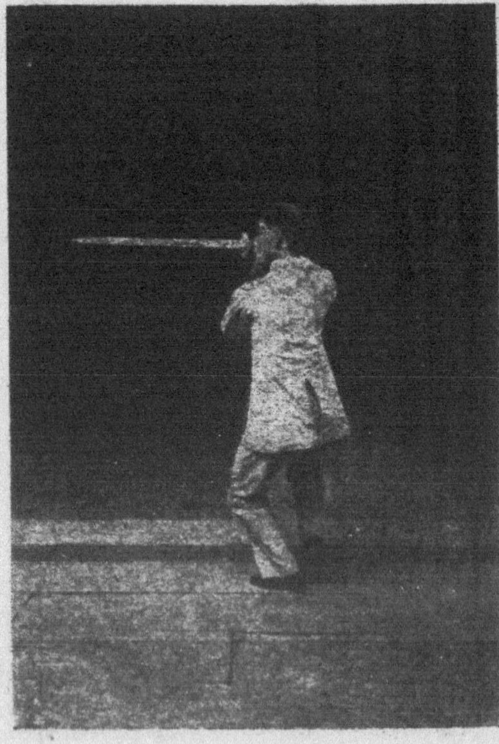

鶴子串林六

姿勢說明　右足向左方撤半步，左足亦向左方撤半步，足尖點地，足跟翹起，膝微曲。右腿下坐。全體重心，均在右足。同時右手持劍，由右方隨身向左方掛回。下刃向上。上刃向下。劍鋒向右方。左手劍訣，按右腕以助之。面向右方。目平視。

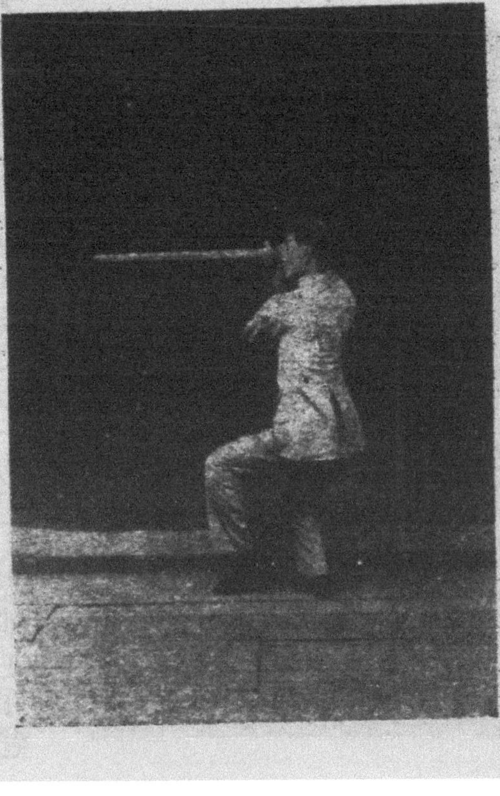

應用說明　敵人用槍刺我胸部，我退步以洩其力，乘勢用劍掛開敵槍，以待其變。

## 鷂子串林七

姿勢說明　右足向右方進一步，左足再向右方跟一步，足尖點地，足跟翹起，膝微曲。右腿下坐。全體重心，均在右足。同時右手持劍，隨身向右方平刺。下刃向上。上刃向下。劍鋒向右方。左手劍訣，按右腕以助之。面向右方。目平視。

應用說明　敵人向後抽槍，我順其抽力，乘勢進步，用劍直刺敵人之喉。

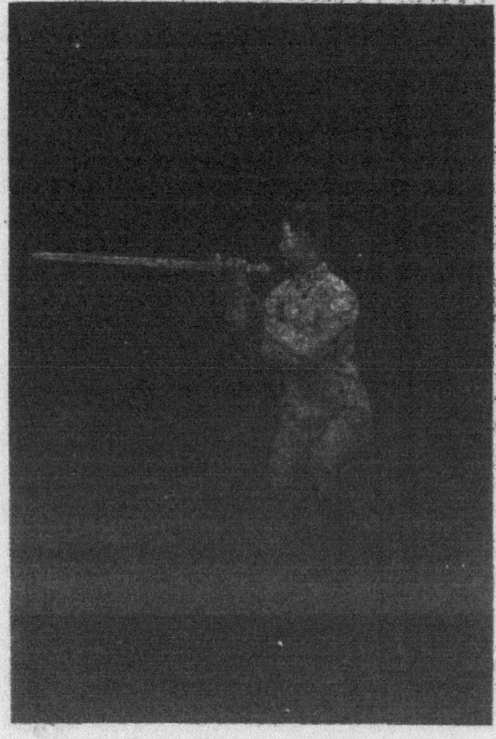

鷂子串林八

姿勢說明　左足向左方撤一步，右足再向左方撤半步，足尖點地，足跟翹起，膝微曲。左腿下坐。全體重心，均在左足。同時右手持劍，隨身向左方掛回。下刃向上。上刃向下。劍鋒向右方。左手劍訣，按右腕以助之。面向右方。目平視。

應用說明　敵人用槍刺我胸部，我向後撤步，以洩其力，乘勢用劍掛開敵槍，以待其變。

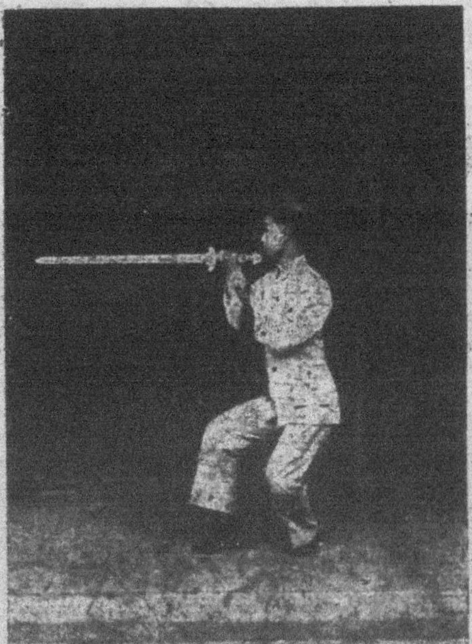

## 大鵬展翅

姿勢說明　右足向左方退一步，左足不動，而膝向右弓出。右腿蹬直。全體重心，均在左足。同時右手持劍，由右方下劈，然後反手向左下方撩出。下刃向左前上方。上刃向右後下方。劍鋒向左下方。左手劍訣，向右上方伸出，以稱其力。面向左方。目注劍鋒。

應用說明　敵人用槍自身後來刺，我退步以避之，乘勢用劍撩開敵槍，以待其變。

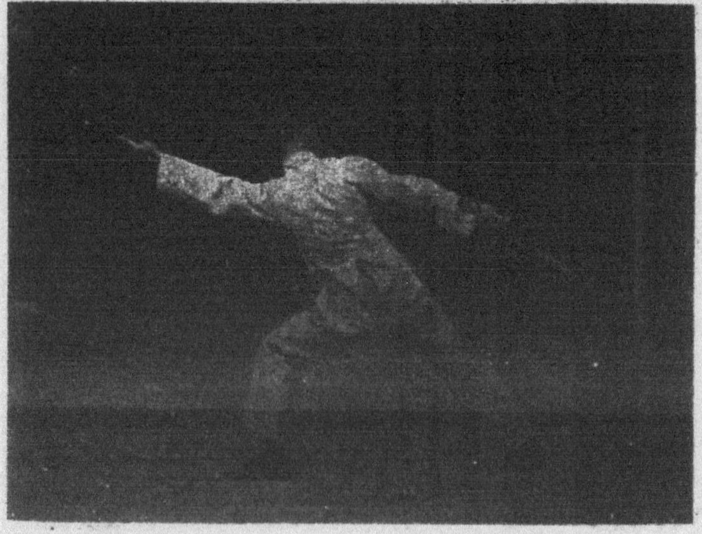

農夫著鋤

姿勢說明　左足向左方撤回半步，足尖點地，足跟翹起，膝微曲。右足不動，而腿下坐。全體重心，均在右足。同時右手持劍，由左下方立劍上提，而後向右下方直刺。下刃向右上方。上刃向左下方。劍鋒向右下方。左手劍訣，按右腕以助其力。面向右方。目平視。

應用說明　敵人用槍刺我腿部，我撤步以避之，乘勢用劍掛開敵槍，以待其變。

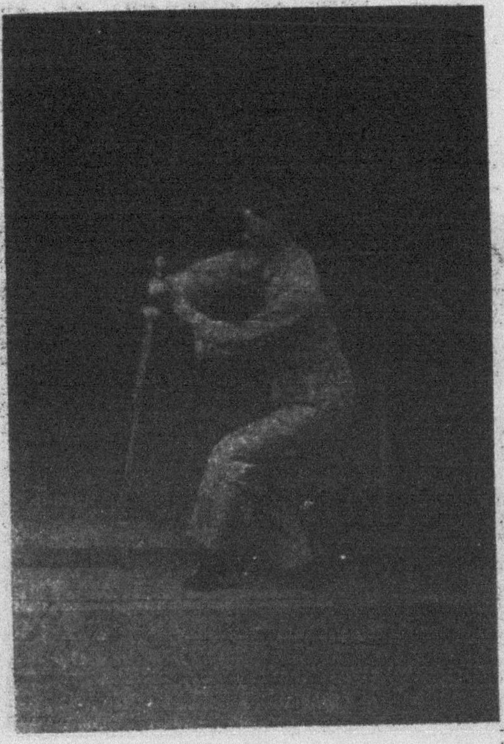

迎門劍

姿勢說明　左足向右方進半步，右足再向右方進一步，膝向右方弓出。左腿蹬直。全體重心，均在右足。同時右手持劍，由右下方向左前方反掛上提。仍向右方下劈。下刃向左下方。上刃向右上方。劍鋒向右下方。左手劍訣，向左方伸出，以稱其力。面向右方。目注劍鋒。

應用說明　敵人用槍刺我下部，我以劍掛開敵槍，乘勢進步，用劍直劈敵人之頭。

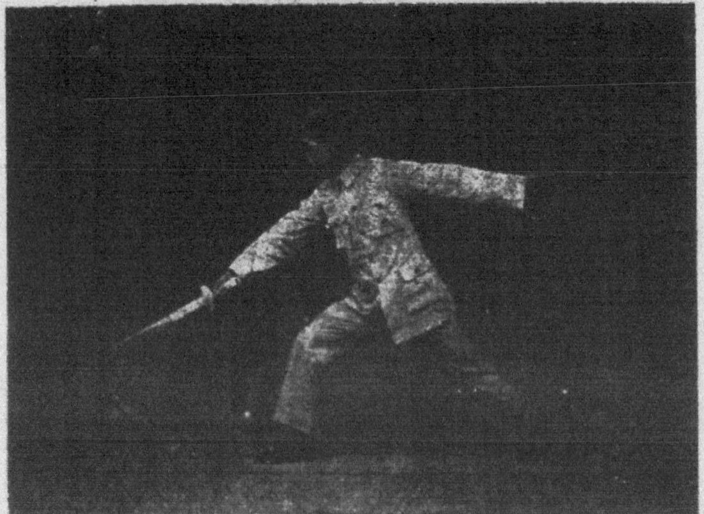

太公釣魚

姿勢說明　右足向左方撤回半步，足尖點地，足跟翹起，膝微曲，左足不動，而腿下坐。全體重心，均在左足。同時右手持劍，由右下方向左下方掛回，然後反手向右方劈出。下刃向上。上刃向下。劍鋒向右方。左手劍訣，按右腕以助之。面向右方。目平視。

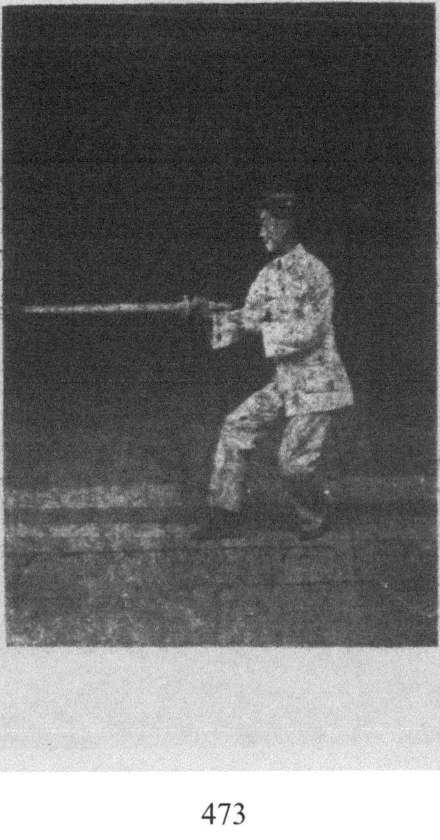

應用說明　敵人用槍刺我下部，我將腿後撤，以洩其力，乘勢用劍掛開敵槍，反劈敵人之頭。

## 翻身交劍式

姿勢說明　右足向右方進半步，左足再向右方進一步。身體由右向後轉向左方。右腿曲膝上提。全體重心，均在左足。同時右手持劍，由右方反手下掛，然後向左方上提。將劍柄交還左手。下刃向左上方。上刃向右下方。劍鋒向左下方。右手劍訣，按左腕以助其力。面向左方。目平視。

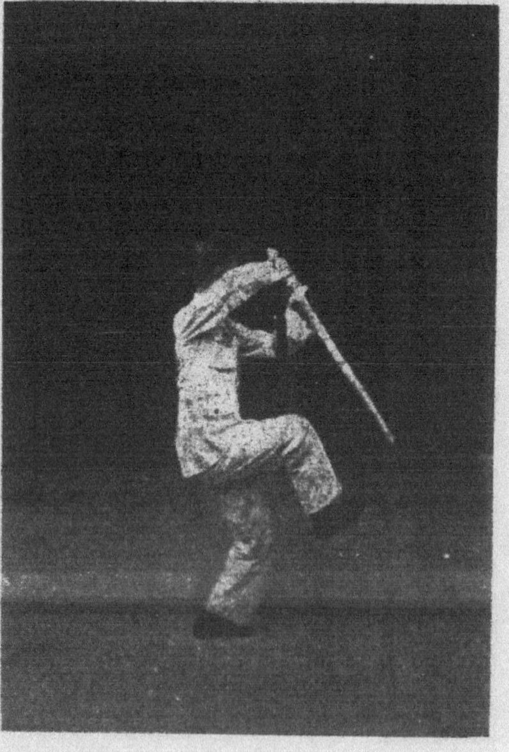

托梁換柱

姿勢說明　右足甫經落地，而左足提起，作一跳步。全體重心，均在右足。同時左手背劍，劍柄下垂。置左膝側。劍鋒向上。右手劍訣，橫置頂上，以稱其力。面向左方。目平視。

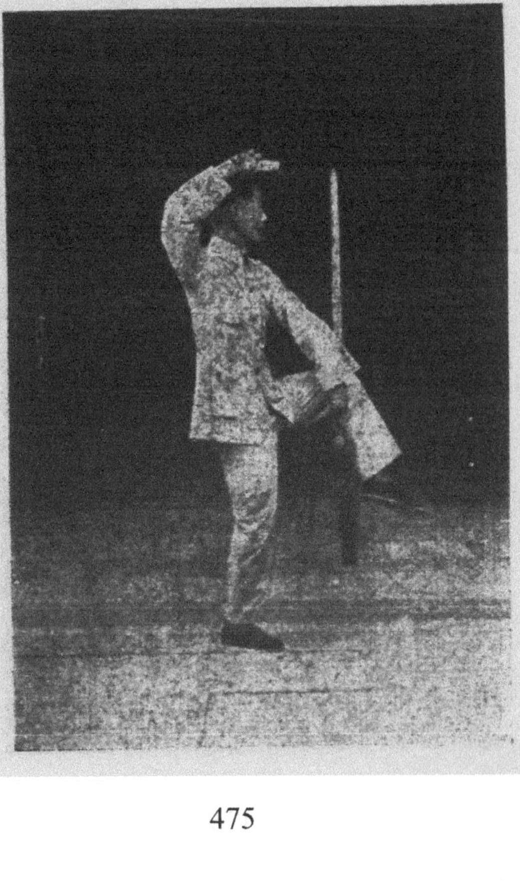

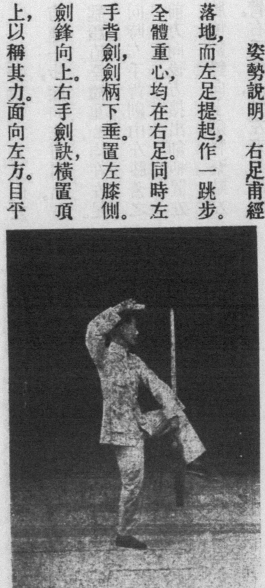

## 金針指南

姿勢說明　左足向左方邁一步，膝向左方弓出。右腿蹬直。全體重心，均在左足。同時左手背劍，由左膝蓋之前方，向後方摟出。劍柄置左胯側。劍鋒向上。劍脊緊貼左臂。右手劍訣，向左方伸出。面向左方。目平視。

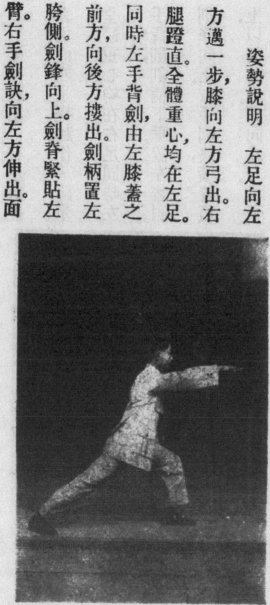

收劍式

姿勢說明　身體由左方轉向前方，左足向右方併步。全體重心，在兩足間之中點。同時左手背劍，向左方提起，然後向上向右，在身體之前方，作一圓圈，而後從容下垂。劍柄置左胯側。劍鋒向上。右手劍訣，由左而下，向右橫置頂上。面向左方。目平視。

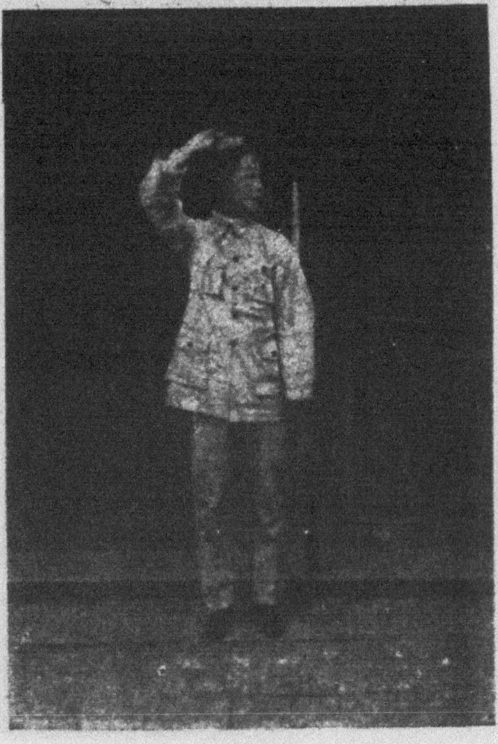

合太極

姿勢說明　頭由左方轉向前方。身體直立。面向前方。目平視。全體重心，在兩足間之中點。同時左手背劍不動。右手劍訣，由項上從容放下。置右胯側。動靜歸一。復還原始。

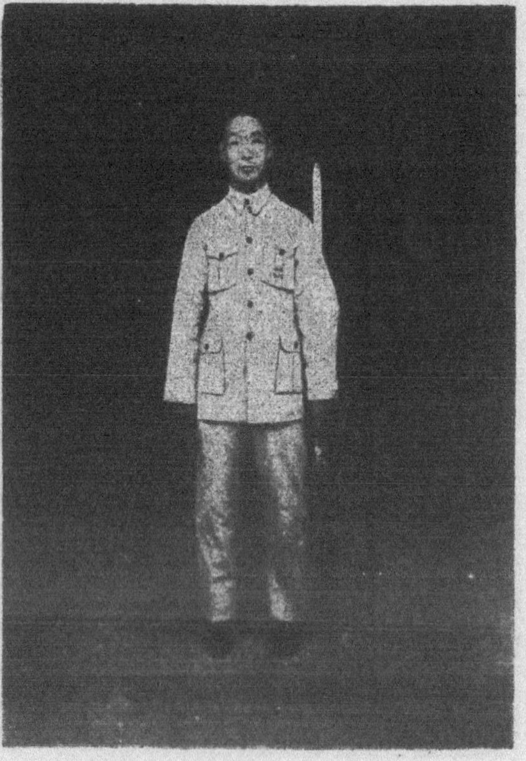

# 第三章 結論

劍法之淵源與理論，姿勢與應用，已如前述。茲將運用之變化，作進一步之研究，以告讀者。

夫劍法無運用不能因敵致勝，微變化焉能出入神奇。是以初學劍術者，或姿勢不正確，或動作不自然，或應用不純熟，或轉換不玲瑚。是皆由於不知運用之變化使然也。蓋用劍之法，紐勁爲上，靈捷爲先。目宜速，身不可滯。手宜敏，步不可遲。久之，自然動作儒雅，舉止大方。其形勢似飛鳳。其勁力透中鋒。使用腰力，運動全身。故發勁用勢，非僅徒用手指着力而已耳。

是故一舉一動，務須活潑靈利。一開一合，須知動靜虛實。其動也，若龍飛鳳舞。其靜也，似虎步熊行。劍劍有神，無動若風搖之弊。步步實踏，免飄忽懶散之虞。進退轉換，輕靈自在。跳躍縱横，知機入神。他如凝神定性，意前劍後，心靜氣足。手健足輕。學者尤當注意及之。再能心性合一，體用兼備。無論所用之法，爲砍、爲撩、爲摸、爲刺、爲抽、爲提、爲横、爲倒、……無不從心所欲。蓋砍、撩、摸、刺、抽、提、横、倒，此八法者，爲今日劍法之規矩也。古者劍經有四字訣曰：『擊』、曰：『刺』、曰：『格』、曰：『洗』。今之八法，横、倒、皆擊也。刺與古法同。提即格也。抽即洗也。更益之以撩、摸、砍，則用劍諸法大備矣！

然後平推平起，搖挽得宜，上下左右，圓活自如，輕捷便利，風馳電掣。進退起伏，不可有絲毫遲滯之態。翻花巨細，不能顯少許笨重之形。古人所謂劍如鳳舞，意在斯乎！至若用劍八法，倘能各盡其妙，則用劍之能事畢矣。何況每法之中，又有若干種方法耶？乃如砍法者，有平砍、立砍、順砍、横砍、倒砍、斜砍、上砍、下砍、左砍、右砍、進砍、退砍、翻身砍……等砍法。撩法者，有平撩、立撩、順撩、橫撩、倒撩、鉤撩、上撩、下撩、左撩、右撩、反撩……等撩法。摸法者，有摸手頸、摸咽喉……等摸法。刺法者，有喉擊刺、胸直刺、小腹刺、夾襠刺……等刺法。抽法者，居中則退，相迫則抽，欲揚必抑，欲抑先揚，抽撤取巧，上下相當，退讓相宜，匀稱相合。所謂抽也者，以觀敵變也。蓋無抽法，則劍有進而無退，有剛而無柔。其法不活，其勢不靈。故抽撤之法，實劍法中之根宗也。提法者，有上提、下提、左提、右提、順提、橫提……等提法。橫法者，劍橫揮平環之謂也。縱躍起舞，處處得機，心領意會，神而明之者也。倒法者，縱跳起舞之謂也。以上七法，凡有縱跳之處，皆倒也。有高縱、矯縱、迴縱、起縱、環縱、順跳、……等倒法。

學者果能由淺而深，自簡及繁，細心研究，加意練習，久而久之，自能得心應手，意到劍隨。而有成竹於胸矣。再能以靜制動，以柔克剛，以慢勝快，以巧敵拙。縱使敵能運用千般變化，吾乃守之以一，處之以和，無形無相，應物自然，大有納敵於混沌初開之玄氣中者然。當此之時，我欲攻，敵不知其所守。我欲守，敵不知其所攻。微乎微乎！至於無聲。神乎！神乎！至於無形。故能自保而全勝也。

後之學者，倘能盡心研究，以是書爲行遠自邇之一助，或因是書，别有心得，而更有所發明，則著者實有厚望焉！是爲論。

四一八八上

中華民國二十五年七月初版

(74484·1)

國術叢書 太極劍 一冊

每冊實價國幣伍角伍分

外埠酌加運費匯費



著作者 吳圖南

發行人 王雲五 上海河南路

印刷所 商務印書館 上海河南路

發行所 商務印書館 上海及各埠

(本書校對者施伯恭)

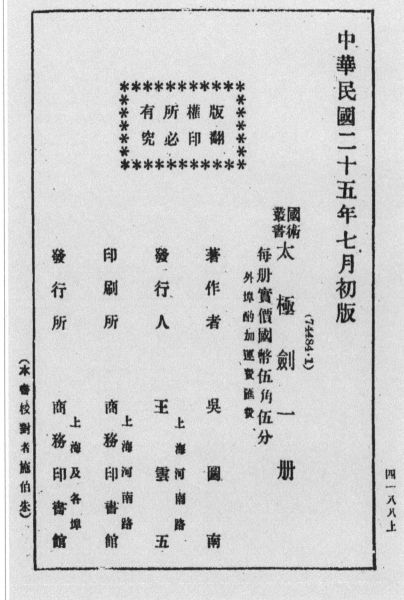